JN249071

Essentials for Perfect Total Knee Arthroplasty

パーフェクト
人工膝関節置換術

編集

石橋恭之 弘前大学大学院教授

新井祐志 京都府立医科大学大学院准教授

久保俊一 京都府立医科大学大学院教授

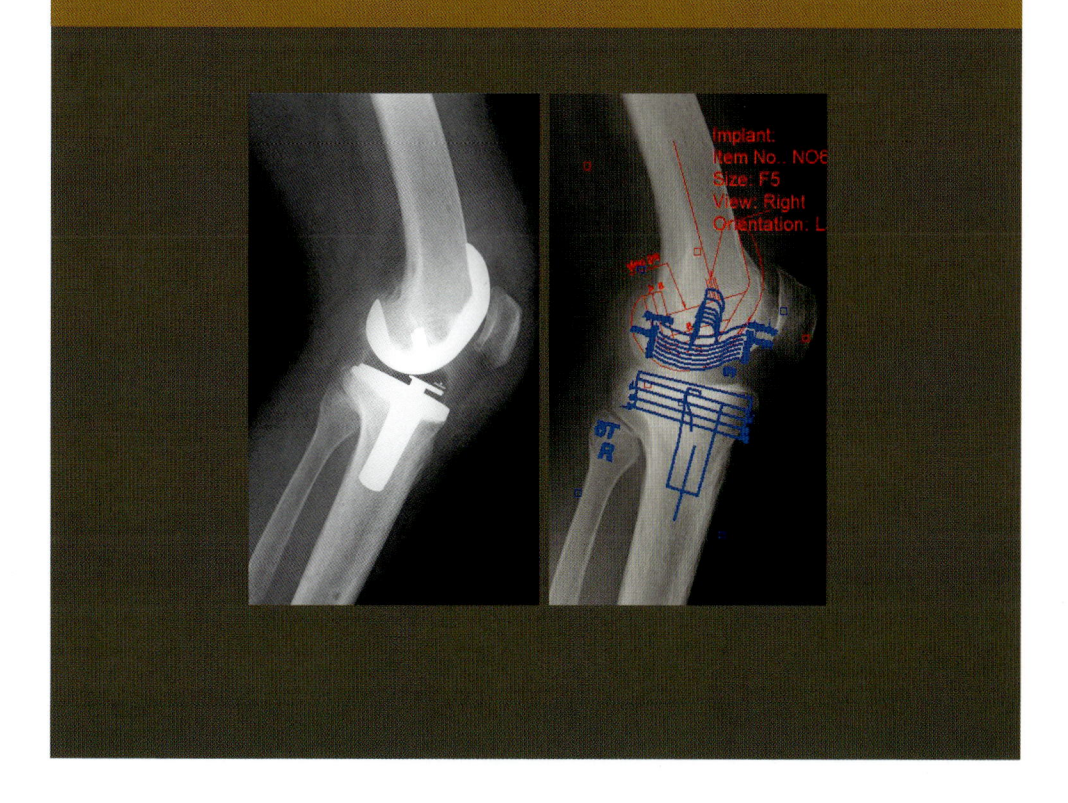

金芳堂

執筆者一覧 (執筆順)

石橋　恭之	弘前大学大学院医学研究科整形外科学講座教授
久保　俊一	京都府立医科大学大学院運動器機能再生外科学教授
尾島　朋宏	福井総合病院整形外科医長
阿部　信寛	川崎医科大学スポーツ・外傷整形外科学教授
井上　裕章	京都府立医科大学大学院運動器機能再生外科学講師
冨田　哲也	大阪大学大学院医学系研究科運動器バイオマテリアル学准教授
下条　竜一	富山大学附属病院整形外科診療准教授
水内　秀城	九州大学医学部整形外科助教
池内　昌彦	高知大学医学部整形外科学教授
新井　祐志	京都府立医科大学大学院スポーツ・障がい者スポーツ医学准教授
中川　周士	京都府立医科大学大学院スポーツ・障がい者スポーツ医学講師
副島　　崇	久留米大学健康・スポーツ科学センター教授
岡元　信和	熊本大学大学院生命科学研究部整形外科学助教
早川　和恵	藤田保健衛生大学整形外科学准教授
箕田　行秀	大阪市立大学大学院医学研究科整形外科学講師
堀内　博志	長野松代総合病院整形外科部長
秋月　　章	長野松代総合病院整形外科名誉統括院長，人工関節センター長
久保　充彦	滋賀医科大学整形外科助教
寺本　篤史	札幌医科大学医学部整形外科学講座講師
山本　祐司	弘前大学大学院医学研究科整形外科学講座講師
熊谷　　研	横浜市立大学大学院医学研究科運動器病態学講師
齋藤　知行	横浜市立大学大学院医学研究科運動器病態学教授
南谷　　淳	北里大学医学部整形外科学助教
斎藤　　充	東京慈恵会医科大学整形外科学准教授
丸毛　啓史	東京慈恵会医科大学整形外科学教授
長谷川正裕	三重大学医学部附属病院整形外科病院教授
佐藤　　卓	新潟県厚生農業協同組合連合会新潟医療センター整形外科部長

序

　人工関節置換術は，20 世紀の整形外科分野において最も発展し成功した医療技術の一つとされ，末期変形性関節症や関節リウマチに苦しむ多くの患者に福音をもたらしてきました．本邦では，人工関節置換術が年間 20 万件以上，うち人工膝関節全置換術と単顆置換術を合わせて約 8 万件が行われているとされています．現代の超高齢化社会において，その需要は今後も益々高まるものと思われます．

　人工膝関節置換術が治療の最終手段であることは論じるまでもありません．従来その適応は高齢者に限定され，術後は人工関節にできるだけ負担をかけないようにとの指導が行われてきました．時とともにその適応は比較的若年者にも広げられるようになり，術後にスポーツを楽しむ場合もめずらしくはなくなりました．衝撃の少ないスポーツ活動であれば，推奨されるようにさえなってきています．

　耐久性や成績の向上の要因として，人工関節の材料やデザインの進歩がまずあげられます．また，手術手技の改善によるところも大きいといえます．正確なインプラント設置と良好な靱帯バランスの獲得により，人工膝関節置換術の長期にわたる良好な成績が期待できるようになりました．一方，人工関節置換術の普及に伴い，不適切な手術手技や合併症により，追加手術や再置換術を要する例も増加しています．高齢化社会における健康寿命の延伸のためにも，人工膝関節置換術においては不適切な適応や手技をなくし，正しい知識と正確な技術で行われなければなりません．

　本書は今までの教科書と比較してコンパクトになっています．人工膝関節置換術の歴史，材料学やバイオメカニクスなどの基礎科学，実際の手術手技を含めた臨床まで，最新の情報を幅広く網羅しています．また，姉妹図書である「人工股関節全置換術」とコンセプトを共有し，若手の整形外科医が人工膝関節置換術のエッセンスを短期間で理解できるように，豊富なイラストを交えながら編集しています．本書を通じて人工膝関節の理解が深まり，診療の向上に役立つことを心から願っております．

石橋　恭之
新井　祐志
久保　俊一

本書で用いられる用語について

　基本的に，日本整形外科学会の整形外科学用語集（第8版）に則り，日本語を優先し，必要に応じて，欧語を付記した．人名用語，固有名詞は原則として原語を使用した．

● **変形性膝関節症（膝 OA）**（osteoarthritis of the knee）
　「変形性膝関節症」は「膝 OA」「膝関節症」など慣用的に使用されているが，本書では初出のとき「変形性膝関節症」を使用し，その後は「膝 OA」を用いた．

〈人工膝関節関連分野に関して〉
● **人工膝関節置換術**（total knee arthroplasty: TKA）
　初出は「人工膝関節置換術（TKA）」とし，そのあとは「TKA」と記載した．整形外科学用語集（第8版）では「人工膝関節全置換術」，「total knee arthroplasty（TKA）」，「total knee replacement（TKR）」の記載があるが，本書では単顆置換術を含む場合もあるので「人工膝関節置換術」，「total knee arthroplasty（TKA）」とした．
● **人工膝単顆置換術**（unicompartmental knee arthroplasty: UKA）
　初出は「人工膝単顆置換術（UKA）」とし，そのあとは「UKA」と記載した．なお，「単顆片側型人工膝関節置換術」，「人工膝単顆片側置換術」，「人工膝単顆置換術」，「人工膝単顆内側（外側）置換術」の使用例があるが，本書では「人工膝単顆置換術」とした．

〈解剖学的名称に関して〉
　本書では解剖学的名称は，初出のときに日本語名を優先し，必要に応じて欧語を付記した．そのあとは略語で記載した．「前十字靭帯（anterior cruciate ligament: ACL）」は「ACL」とし，「後十字靭帯（posterior cruciate ligament: PCL）」は「PCL」とした．「内側側副靭帯（medial collateral ligament: MCL）」は「MCL」とし，「外側側副靭帯（lateral collateral ligament: LCL）」は「LCL」とした．

〈その他〉
　電動・気動式の骨切り器具については「ボーンソー」を，螺子は「スクリュー」，鋸・のこ（saw）は「ノコ」を，のみ（chisel）は「ノミ」を用いた．商品名が広く用いられている場合は，一般名の後に商品名を記載するようにした．人工関節や骨接合材料では製品名の後に会社名を記載するようにした．
　疾患の診断基準，分類法などの従来の記載についても，用語の統一を行った．

目 次

第3章 困難例に対する人工膝関節置換術

第4章 合併症とその対策

第1章

人工膝関節置換術の基礎

1　人工膝関節置換術の歴史

はじめに

　人工関節置換術は，20 世紀の整形外科分野の中において，関節鏡視下手術と共に最も発展し成功した医療技術である．現在，本邦では年間 20 万件以上の人工関節置換術が行われ，人工膝関節全置換術（TKA）は単顆置換術（UKA）と合わせ約 8 万件が行われているとされている．TKA の長期成績は安定したものとなっているが，この発展には，先人達のたゆまぬ努力に加え，様々な失敗の歴史がある．その歴史を知ることは，TKA の開発や手術手技の要点を知る上でも重要である．

1　人工関節前の治療

　19 世紀には，関節表面を改変することでその機能を改善させる試みが行われている．1861 年に Fergusson は，強直した膝関節を偽関節にすることにより機能を再獲得する切除関節形成術について報告している（図 1）[1]．時を同じくして Verneuil は，軟部組織を介在させることにより関節表面を再建することを提唱した[2]．その後，皮膚，脂肪，筋肉など，多くの中間挿入物が多くの外科医により試みられた．1920 年代から 1930 年代には，Campbell が遊離筋膜移植片を普及させた[3]．これは限定的ではあるが膝関節強直に対して成果をもたらした（図 2）．本邦では，患者の大腿筋膜をクローム硬化した J.K. 膜（神中・河野）[4] や子馬の小腸の漿膜をクローム硬化した OMS 膜[5] が作製され，その治療成績も報告されている．1900 年代には，同種移植により罹患関節を全置換する方法も注目された．Lexer E は，関節肉腫患者の病巣切除後に切断肢の移植例を報告し，Parrish は，骨腫瘍の患者の関節置換に同種移植を行っている[6-8]．

2　初期の人工膝関節

　Smith-Peterson による股関節カップ形成術の良好な成績を受け[9]，1940 年に Campbell は強直膝の大腿骨側に vitallium plate を使用し，良好な成績を報告している[10]．同様の関節形成術が Massachusettes General Hos-

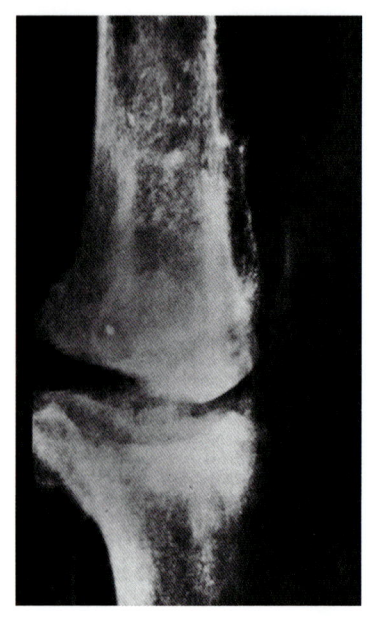

図 1　Fergusson（1861）の切除関節形成術[1]

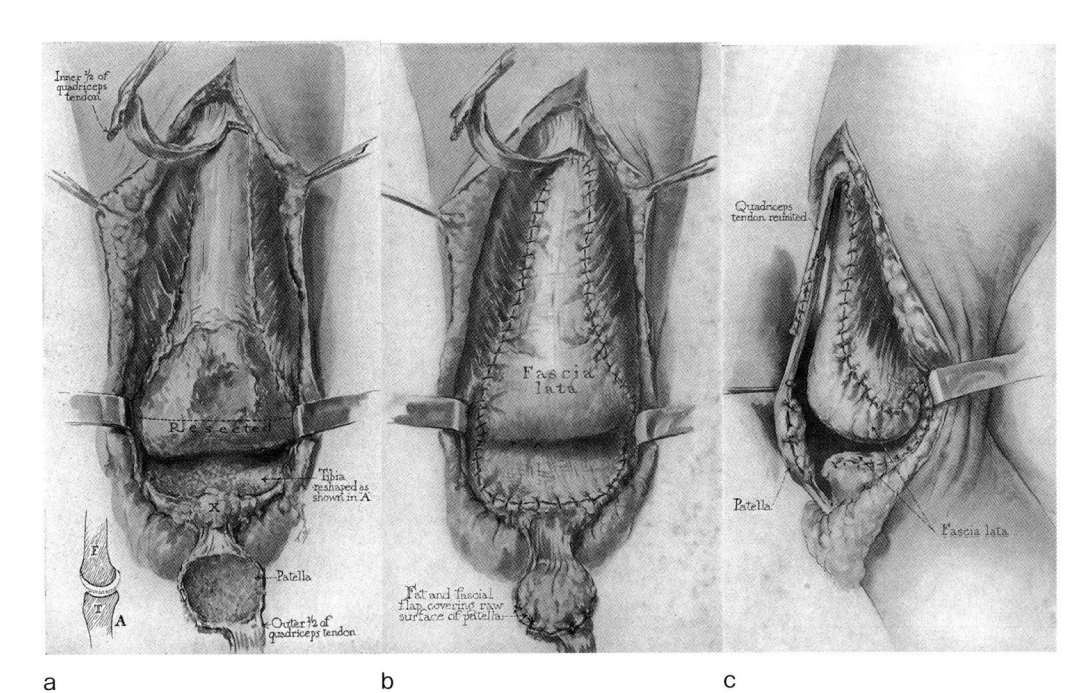

a   b   c

図2　Campbell（1924）の遊離筋膜移植片 [3]

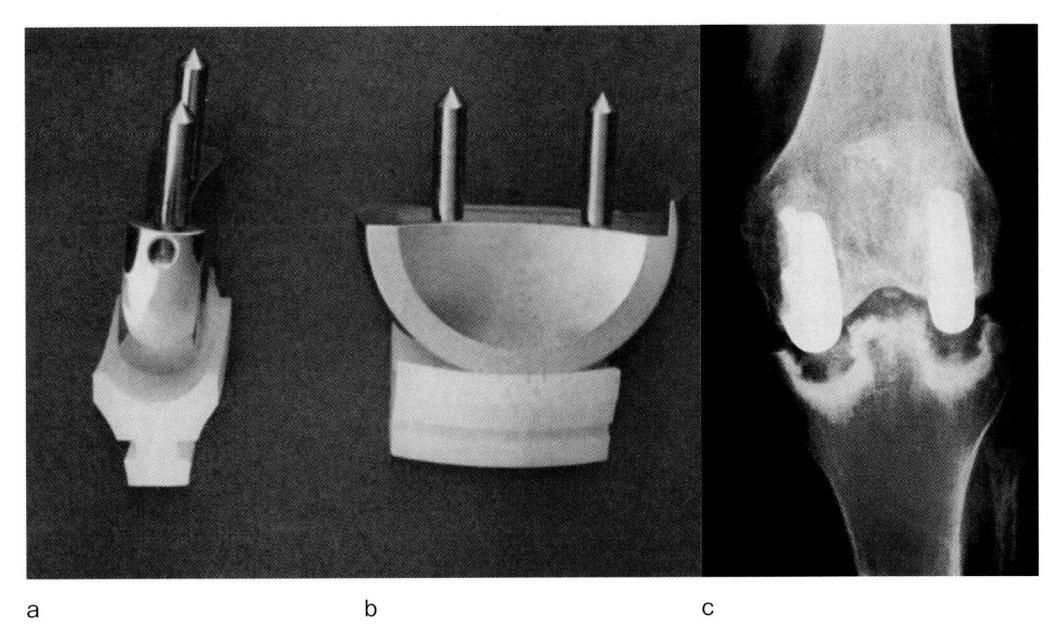

a   b   c

図3　Polycentric 人工関節 [14]

pital でも開発されたが，その結果は不良で
あり，この関節形成術が受け入れられること
はなかった [11]．1950 年代からは MacIntosh
が，脛骨側に vitallium tray を使用し，主に

脛骨側の片側置換を行った [12]．しかしこれ
らも上記と同様に，早期のゆるみを生じ，ま
た残された関節面が原因となり疼痛が残存し
た．これに類似した McKeever 人工関節は，

主に関節リウマチ患者に使用され，より良い成績を収めた[13].

1971 年には Gunston は，金属摺動部を大腿骨顆部に埋め込み，脛骨にポリエチレントラフを固定する方法を採用した（図 3）[14]. 本法ではアクリルセメントを使用することによりコンポーネントの強固な固定を得ることができ，側副靱帯と十字靱帯を温存しうることから，現在の UKA や bicompartment UKA と同じ概念である．しかし，大腿骨と脛骨で 4 つのコンポーネントからなり，手術法が困難なことから人工関節としては失敗に終わっている[15]. この polycentric 人工関節が，世界初のセメント使用，表面置換型人工膝となった．時を同じくして，Conventry が Geometric knee を開発しており，これが米国における TKA の原型ということができる[16].

この時代は多くの TKA が十字靱帯温存型であったが，1973 年に Freeman らは前十字靱帯（ACL）/ 後十字靱帯（PCL）切除型の機種を開発した（図 4）[17]. これは十字靱帯が無くても関節置換が可能であることを示したが，しばしば術後に脱臼をきたしたことから，PCL 切除型ではより強い conformity が必要なことも示した．Freeman らは TKA デザインの目的に関してまとめており，その多くの概念は現在の TKA にも当てはめることができる（表 1）[17].

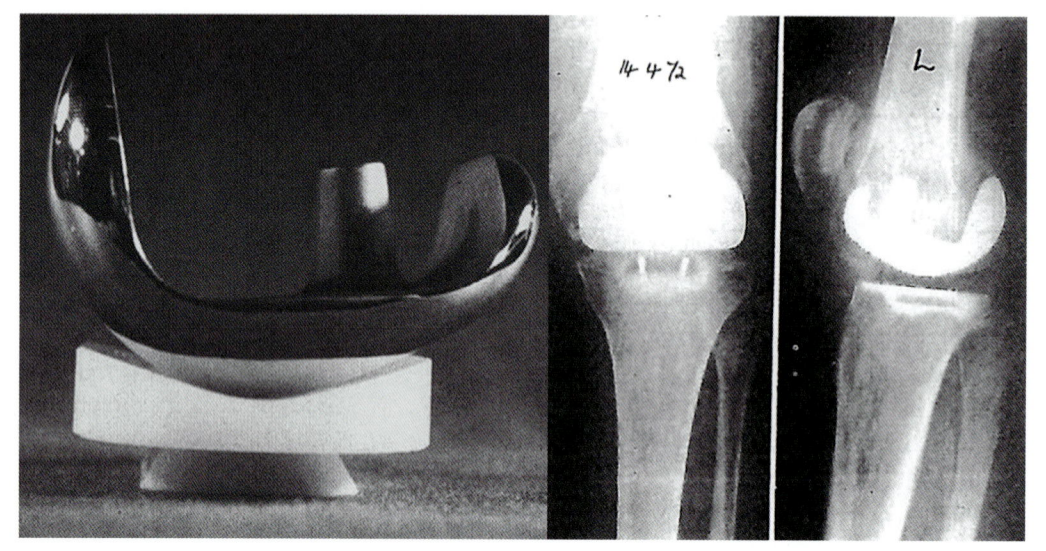

Middle and right panels: Reproduced from J Arthroplasty. 2005;20（1 Suppl 1）:2-26, Robinson RP: The early innovators of today's resurfacing condylar knees[20] with permission from Elsevier.

図 4　Freeman-Swanson knee prosthesis[17]

表 1　TKA デザインの主な目的（文献 17 から抜粋）

1	サルベージ手術が容易に行われること
2	ゆるみの危険性を最小限にすること
3	生じる摩耗粉を最小限にすること
4	摩耗粉は可能な限り無毒なものとすること
5	感染の危険性を減らすため，コンポーネントは小さく，死腔の少ないデザインとすること
6	長い髄内ステム，髄内セメンティングを避け，感染が生じた場合の影響を最小限にすること
7	標準化した術式で行えること
8	5° 過伸展から最低 90° 屈曲可動域を確保すること
9	ある程度の回旋抵抗性（特に屈曲位）を有すること
10	過剰な動きは軟部組織（特に側副靱帯）により制御されること
11	人工関節のコストは最小限とすること

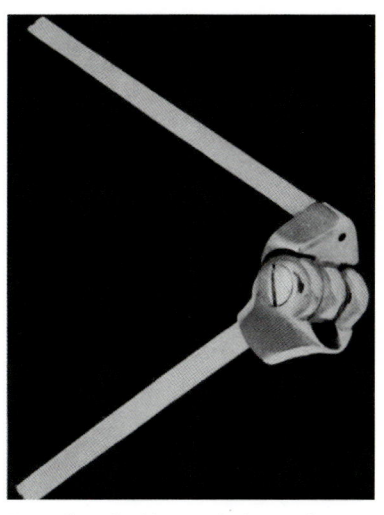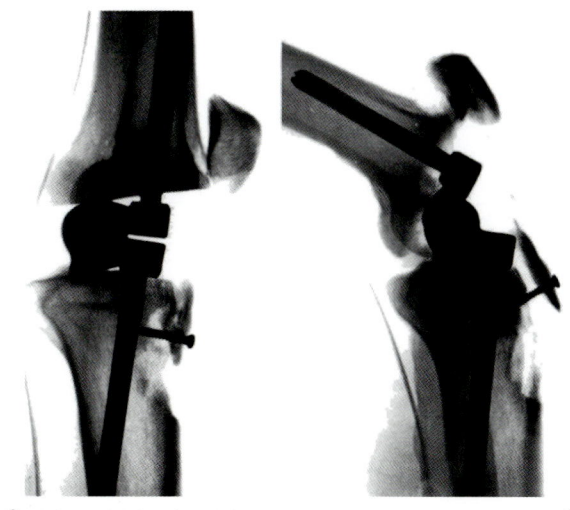

Reproduced with permission and copyright© of the British Editorial Society of Bone and Joint Surgery [19].

図5　Shiers（1954）のヒンジ（蝶番）型のTKA[19]

表面置換型の人工関節と平行して，1950年代には大腿骨と脛骨の両関節面を置換する試みも行われ，Walldiusは初めてヒンジ（蝶番）型のTKAを報告した[18]．その後1954年にShiersはメカニズムをさらに単純化した機種を報告した（図5）[19]．髄内ステムの採用により必然的にアライメントは良好で（self-aligning），かつ人工関節自体に安定性があり（self-stabilizing），極端に変形した膝でも矯正可能であった．しかし初期の単純なヒンジ型インプラントでは複雑な膝関節運動を再現することはできなかった．また，固定の問題から高率にゆるみを生じ，早期および後期感染症が高率に発生した．後のGuepar型は，セメント固定用にデザインされ，一時広く使用されたが，ゆるみと感染は依然高率であった．

3　各種人工関節とその開発

現在使用されている人工膝関節の黎明期は1960年代で，1970年代には人工関節の基本的なデザインが完成している（図6）[20]．本邦でもその頃から，西，山本－児玉，吉野－東海林型，慈大式，慶大式，FNK，FINEなど，日本人の骨格にあったTKAが数多く開発されている．TKAは，大きく表面置換型と拘束型に分類され，またその構造により非制御型，半制御型，制御型の3型に分類される．表面置換型は単顆置換（unicondylar）と両顆置換（bicondylar）に分けられる．

1）非制御型（non-constrained）

後十字靱帯（PCL）を温存したcruciate retaining（CR）型のTKAである．1980年代には，PCA型（Stryker社）やMG（Miller-Ganalte）I型（Zimmer社）などの機種が普及したが，平坦な脛骨インサート，熱圧縮ポリエチレンの使用，膝蓋骨metal back，セメントレス固定など，デザインや材質の問題により長期成績は不良であった（図7）．その後，ポリエチレンの改良，conformityの高いポリエチレンインサートの使用により，優れた可動性と成績が得られるようになり[21]，現在では後述するPCL切除型と全く遜色ない長期成績が得られるようになっている．

2）半制御型（semi-constrained）

Posterior stabilized（PS）型TKAは，ACL/PCL切除型であるtotal condylar型の後方脱臼の失敗を教訓に，1978年にInsallとBursteinによって開発されたI/BII型

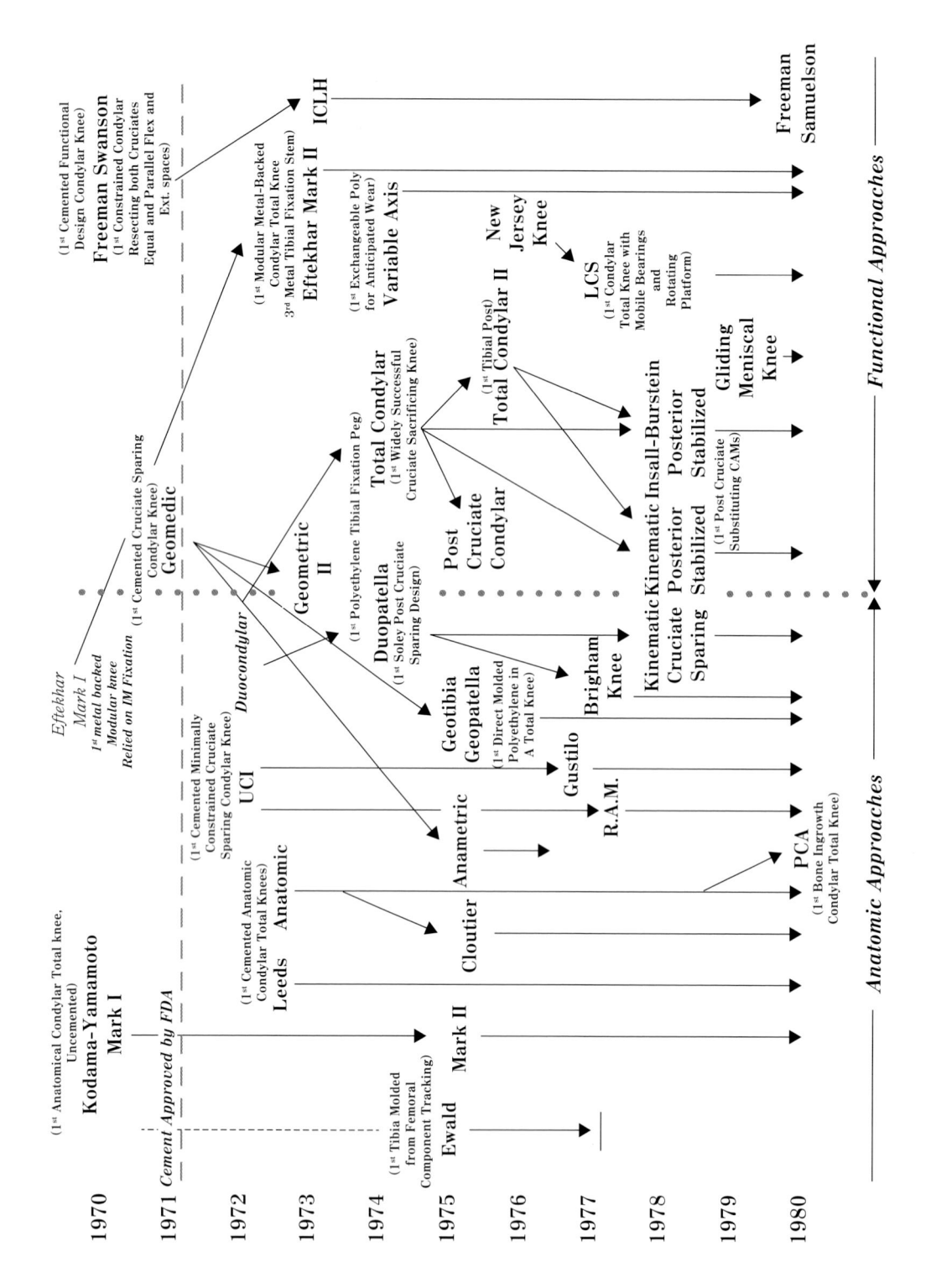

Reproduced from J Arthroplasty 2005;20 (1 Suppl 1):2-26, Robinson RP: The early innovators of today's re-surfacing condylar knees [20] with permission from Elsevier.

図6　1970 年代の condylar 型人工関節の進歩 [20]

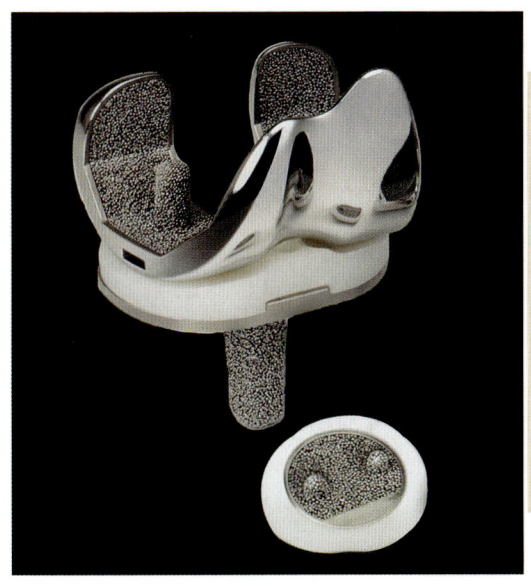

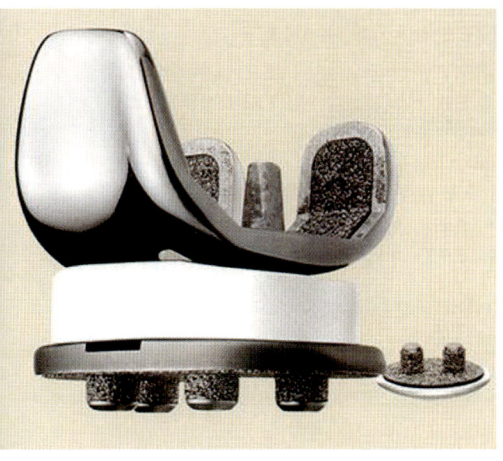

a   b

図7　非制御型の TKA. Stryker 社の PCA 型（a）と Zimmer 社の MG Ⅰ型（b）

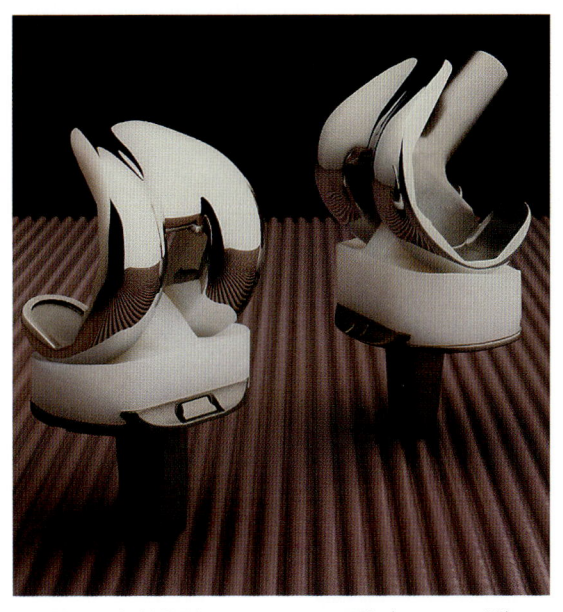

図8　半制御型の TKA. I/B Ⅱ型（Zimmer 社）

（Zimmer 社）が最初の機種である（図8）.
PS 型は，post-cam 機構によって屈曲時の脛
骨コンポーネントの後方移動を防止し，前後
方安定性が改善し，さらに可動域が良好であ
ること，安定した中長期成績が得られること
から[22]，様々な機種が市販されるように
なった.

3）制御型（constrained）

制御型は蝶番型の TKA であり，先に述べた
Walldius 型，Shiers 型（図5），Guepar 型
があげられる．これらは total condylar 型が
普及する以前に広く用いられていたが，ゆる
みや感染の問題から次第に用いられなくなっ
た．最近では，回旋も許容する Rotating Hinge

型が開発され，骨腫瘍切除後や再置換例など，通常の表面型 TKA では対処出来ない症例に対して限定的に行われている．

4）人工膝単顆置換術（UKA）

UKA の概念は，先に述べたように TKA 開発初期の時代から存在していた[14]．Modern UKA としては，1976 年に Marmor が Marmor UKA の良好な 2 年成績を報告しているが[23]（図9），Insall らや Laskin が，脛骨高位骨切り術や TKA に比較し，UKA の高い合併症率や成績不良例を報告してからその適応は慎重となった[24,25]．その後 UKA の中長期成績から再置換術に至る危険因子が徐々に明らかとなり，1999 年に Berger らは，厳しい選択基準下での UKA の 10 年生存率は 98% と良好な成績を報告している[26]．現在，UKA は一時的な手術ではなく，適応と手術を厳密に行うことにより，TKA と同等以上の治療成績を得ることができる．

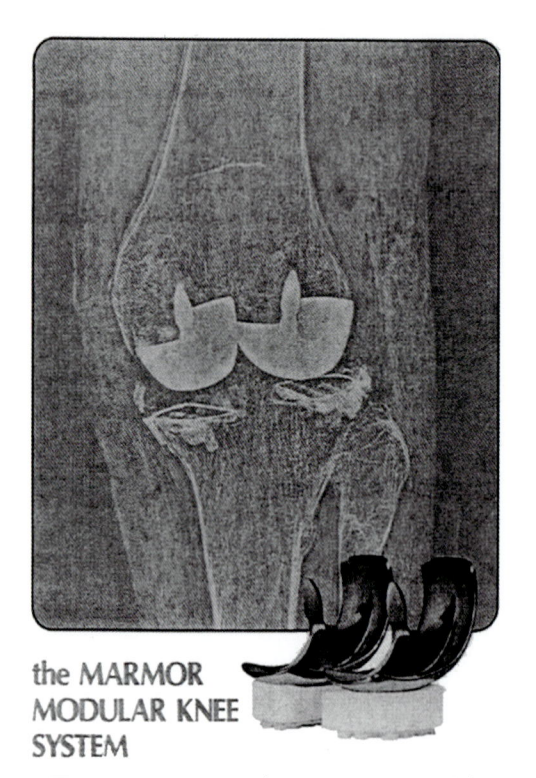

the MARMOR
MODULAR KNEE
SYSTEM

図9　Marmor UKA（Smith & Nephew 社）

おわりに

本章では，TKA の歴史について簡単に記載した．先にも述べたように，その歴史を知ることは，TKA の本質，また手術手技の要点を知る上でも重要である．時間のあるときに，さらに詳細な過去の歴史を学んでいただきたい．

参考文献

1) Fergusson M: Excision of the knee joint: recovery with a false joint and a useful limb. Med Times Gazette. 1861;1:601.

2) Verneuil A: De la creation d'une fausse articulation par section ou resection partielle de l'os maxilllaire inferieur. comme moyen de remedier a l'ankylose vraie ou fausse de la machoire inferieure. Arch Gen Med. 1860;15（ser 5）:174.

3) Campbell WC: Arthroplasty of the knee. Ann Surg. 1924;80:88-102.

4) Koga Y, et al: A long term follow up of resection interposition arthroplasty of the knee using chromicized fascia lata. Int Orthop. 1988;12:9-15.

5) 松野誠夫：OMS 膜の創造と機能. 日整会誌. 1950;24:136-142.

6) 松野誠夫：人工関節開発の歴史. 骨・関節・靱帯. 2000;13:94-97.

7) Lexer E: Joint transplantation and arthroplasty. Surg Gynec Obst. 1925;40:782-809.

8) Parrish FF: Treatment of bone tumors by total excision and replacement with massive autologous and homologous grafts. J Bone Joint Surg Am. 1966;48:968-990.

9) Smith-Peterson MN: Arthroplasty of the hip: a new method. J Bone Joint Surg. 1939;31:269.

10) Campbell WC: Interposition of Vitallium plates in arthroplasties of the knee: Preliminary reports. Am J Surg. 1940;47:639.

11) Miller A, Friedman B: Fascial arthroplasty of the knee. J Bone Joint Surg Am. 1952;34-A:55-63.

12) MacIntosh DL: Hemiarthroplasty of the knee using or space occupying prosthesis for painful varus and valgus deformities. J Bone Joint Surg Am. 1958;40:1431.

13) MacIntosh DL, Hunter GA: The use of the hemiarthroplasty prosthesis for advanced osteoarthritis and rheumatoid arthritis of the knee. J Bone Joint Surg Br. 1972;54:244-255.

14) Gunston FH: Polycentric knee arthroplasty. Prosthetic simulation of normal knee movement.

J Bone Joint Surg Br. 1971;53:272-277.

15) Lewallen DG, Bryan RS, Peterson LF: Polycentric total knee arthroplasty. A ten-year follow-up study. J Bone Joint Surg Am. 66: 1211-1218,1984.

16) Coventry MB: Two-part total knee arthroplasty: evolution and present status. Clin Orthop Relat Res. 1979;145:29-36.

17) Freeman MA, et al: Total replacement of the knee using the Freeman-Swanson knee prosthesis. Clin Orthop Relat Res. 1973;94:153-170.

18) Walldius B: Arthroplasty of the knee with an endoprosthesis. Acta Chir Scand. 1957;113:445-456.

19) Shiers LG: Arthroplasty of the knee; preliminary report of new method. J Bone Joint Surg Br.1954;36-B (4) :553-560.

20) Robinson RP: The early innovators of today's resurfacing condylar knees. J Arthroplasty. 2005; 20 (1 Suppl 1) :2-26.

21) Scott RD, Thornhill TS: Posterior cruciate supplementing total knee replacement using conforming inserts and cruciate recession. Effect on range of motion and radiolucent lines. Clin Orthop Relat Res. 1994;309:146-149.

22) Font-Rodriguez DE, et al: Survivorship of cemented total knee arthroplasty. Clin Orthop Relat Res. 1997;345:79-86.

23) Marmor L: The Modular (Marmor) knee: case report with a minimum follow-up of 2 years. Clin Orthop Relat Res. 1976;120:86-94.

24) Insall J, Walker P: Unicondylar knee replacement. Clin Orthop Relat Res. 1976;120:83-85.

25) Laskin RS: Unicompartmental tibiofemoral resurfacing arthroplasty. J Bone Joint Surg Am. 1978;60:182-185.

26) Berger RA, et al: Unicompartmental knee arthroplasty. Clinical experience at 6- to 10-year followup. Clin Orthop Relat Res. 1999;367:50-60.

2　膝関節の基礎解剖

はじめに

　人工膝関節置換術（TKA）を安全に行うために，膝関節の基礎解剖を熟知しておく必要がある．また骨形態と靱帯の機能による正常膝関節の運動を理解することは，安定した術後成績を得る上で重要となる．TKA を行う上で重要な部分を中心に概説する．

1　骨形態と運動

　大腿脛骨関節において，大腿骨顆部の曲率は前方で大きく，後方は小さい（図1）．そのため膝伸展位では，脛骨との接触面積が大きくなり安定性が高まる．反対に屈曲位では，接触面積が小さくなり自由度が増すため，さ

らに屈曲に有利となる．また大腿骨内側顆の方が外側顆よりも，全体として曲率が少し大きい．

　一方脛骨は内側関節面が凹，外側関節面が凸で，いずれも後方に傾斜している（図1）．大腿骨との接触圧は伸展で大きく，屈曲で小さくなるため，脛骨後傾も伸展位での安定性，屈曲位での可動性に有利に作用する．また内側は大腿骨凸，脛骨凹のため安定性が高くなり，外側は大腿骨，脛骨共に凸のため可動性が高くなる．このような骨形態により，膝関節は内側を中心とした回旋運動が可能となる．

　膝関節の屈伸時に大腿骨は脛骨上を転がる（rolling）だけでなく，滑り（gliding）を伴う．滑りが伴わないと深い屈曲は不可能である．転がりは特に大腿骨外側顆で大きく，屈曲に伴い脛骨は内旋する（図2）．

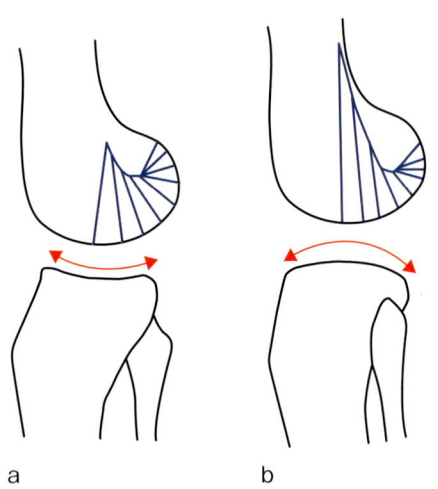

a　　　　　　　　b

図1　大腿骨後顆の回転中心と曲率半径，脛骨関節面の形状

a）内側　脛骨関節面凹状
b）外側　脛骨関節面凸状
（文献1から改変して引用）

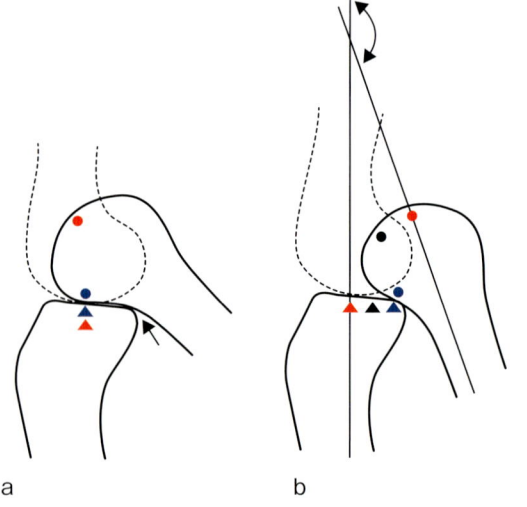

a　　　　　　　　b

図2　滑り運動の有無による膝屈曲角度の違い

a）滑り運動が伴わない場合．深屈曲は不可能．
b）滑り運動を伴う場合．140〜150°の屈曲が可能．
（文献1, 2から改変して引用）

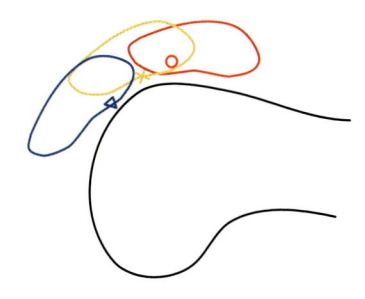

図3　各可動域での膝蓋骨の位置と接触面の変化
赤）屈曲 30°，青）屈曲 60°，黄）屈曲 90°
膝屈曲角度が増すに従って，膝蓋骨の位置は遠位に，
接触面は近位に移動する．
（文献 2 から改変して引用）

膝蓋骨は伸展位で可動性が大きく，屈曲 20°で大腿骨滑車面と接する．屈曲に従って膝蓋骨は遠位方向に移動して関節適合性が増し，膝蓋骨は安定する（図3）．膝蓋骨側の接触面は屈曲に従い近位に移動する．

2 靱　帯

内側側副靱帯（MCL）には浅層と深層があり，内側の最も重要な支持機構である．浅層は前方，後方の 2 つの部分から成り，それぞれ前縦走線維，後斜走靱帯とも呼ばれる．前縦走線維の前方部分は，屈曲に伴い楕円形の大腿骨付着部で巻き上げられ，緊張が高まる．後方部分は伸展位で緊張が高くなる（図4）．

外側側副靱帯（LCL）は膝関節の屈曲伸展軸よりも後方に位置する．そのため伸展位では緊張し内反，外旋を制御するが，屈曲位では弛緩するため内反制御作用は弱まる（図5）．一方，腸脛靱帯は伸展から浅い屈曲位で，大腿二頭筋腱は屈曲 30°を超えると緊張する．これらは外側の安定性において，互いに補足的に機能している．

後十字靱帯（PCL）は顆間部で，大腿骨内側顆の外側面後方に起始し，脛骨後方の関節面から 1〜2 cm 遠位の陥凹部分に付着する

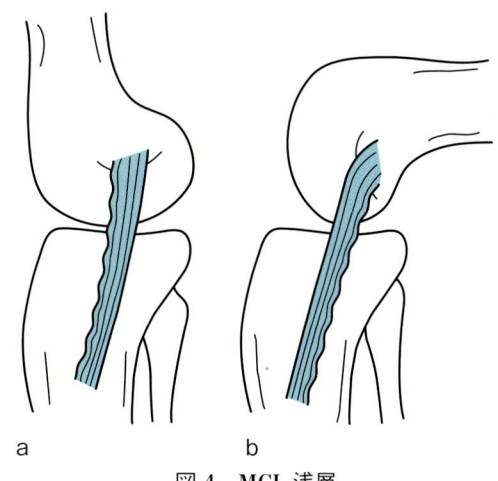

a　　　　　　　　b
図4　MCL 浅層
a）伸展位．最大伸展位でやや後方凸の形状を示し，後方部分が緊張する．
b）90°屈曲位．付着部の形状により，屈曲とともに前方部分を巻き上げるように働き，前方部分の緊張が高まる．
（文献 3 から改変して引用）

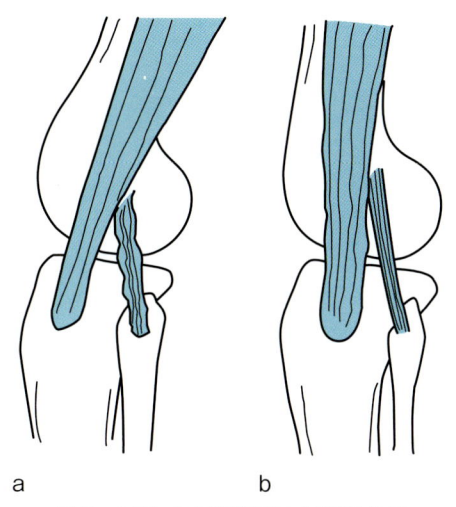

a　　　　　　　　b
図5　LCL と腸脛靱帯と相補的作用
a）20°屈曲位．LCL は弛緩，腸脛靱帯は緊張
b）伸展位．LCL は緊張，腸脛靱帯は弛緩
（文献 3 から改変して引用）

（図6，7）．長さは約 38 mm，太さは前十字靱帯（ACL）の約 2 倍であり，前外側束（ALB）と後内側束（PMB）に分けられる．主として ALB は屈曲位，PMB は伸展位で緊張する．膝屈曲位で，脛骨後方変位に対する抵抗の約 95％を担い，脛骨外旋を制動する．

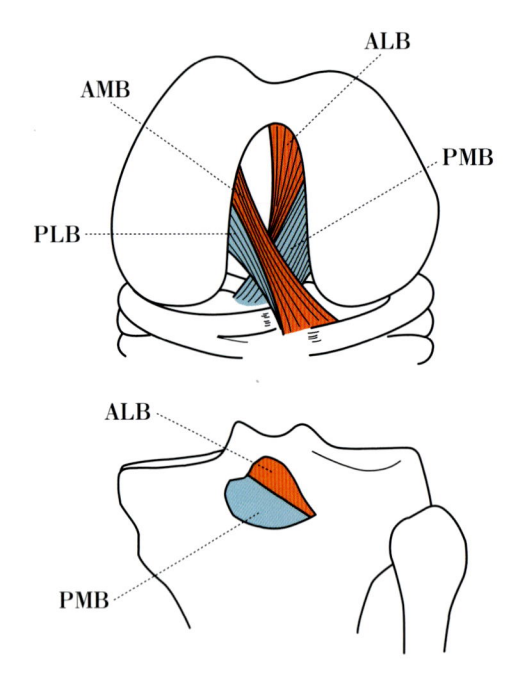

図6　正常膝の ACL, PCL の走行（右膝 90°屈曲位）

PCL は膝関節の中心に位置し，脛骨関節面にほぼ垂直に走行し，大腿骨顆間窩内側壁の 12 時～8 時の間に付着する．赤）ALB，青）PMB
ACL の走行はより関節面に平行に近い．赤）AMB，青）PLB

図7　PCL の脛骨側の付着（右膝を後方から観察）

脛骨顆間部後方の窪みから，脛骨後面まで付着している．赤）ALB，青）PMB　　　（文献 4 から改変して引用）

また MCL とともに膝回旋運動の中心となっている．

ACL は顆間部で大腿骨外顆の内側面に起始し，脛骨前顆間部に付着する（図 6）．ACL の長さは約 35 mm（アジア人）であり，前内側束（AMB）と後外側束（PLB）に分けられる．AMB は 30°以上の屈曲位，PLB は伸展位で緊張する．脛骨の前方動揺性を制御し，回旋を誘導する．

3　血管，神経

膝前面の皮膚は，膝蓋骨周囲の動脈輪からの筋膜穿通枝により栄養されている（図 8）．皮膚壊死を避けるため，皮下組織の剥離は必要最小限にとどめ，皮膚血流の温存を図る．また内外側両方から血行を受けているが内側からが主であり，皮切があまりに膝内側になることは好ましくない．膝蓋骨もこれらの動脈で栄養されており，膝蓋下脂肪体切除や外側支帯解離の際に注意を払う．

十字靱帯は主として膝窩動脈の枝である中膝動脈により栄養されている．また中膝動脈により膝窩動脈は関節包後面に固定される．膝窩動脈損傷を避けるためには，関節包が大腿骨，脛骨から離れるように，膝関節を十分屈曲させた肢位で手術を行う必要がある．

膝前面の皮膚は，近位は大腿皮神経，遠位は伏在神経膝蓋下枝の支配を受ける（図 8）．特に伏在神経膝蓋下枝は術中損傷が避けられないことが多く，TKA 術前に説明が必要である．

総腓骨神経は腓骨の前方を回る際に，長腓骨筋の起始部の腱様組織の深部を通過する．術後に腓骨頭圧迫による神経麻痺が発生する可能性があるが，その予防はきわめて重要である．

4　内側の解剖（図 9, 10）

膝関節内側は第 1 層（表層），第 2 層（中間層），第 3 層（深層）に分けられる．第 1 層は内側膝蓋支帯，縫工筋筋膜，薄筋，半腱様筋の筋膜，第 2 層は MCL 浅層，半膜様筋

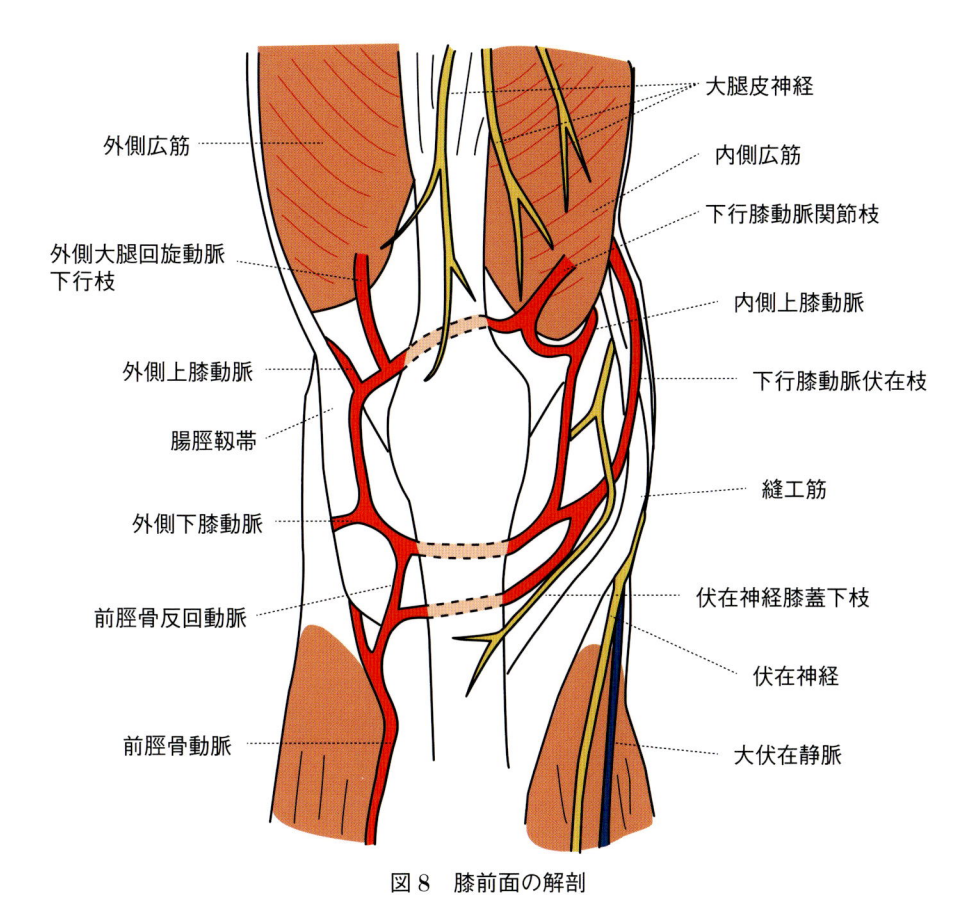

外側広筋

外側大腿回旋動脈
下行枝

外側上膝動脈

腸脛靱帯

外側下膝動脈

前脛骨反回動脈

前脛骨動脈

大腿皮神経

内側広筋

下行膝動脈関節枝

内側上膝動脈

下行膝動脈伏在枝

縫工筋

伏在神経膝蓋下枝

伏在神経

大伏在静脈

図8　膝前面の解剖
膝蓋骨を取り囲むように動脈がネットワークを形成している．伏在神経膝蓋下枝は個体差が大きい．

の筋膜，内側膝蓋大腿靱帯（MPFL），第3層はMCL深層，内側関節包を含む．

　第2層のMCLの浅層は大腿骨内上顆のやや後方，近位に付着し，前方部分は脛骨内側を縦走し，鷲足の下層に付着する．長さは9〜10 cm，幅は10 mm程度であり，中間部はやや広くなっている．後方部分は後内方に斜走し，後斜走靱帯とよばれる．膝蓋骨の内側膝蓋支帯の下層にはMPFLがあり，膝蓋骨の外方移動の抑制力の約50%を占める．

　第3層の内側関節包は前方，中央，後方の3つの部分から成る．そのうち中央部が特に肥厚しており，MCL深層と呼ばれる．MCL深層の前方は薄いが，後方は内側半月板，MCL浅層，後斜走靱帯，関節包に結合してposteromedial capsuleを形成する．半

膜様筋の一部もこれに付着し，膝の後内側の安定性を高めている．

5　外側の解剖 （図11, 12）

　膝関節外側も3層に分けられるが第1層と第3層が重要である．第1層は腸脛靱帯，大腿二頭筋，第3層はLCL，膝窩筋腱，膝窩腓骨靱帯を含む．

　第1層には大腿筋膜が肥厚した腸脛靱帯が縦走する．主としてGerdy結節に付着するが，一部は下腿筋膜に移行し，さらに一部は外側膝蓋支帯を補強する．大腿二頭筋は長頭が坐骨結節，短頭は大腿骨外側から，遠位は主として腓骨頭に至る．最大で唯一の下腿

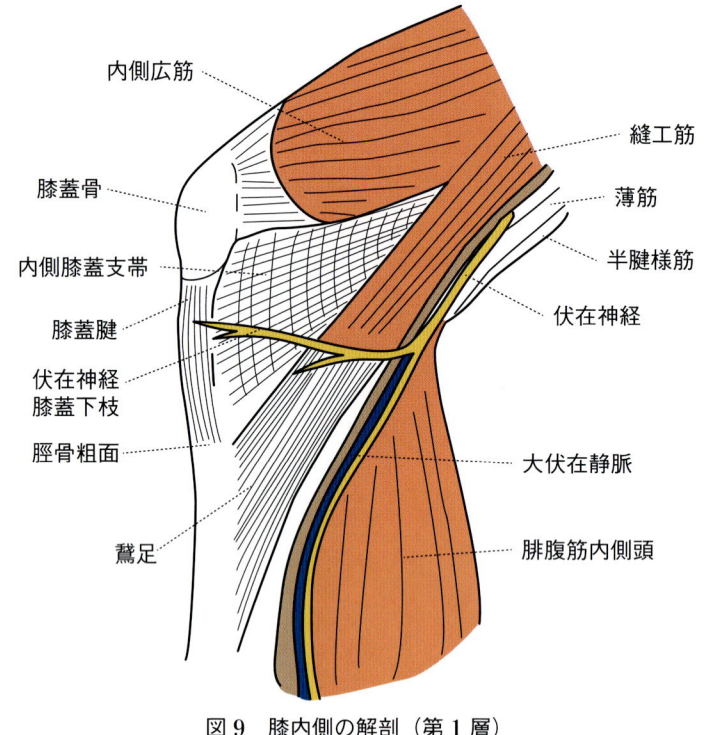

図 9　膝内側の解剖（第 1 層）

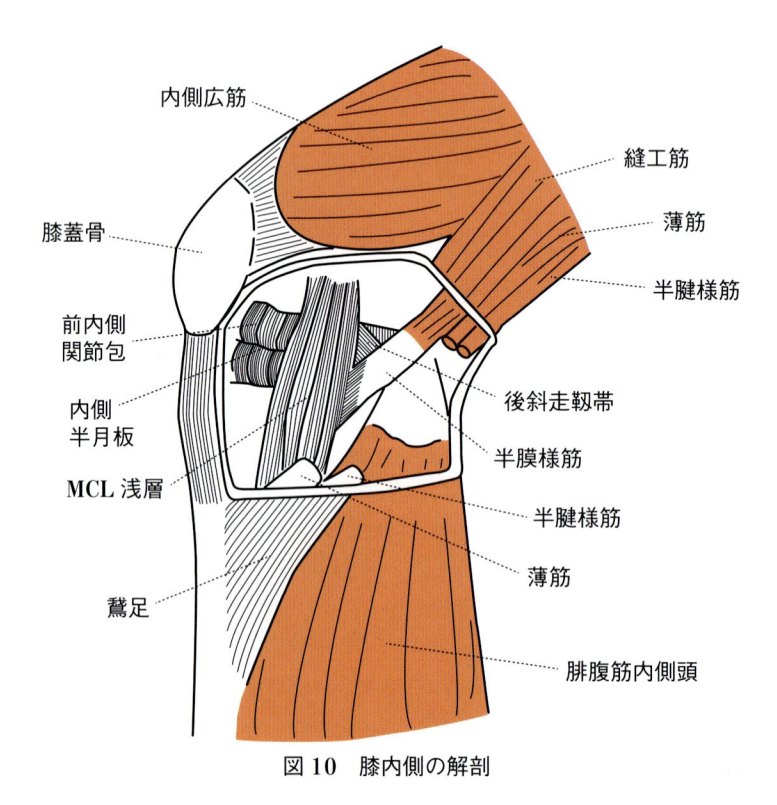

図 10　膝内側の解剖

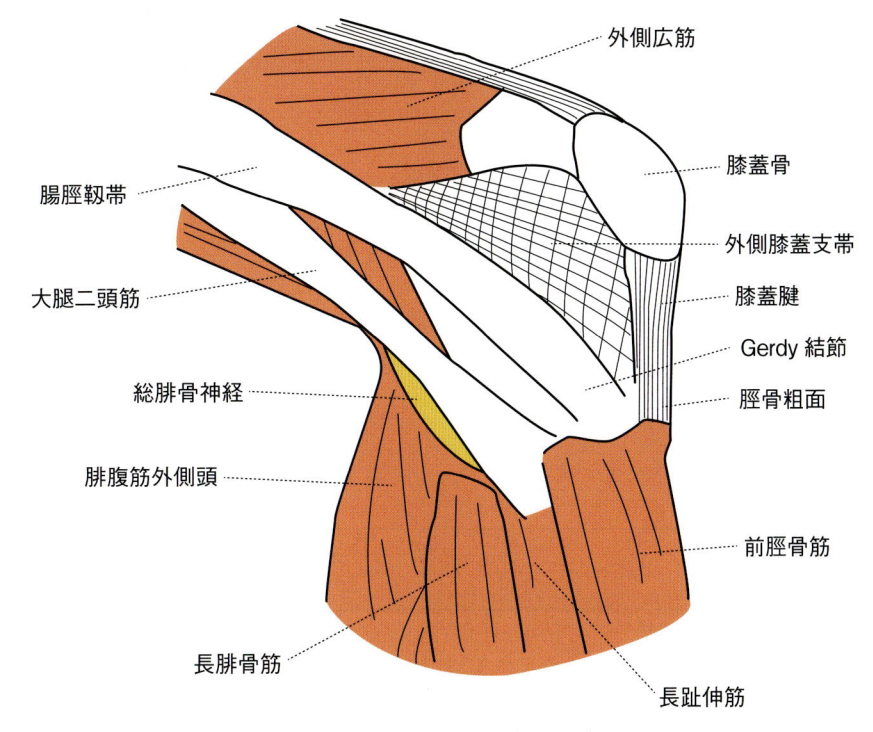

図 11　膝外側の解剖（第 1 層）

外側広筋
膝蓋骨
外側膝蓋支帯
膝蓋腱
Gerdy 結節
脛骨粗面
前脛骨筋
長趾伸筋
長腓骨筋
腓腹筋外側頭
総腓骨神経
大腿二頭筋
腸脛靱帯

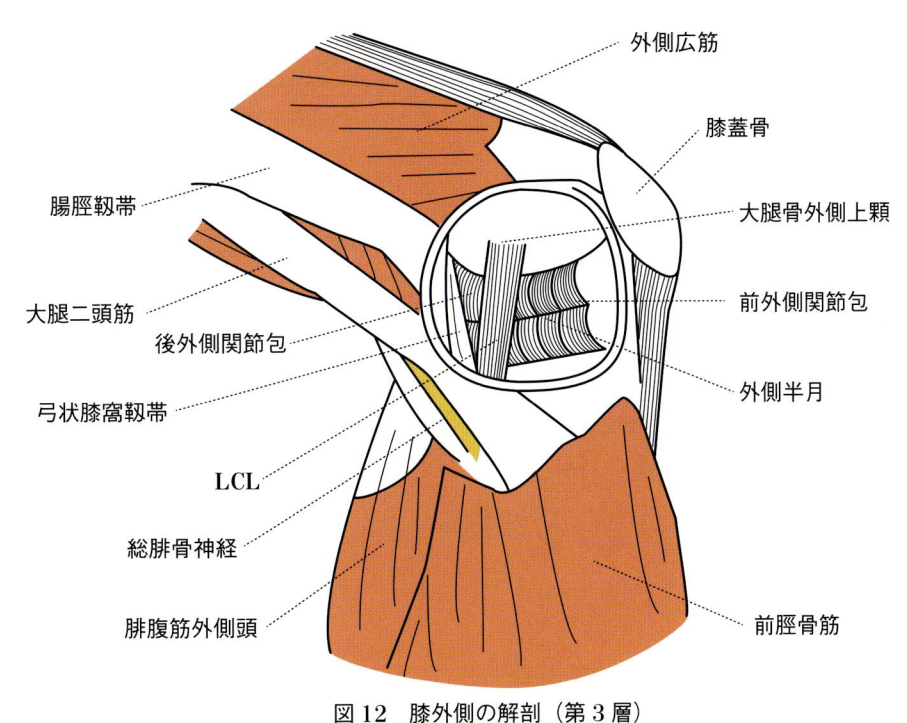

図 12　膝外側の解剖（第 3 層）

外側広筋
膝蓋骨
大腿骨外側上顆
前外側関節包
外側半月
前脛骨筋
腓腹筋外側頭
総腓骨神経
LCL
弓状膝窩靱帯
後外側関節包
大腿二頭筋
腸脛靱帯

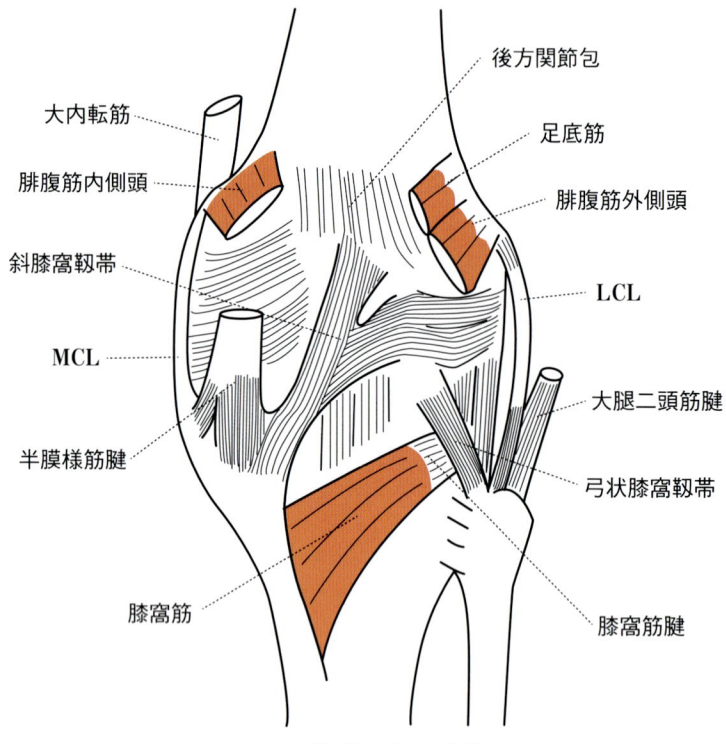

大内転筋
腓腹筋内側頭
斜膝窩靱帯
MCL
半膜様筋腱
膝窩筋
後方関節包
足底筋
腓腹筋外側頭
LCL
大腿二頭筋腱
弓状膝窩靱帯
膝窩筋腱

図13　膝後面深層の解剖

外旋作用を有する筋である.

　第3層のLCLは大腿骨外顆のやや近位,後方から腓骨頭に走る. 長さ約60 mm,幅約35 mmである. MCLと異なり, LCLは半月に付着していないため,動きが大きい.膝窩筋は脛骨後面に起始部があり,一部が膝窩筋腱となって関節内に入り,大腿骨外顆でLCLの前方に付着する. 膝完全伸展位からの屈曲,脛骨内旋に作用する.

6 後面の解剖 （図13）

　膝関節後内側では半膜様筋腱が支持機構として重要である. 中央で脛骨に付着し,外側は斜膝窩靱帯,内側前方は後斜走靱帯に移行し,末梢は膝窩筋を覆っている. 外側はLCL,膝窩筋腱,膝窩腓骨筋腱,大腿二頭筋腱などがposterolateral cornerを形成している.

まとめ

- 大腿骨顆部は前方より後方の方が曲率が小さく,脛骨関節面は内側凹,外側凸であるため,膝関節は内側中心の回旋を伴う,円滑な屈曲が可能となる.
- 側副靱帯は単独ではなく周囲の支持組織と相補的に機能している. PCL温存TKAを行う場合はPCLの大腿骨,脛骨側の付着位置を把握しておく.
- 創治癒,合併症予防の観点からも,膝前面の皮膚血行には十分に注意を払う.
- 内外側,後方の支持機構を十分理解し,軟部組織のover releaseを避け,靱帯バランスを取る.

参考文献

1）　Kapandji IA, 塩田悦仁：膝関節. カパンジー機能解剖学II下肢（原著第6版）, 医歯薬出版, 1988.
2）　木村雅史：膝を診る目：診断治療のエッセンス.

南江堂, 2010.

3) Clarke HD, et al: Anatomy. In: Insall & Scott Surgery of the Knee. Scott WN (ed). Churchill Livingstone. New York, 5th ed, 2010.

4) Tajima G, et al: Morphology of the tibial inser-

tion of the posterior cruciate ligament. J Bone Joint Surg. 2009; 91-A: 859-866.

5) Hoppenfeld S, deBoer P: 整形外科医のための手術解剖学図説(原著第4版), 南江堂, 2011.

3　膝関節のアライメント

はじめに

　膝関節は立位安静時や運動時に安定している一方で，可動性の高い複雑な関節動態（キネマティクス）がみられる．このキネマティクスは股関節から足関節・足部までの下肢全体の動態の一部であり，各関節の協調作用は不可欠である．正常下肢のアライメントを理解することは，人工膝関節を適切に設置し膝機能を再建，再獲得するために重要である．

1　正常膝の正面アライメント

正常下肢アライメント（図1）
1．立位全下肢正面
① vertical axis：垂直軸
　　重心中心（第2仙骨中心）から地面におろした垂線
② mechanical axis：下肢荷重軸
　　大腿骨頭中心から足関節中心へおろした線
　　正常膝では荷重軸は膝関節中心（内側顆

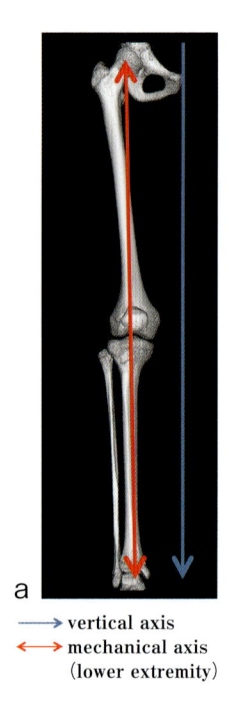
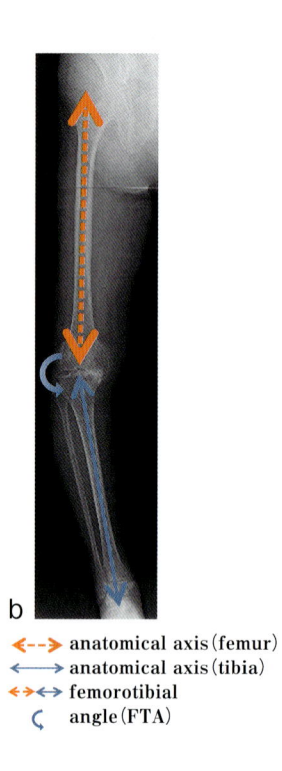
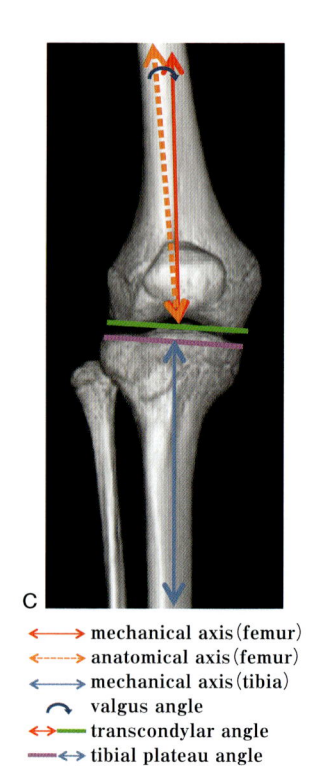

a　
→ vertical axis
→ mechanical axis
　（lower extremity）

b　
←--→ anatomical axis（femur）
←→ anatomical axis（tibia）
←→ femorotibial
　angle（FTA）

c　
←→ mechanical axis（femur）
←→ anatomical axis（femur）
←→ mechanical axis（tibia）
⟲ valgus angle
←→ transcondylar angle
←→ tibial plateau angle

図1　大腿骨・脛骨　冠状面アライメント
屈曲ギャップを考慮するならば，大腿骨の外旋は5°になる．

間隆起内側）を通る．内反膝では軟骨変性や靱帯バランスの不安定性が生じるため，関節症性変化の進行とともに，荷重軸は膝関節の内方へ移動する．

下肢全体の mechanical axis は vertical axis の 3° 外反になる．

③ mechanical axis：機能軸

femoral mechanical axis：大腿骨機能軸
大腿骨頭中心から大腿骨顆間窩
tibial mechanical axis：脛骨機能軸
脛骨顆間隆起から脛骨天蓋中心

④ hip-knee-ankle (HKA) angle

大腿骨機能軸と脛骨機能軸がなす内側の角度を HKA とする．骨軟骨変化がない膝では 0° とされていたが[1,2]，Tang らは Chinese では 2° 内反膝（HKA：−2°）であることを報告し[3]，Bellmans らは HKA が −3° 以下と報告した[4]．

⑤ distal femoral angle (transcondylar angle, hip-condylar angle)

大腿骨両側顆遠位の接線と大腿骨機能軸とのなす角．その角度は 87° であったり[5]，内反変形では 83° から外反変形では 80° と変化する[6]．

⑥ tibial plateau-tibial shaft angle (tibial plateau angle, tibial joint angle)：脛骨内反角

脛骨プラトー上縁の接線と脛骨機能軸のなす角．その傾きは正常膝では 3° 内反しているが，関節症変化が強くなるとその傾きは強くなる[6]．また，内側型変形性膝関節症においては病態が進行するにつれて，脛骨内反角が経時的に大きくなることが報告された．

2. 立位下肢正面

大腿骨頭と足関節中心が含まれていない単純 X 線像では大腿骨と脛骨の骨軸で下肢全体のアライメントを評価する．

① anatomical axis：解剖軸

大腿骨軸（大腿骨解剖軸）：大腿骨骨幹長軸に沿った線（大腿骨髄内に沿った線），多くの場合には大腿骨遠位部は大腿骨顆間窩になるが，大腿骨前弯や側弯があれば顆間窩の内外側に移動する．大腿骨の anatomical axis と mechanical axis のなす角度は valgus cut angle（5°〜7°）とされ，髄内ロッドを使用して大腿骨遠位を mechanical axis に垂直に骨切りする指標となる．

脛骨軸（脛骨解剖軸）：脛骨骨幹長軸に沿った線（脛骨髄内に沿った線）は外傷後の下腿変形や先天性骨変形などを除き，そのほとんどが mechanical axis と一致するとされたが，日本人では脛骨内反が見られることが多いため，anatomical axis の内側を通ることが多い．

② femorotibial angle：膝外側角

立位 X 線前後像にて，大腿骨軸と脛骨軸の交点の外側の角（正常値：男 178°，女 176°)[7]．また，下肢荷重線が膝関節の中央を通過するときの立位 FTA は 171.7° であった[8]．膝関節を中心として撮影された下肢の回旋によって計測が困難な場合があるが，単純 X 線像での膝関節症変化を経時的に評価することには役立つ（表 1）．

表 1　Coronal alignment in lower legs

	normal knees	varus knees	valgus knees
femorotibial angle (°)	3.6±2.2	−5.0±7.0	13.3±4.9
HKA angle (°)	−1.4±2.4	−14.2±5.3	9.1±6.3
hip-condylar angle (°)	88.3±2.3	83.8±2.0	80.7±1.9
tibial joint angle (°)	93.0±1.3	94.3±2.3	91.0±3.2

2　正常膝の側面（矢状面）アライメント

1. 大腿骨

　Tang らは Chinese において大腿骨遠位 1/3 の前弯が中，近位 1/3 と比較して有意に大きいことを報告している[9]．この結果は大腿骨解剖軸に対して大腿骨インプラントを屈曲位に設置して，大腿骨前方にノッチを形成することを避ける必要を示している．

2. 脛骨

　脛骨解剖軸は脛骨前弯があるため，荷重軸とは合致しない．

　① tibial posterior slope angle：脛骨後傾角
　　脛骨後傾角は約 5° から 10° とされているが，アジア人ではより大きい後傾角となる[10]．また変形性膝関節症変化が強くなれば，脛骨後傾角はさらに大きくなることが報告されている（表 2, 3）．
　② tibial plateau angle：脛骨関節面後傾角

表 2　Posterior slope of tibial plateau on cadavaric assessment

tibial plateau	average (°) ±SD
medial normal	14.2 ± 4.0
OA	16.2 ± 4.6
lateral normal	10.9 ± 3.7
OA	13.6 ± 3.4

表 3　Posterior slope of tibial plateau on radiographic assessment

tibial plateau	average (°) ±SD
EM normal	13.7 ± 3.4
OA	16.7 ± 3.5
IM normal	10.8 ± 3.5
OA	13.1 ± 4.0

EM: extramedullary alignment
IM: Intramedullary alignment
OA: osteoarthritris

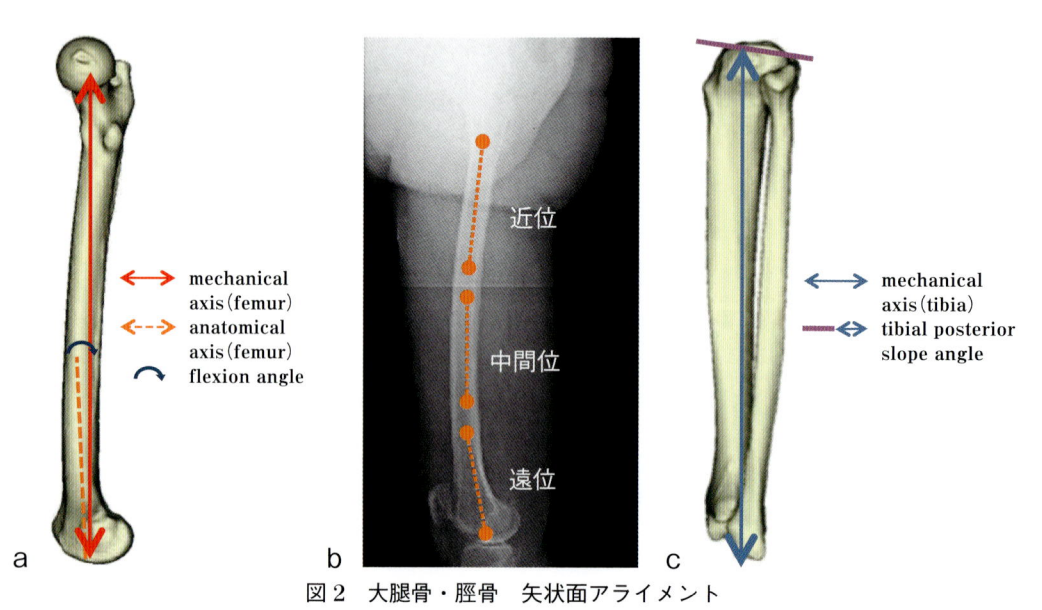

図 2　大腿骨・脛骨　矢状面アライメント
大腿骨遠位 1/3 は屈曲が強くなる（b）．

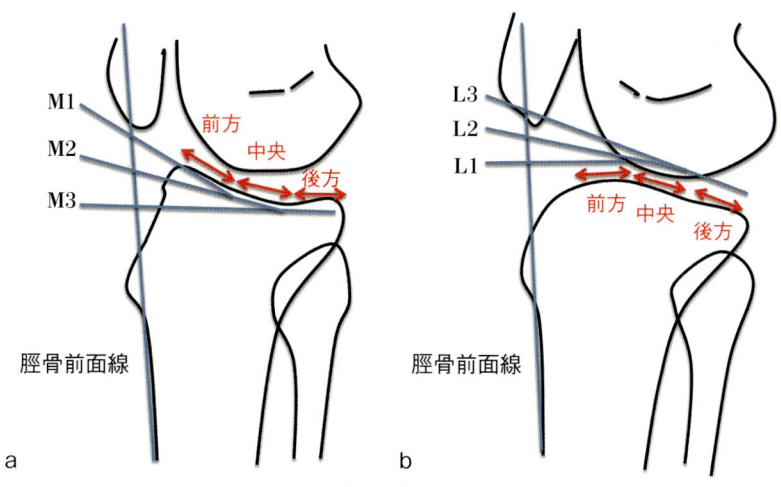

図3　脛骨関節面後傾角（tibial plateau angle）

a：脛骨内側関節面後傾角．前方部，中央部，後方部に三分割し，それぞれの後傾角を
　　M1，M2，M3とする．

b：脛骨外側関節面後傾角．前方部，中央部，後方部に三分割し，それぞれの後傾角を
　　L1，L2，L3とする．

表4　脛骨内側と外側についての脛骨関節面後傾角正常値

部位		平均値（°）	後傾角（°）
内側	M1	70.6±4.9	
	M2	78.0±3.7	12.0
	M3	84.3±4.5	
外側	L1	90.6±7.3	
	L2	81.7±4.4	8.3
	L3	71.3±7.1	

脛骨関節面後傾角は内側が強く12°，外側は7°とされる[11]（図2，3），（表4）．

3　膝関節回旋（冠状面）アライメント

1．大腿骨の回旋指標

① transepicondylar axis（TEA）：上顆軸内・外上顆を結んだ大腿骨通顆線．膝関節の屈伸の回転軸の一つとして内・外側側副靱帯の起始部を結んだ線であるとした[12]．

術中に触知しやすいランドマークとして，2つの回旋基準点が定義された．

1）surgical transepicondylar axis（surgical TEA，SEA）（図4）

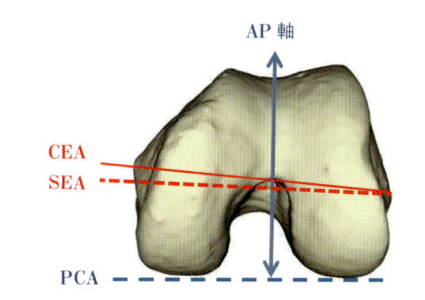

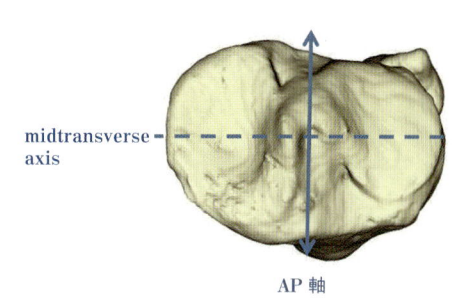

図4　大腿骨・脛骨回旋アライメント

外上顆の頂点と内上顆の sulcus（MCL
の深層の起始部）を結ぶ線.

2）clinical transepicondylar axis（clinical
TEA, CEA）

外上顆の頂点と内上顆の頂点（MCL
の浅層の起始部）を結ぶ線.

Yoshino らは SEA と CEA は約 3°の違
いがあると報告した[13].

② anteroposterior axis：大腿骨前後軸（AP
軸，Whiteside line）：大腿骨滑車溝を結
んだ線で大腿骨回旋軸に直交すると考え
られている.

③ posterior condylar axis（PCA）：後顆軸
大腿骨内・外側後顆に接する線.脛骨関
節面に平行であることから，大腿骨コン
ポーネントの回旋の指標となる.

④ cylindrical axis（CA）：大腿骨内・外側
の後顆の関節面がそれぞれ脛骨上で回転
することを想定し円柱を適合させ，その
回転中心軸を屈曲伸展軸と定義した.そ
の CA は TEA に対して遠位で下方にな
る[14].

2. 脛骨の回旋指標

① midtransverse axis：transepicondylar
axis を脛骨面に投影した軸[15].この軸
は下記の AP 軸と直交するとされる.

② anteroposterior axis（AP 軸）
脛骨顆間隆起から脛骨粗面内側 1/3 を
結ぶ線.

③ Akagi's line[16]：膝蓋腱脛骨付着部の内
縁と PCL の中央を結ぶ線.
SEA を脛骨近位部 CT 画像に投影し，
PCL 付着部の中央を通り，SEA に直行
する軸を膝伸展位における脛骨 AP 軸と
定義した.

④ Berger line[12]：脛骨粗面頂点と PCL の
中点を結んだ線から 18°内旋した線.

⑤ midsulcus line[17]：脛骨粗面の内側縁か
ら 1 mm 内側の点から脛骨顆間の中央を
通る軸.

4　人工膝関節の設置のための アライメント

人工膝関節置換術を施行する際に，mechanical axis に対して垂直にインプラントを設置する classical alignment が目標とされている.一方，大腿骨や脛骨の形状と joint line の維持を目指した anatomic alignment（kinematic alignment）法[18]が術後可動域や患者満足度を向上するという報告もされている.

Point

アジア人の骨形態は欧米人と異なること，手術時期の違いにより膝関節や alignment の変形が進行していくことが報告されている.したがって，人工膝関節置換術の成績を向上させるために，個々の患者膝の解剖学的指標を注意深く計測評価し，適切なインプラント設置を施行しなければならない.

参考文献

1）Hsu RW, et al: Normal axis alignment of the lower extremity and load-bearing distribution at the knee. Clin Orthop Relat Res. 1990;255: 215-217.

2）Moreland JR, et al: Radiographic analysis of the axial alignment of the lower extremity. J Bone Joint Surg（Am）. 1987;69:745-749.

3）Tang WM, et al: Axial alignment of the lower extremity in Chinese adults. J Bone Joint Surg（Am）. 2000;82:1603-1608.

4）Bellemans J, et al: The Chitranjan Ranawat award: In neutral mechanical alignment normal for all patients? The concept of constitutional varus. Clin Orthop Relat Res. 2012;470:45-53.

5）Cherian JJ, et al: Mechanical, anatomical, and kinematic axis in TKA: concepts and practical applications. Curr Rev Musculoskelet Med. 2014; 7:89-95.

6）Matsuda S, et al: Anatomical analysis of the femoral condyle in normal and osteoarthritic knees. J Orthop Res. 2004;22:104-109.

7）腰野富久：変形性膝関節症の手術的治療（High Tibial osteotomy について）. 日整会誌. 1971;45: 1121-1133.

8）Koshino T, et al: High tibial osteotmy with fixation by a blade plate for medial compartment osteoarthrits of the knee. Orthop Clin North Am. 1989;20:227-243.

9) Tang WM, et al: Sagittal bowing of the distal femur in Chinese patients who require total knee arthroplasty. J Orthop Res. 2005;23:41-45.

10) Chiu KY, et al: Posterior slope of tibial plateau in Chinese. J Arthroplasty. 2000;15:224-227.

11) 蔣　垚, 他：正常膝における内・外側脛骨関節面後傾角—前方部, 中央部, 後方部関節面後傾角の比較. 関節外科. 1988;39:1969-1972.

12) Berger RA, et al: Determining the rotational alignment of the femoral component in total knee arthroplasty using the epicondylar axis. Clin Orthop. 1993;286:40-47.

13) Yoshino N, et al: Computed tomography measurement of the surgical and clinical transepicondylar axis of the distal femur in osteoarthritc knees. J Arthroplasty. 2001;16:493-497.

14) Eckhoff DG, et al: Three-dimensinal morphology of the distal part of the femur viewed in virtual reality. Part II. J Bone Joint Surg Am. 2011;83:43-50.

15) Rosenberg AG: Surgical technique of posterior cruciate sacrificing, and preserving total knee arthroplsty. In: Rand JA, ed. Total Knee Arthroplasty. pp115-153, Raven Press, New York, 1993.

16) Akagi M, et al: Variability of extraarticular tibial rotation references for total knee arthroplasty. Clin Orthop Relat Res. 2005;436:172-176.

17) Dalury DF: Observations of the proximal tibia in total knee arthroplasty. Clin Orthop. 2001;389:150-155.

18) Howell SW, Scott WN: Kinematic Alignment in total knee arthroplasty. In: Insall & Scott, Surgery of the Knee. 5th ed. pp1255-1268, Churchill Livingstone, 2012.

4　人工膝関節置換術に用いられる材料

はじめに

生体材料とは医学・歯学分野において，生体内に移植後，機能回復を目指す材料のことである．整形外科領域では人工関節，脊椎固定材，骨折内固定材および人工骨などで生体材料が使用されており，現在の整形外科手術には必須のものとなっている．生体材料は金属材料，セラミック材料，ポリマー材料の3つに大きく分類され，工業製品の3大材料のすべてが使用されている．人工関節外科医はそれぞれの長所と短所を理解しておく必要がある．金属は強度と延性が共に大きく，壊れにくい．セラミックは高強度であるが延性が小さく，脆い．逆にポリマーは低強度であるが非常に延性に富んだ性質を持ち破損に至るまでのひずみ量が大きい（**図1**）．これらの材料は生体内の役割に応じて適宜使用されている．生体材料は工業用とは異なり，生体内で安全に機能することが求められる．

1　生体材料に求められる条件

1．生体適合性

生体適合性は，"特定の応用において適切な生体反応を示しながら目的を遂行できる材料の能力"と定義されている．適切な生体反応とは，移植後の生体材料そのものや生体材料からの放出物（金属イオン，摩耗粉など）に対して，発熱，炎症，アレルギー，補体の活性化，生体細胞の死滅，癌化，血液凝固，貪食および偽内膜形成などの生体毒性や異物反応を起こさないことである．また接着や骨新生などの生体の反応が生体材料に対して起こることである．このように生体材料は，人体にとって安全であるといった必要最低条件を満たすものから，生体と生体材料が固定さ

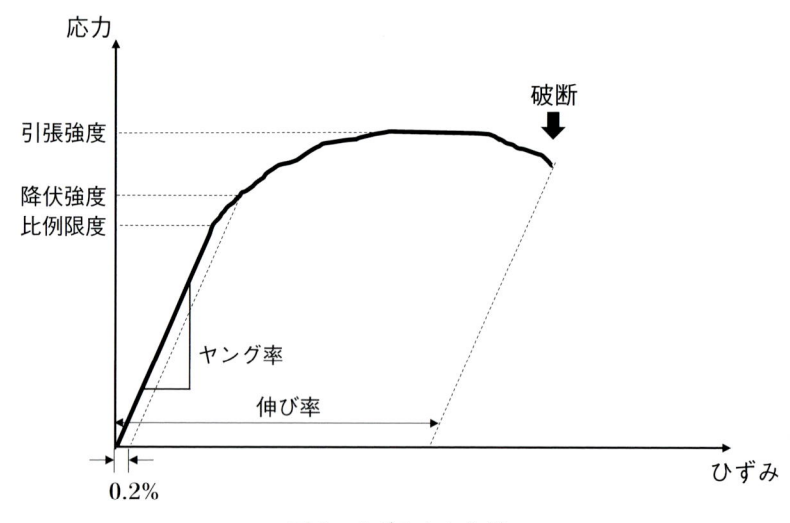

図1　ひずみ応力曲線

れるといった高いハードルを要求されるものまで幅広いため，安全性試験が厳密に行われる必要がある．

2. 可滅菌性

生体材料は，細菌やウィルスによって汚染されないように，滅菌できなければならない．滅菌法には高圧蒸気法，ガンマ線照射法，エチレンオキサイド法およびガスプラズマ法などがある．高圧蒸気法が最も簡便で短時間に行える滅菌法であるが，ポリマー材料など融点の低いものには不向きである．一方，ガンマ線照射では放射線による材料の劣化が，エチレンオキサイドガス滅菌では残存ガスによる毒性が問題となっている．これら滅菌による影響を踏まえた上で適切な滅菌法を選択する必要がある．

3. 機能性

生体材料は，生体の組織や臓器の失った機能を再建できなければならない．

4. 耐久性

生体材料には，人工関節のように半永久的に使用されるものから，骨折内固定材のように骨癒合が得られるまでの一時的に使用されるものまであるが，その目的の間，機能を維持し続ける必要がある．摩耗，材料疲労，腐蝕，応力集中や反復負荷による破損などが長期間の耐久性において主な課題であり，これらによる劣化の程度を予測しておく必要がある．

2　人工膝関節における生体材料の実際

人工膝関節は，機能不全に陥った膝関節の機能を回復させる目的で使用される．また，生体骨に固定されて，疼痛なく荷重を支え，関節をスムーズに動かせる必要がある．基本構造は，大腿骨，脛骨，膝蓋骨，インサートおよびそれらと骨を固定するセメントの5つのパーツから構成される．現在使用されている大腿骨インプラントには全て金属またはセラミックスが，脛骨インプラントには金属が，インサートおよび膝蓋骨インプラントにはポリエチレンが使用されている．インプラントには荷重などのストレスに抵抗する強度が，インプラントと骨の間には剪断力に対して抵抗する強度が要求される．多くのインプラントがセメントにより骨に固定されるが，セメントレス固定の製品も存在する．関節摺動面には優れた耐摩耗性を発揮する生体材料の組み合わせが要求される．コバルトクロム（CoCr）とポリエチレン，あるいはセラミックとポリエチレンがこの条件を満たしている．

人工膝関節に用いられている金属材料としてはチタン（Ti）合金，CoCr 合金，タンタル（Ta）が，セラミック材料としてはジルコニウム（Zr）が使用されている[1]（表1）．脛骨インサートおよび膝蓋骨インプラントにはポリマー材料である超高分子量ポリエチレンが使用される．

表1　日本で使用されている主な人工膝関節インプラント商品と素材

商品名	メーカー名	使用割合	大腿骨側素材	脛骨側素材
NEXGEN	ジンマー・バイオメット	21.50%	CoCr 合金	CoCr 合金/Ti 合金
VANGUARD	ジンマー・バイオメット	14.41%	CoCr 合金	CoCr 合金/Ti 合金
Scorpio	ストライカー	11.50%	CoCr 合金	CoCr 合金
LCS	デピュー	10.24%	CoCr 合金	CoCr 合金
GENESIS	スミス・アンド・ネフュー	5.19%	Zr 合金	Ti 合金
Triathlon	ストライカー	4.81%	CoCr 合金	CoCr 合金/表面純 Ti
GB03	京セラメディカル	2.94%	ジルコニアセラミックス	CoCr 合金
ADVANCE	MicroPort Orthopedics	2.09%	CoCr 合金	CoCr 合金

3　金属材料

1.　金属材料の特徴

　金属とは常温下で金属結合状態にある物質である．金属結合はクーロン力で結合している状態で，規則正しく配列した金属イオンの間を自由電子が動き回っている．原子配列はほとんどの場合，面心立方格子構造，体心立方格子構造および六方最密充填構造のいずれかをとる．これらの構造はそれぞれ原子充填率が異なるため，金属の塑性変形に影響を与える．単一の金属元素からなる金属を純金属といい，複数の金属元素または金属元素と非金属元素からなる金属を合金という．多くの金属生体材料で機械的強度や耐腐蝕性を高めるために性能を向上させた合金が用いられる．機械的強度は素材以外にも製造工程による違いもある．金属に圧力を加えることで内部の空隙をつぶし結晶の微細化と配向化させる鍛造では，鋳型に溶解した金属を流し込む鋳造よりも高い強度が得られる．

2.　金属材料の人工膝関節への応用

　金属材料はセラミックスやポリマー材料と比較して，機械的強度が大きく，成形加工性に優れる．合金と純金属があり，合金としては Ti 合金，CoCr 合金および Zr 合金が，純金属としては Ti, Ta が使用されている．それぞれの金属の物性値を表に示す[2]（**表 2**）.

　Ti 合金は結晶構造により α 合金，β 合金，α + β 合金に分類される．整形外科領域では以前から骨折治療目的に α 合金が使用されていたが，人工関節に用いるには強度が不十分であった．そこで航空機用に開発されていた α + β 合金である Ti6Al4V が生体材料として応用された．Ti6Al4V は Ti にアルミニウムとバナジウムを加えた合金であり，良好な生体親和性と強度を持つ．しかし，バナジウムの金属毒性も懸念されており，バナジウムフリーの Ti 合金も開発されている．Ti 合金は CoCr 合金と比較して耐摩耗性に劣るため，摺動面には使用されず，人工膝関節においては fixed type の脛骨インプラントやエクステンションシステムに用いられる．

　CoCr 合金は Ti 合金にくらべ生体親和性や機械的強度に関してはやや劣るが，耐衝撃性に関して同様で，耐摩耗性に優れている．CoCr 合金は摺動面の素材として適しており，現在人工膝関節の金属素材として圧倒的なシェアを占めている．多くのインプラントがセメントタイプであるが，一部の脛骨インプラントでは切骨面との接触部を純 Ti でコーティングすることで生体親和性を改善させ，初期固定性を重視したセメントレスタイプも発売されている[1]．

　耐摩耗性を重視し，かつ金属の強度を保つために工夫されたインプラントとして Zr 合金の表面を酸化処理して作られた素材（オキシニウム®）がある．オキシニウムは表面 5 μm のみをジルコニアセラミックスに変化させており，金属の表面層にセラミックスを貼り付けるコーティングとは根本的に異なる．オキシニウムでは表面のセラミック層から Zr 合金母材まで連続的に硬度が低下することで応力集中を回避している（**図 2**）．表面がセラミックに変わることで耐摩耗性が非常に良好となる．

表 2　人工膝関節に使用される金属材料の物性値

	Ti6Al4V	CoCr	SS	Ta	Zr-2.5Nb
引張強度（MPa）	860〜930	793〜1793	480〜860	300〜1000	450
降伏強度（MPa）	795	241〜1586	170〜690	170	310
破断伸び（%）	10	50〜8	40〜12	10〜40	—
ヤング率（GPa）	115	234	193	190	—
疲労強度（MPa）	480〜590	310	180〜300	—	471.6

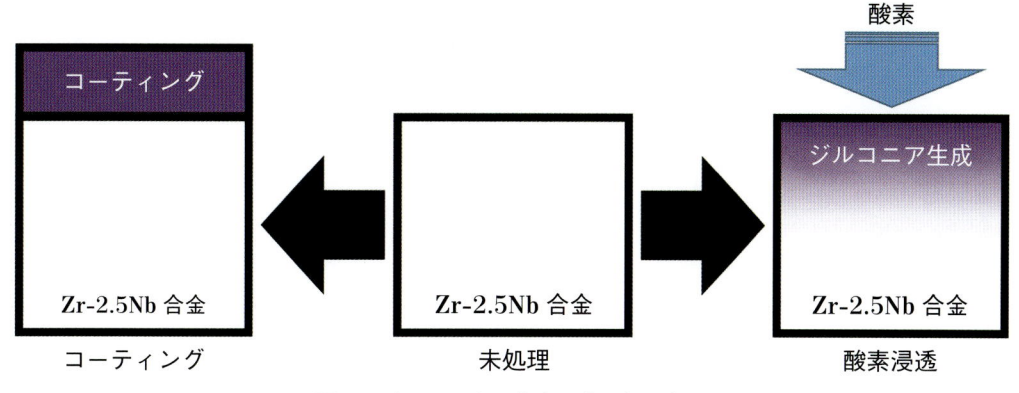

図2　ジルコニウム合金の表面加工処理

Ta は人工関節の分野で最も新しく臨床使用されるようになった金属素材であり，セメントレス固定用インプラントの素材として使用される．表面構造を生体骨に近づけた純 Ta インプラントは bone ingrowth が得られ，固定性の向上が期待できる．生体親和性や耐腐蝕性も高く，疲労強度は冷間加工することで CoCr 合金と同等になる．

一方，金属材料特有の問題点としては金属イオンの漏出によるアレルギーがある[3]．ニッケル（Ni）はアレルギーを起こしやすい金属として知られている．CoCr 合金の多くが耐腐蝕性を向上させる目的で Ni を含有しているため一定のリスクを伴う．その点において Zr 合金は Ni の含有量が検出限界以下であり金属アレルギー患者に対する 1 つの選択肢になりうる．

4　セラミックス

1. セラミックスの特徴

セラミックスとは無機物質を高温で焼き固めた焼結体である．焼結とはセラミックスの成形体を加熱することで隣り合う原料粒子が結合し全体が収縮することである．石器や土器などもオールドセラミックス（伝統的セラミックス）と呼ばれており，人類ははるか昔からセラミックスを用いた生活をしている．

オールドセラミックスが天然材料から作製されるのに対して，人工原料から作製されるセラミックスをニューセラミックス（ファインセラミックス）という．すなわち，ニューセラミックスは高純度の人工原料を使って高度な技術で作製された人工化合物である．セラミックスは融点が高く，金属のように溶解して製造することが困難であり，一般には焼結して製造される．セラミックスの結晶構造は複雑であり，温度によって変化する．セラミックスの特性は原料の合成方法と加熱処理過程によって大きく左右される．

2. 人工膝関節で用いられるセラミックス

歴史的には酸化アルミニウム（Al_2O_3）であるアルミナセラミックスが人工膝関節にも用いられていたが，破壊靱性の低さから純粋なアルミナは現在用いられていない．

ジルコニア（ZrO_2）はニューセラミックスの中で最も高い強度と破壊靱性を持ったセラミックスである．アルミナとジルコニアの物性値を表に示す[4]（表3）．通常，ジルコニアは室温では単斜晶であるが，温度上昇に伴い正方晶，立方晶へと結晶構造が変化する．結晶構造の変化は体積変化を伴うため，温度上昇と下降を繰り返すことで焼結体は破壊される．人工関節に使用されているジルコニアは安定化ジルコニアといい，室温で安定した正方晶を保つために安定化剤が混合されている．

表3　アルミナとジルコニアの物性値比較

物性	アルミナ	ジルコニア
純度（%）	99.8〜	97.0
密度（g/cm^3）	3.98	6.05
粒子径	3.6	0.2〜0.4
表面粗さ（Ra, μm）	0.02	0.008
曲げ強度（MPa）	595	1000
圧縮強度（MPa）	4250	2000
ヤング率（GPa）	380	210
ヴィッカース硬度	2000	1200
破壊靱性（MN・m$^{3/2}$）	5	7

ジルコニアは金属材料よりもポリエチレンに対する耐摩耗性において，非常に良好である．また，非磁性体であるためMRIにおいてアーチファクトが発生しないなどの利点も持つ．新たに開発されたアルミナにジルコニアを配合したジルコニア複合材料はすでに海外で臨床使用されている．ジルコニア複合材料はジルコニア単独より高い硬度と安定性を兼ね備え，破損のリスクを軽減させる．金属と比較して長所の多いセラミックス材料であるが，作製方法に問題がある．すなわち，金属材料は鋳型で成型可能であるのに対し，セラミックスは圧縮して成型する必要がある．セラミックスは複雑な形状の大腿骨摺動面を作製するのに高度な技術を必要とするため，現在の人工膝関節におけるシェアは限られている．

5 ポリマー材料

1. ポリマーの性質

ポリマーはモノマーの重合体であり，分子量が約1万以上の高分子有機化合物である．常温では固体で，成型が容易な合成ポリマーを合成樹脂あるいはプラスチックといい，日常生活でよく使用されている．重合度の多さがポリマーとしての性質（粘弾性，融点，引張強度など）に関係している．

2. 人工膝関節で用いられるポリマー

インサートや膝蓋骨インプラントとして使用されるポリエチレンと，骨とインプラント間の固定や欠損部への充填剤として使用される骨セメントがある．

超高分子量ポリエチレン（ultrahigh-molecular-weight polyethylene: UHMWPE）は熱可塑性であり，軟化する温度に加熱してから圧を加えて金型に押し込み，型に充填して成型する射出成型で作製される．金属やセラミックスと比較して硬度は劣るが，延性が高いため衝撃に強い．CoCr合金あるいはセラミックスとの耐摩耗性がきわめて良好である．1970年代のTotal Condylar Kneeへの採用以降，TKAの摺動面には欠かせない素材となっている．一方でひとたび摩耗が始まると，摩耗粉が骨インプラント間に侵入し，人工関節のゆるみを引き起こす．長期成績に最も影響を与える因子は人工関節のゆるみであるため，UHMWPEを使用しながら，摩耗粉による悪影響を極力減らすことができるような工夫がなされてきた．人工関節の設置位置や靱帯バランスなどの手術手技の改良以外には，ポリエチレンそのものの性質や接触物質との組み合わせが重要となる．滅菌処理に用いられるガンマ線照射はポリエチレンの架橋により耐摩耗性を向上させるために行われる．過度の照射は引張強度や伸び率などの機械的強度の低下を招くため，5〜20 Mradの照射が行われている．ガンマ線照射により炭素と水素の結合が部分的に切断される．切断された

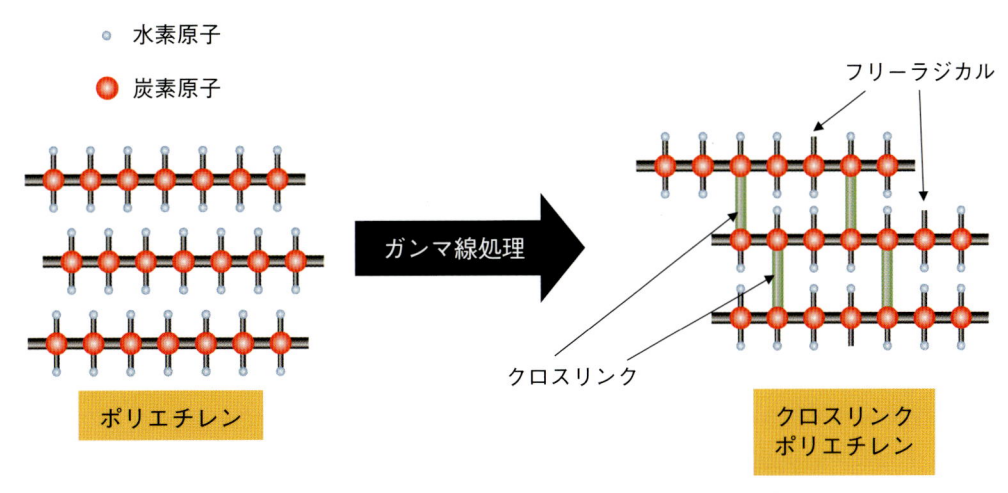

図3　ガンマ線処理によるクロスリンクポリエチレンの作製

状態の炭素分子同士が再結合することでポリエチレン分子が複雑に絡み合うようになり強固な架橋結合（クロスリンク）を発生させ，摩耗を低下させる．このポリエチレンをhighly cross link polyethylene（HXLPE）と呼ぶ（図3）．一方，切断された炭素分子（フリーラジカル）は酸素と結合し（酸化），ポリエチレンの劣化につながる．ポリエチレンの劣化によりデラミネーションと呼ばれる層状の剥離摩耗現象を引き起こす．そのため，架橋結合による機械的強度を維持しながらフリーラジカルを除去するために抗酸化物質が注目された．2009年以降，抗酸化物質としてビタミンEを含有したポリエチレンが発売されている．ビタミンEは生体に使用可能で，耐熱性の高い抗酸化物質であるため人工関節部品の酸化防止目的に最適であると考えられている．ビタミンE含有ポリエチレン

は耐摩耗性に優れるだけではなく，摩耗粉による炎症性物質の誘導を軽減させる効果もある[5]．

　人工関節における骨セメントの役割はインプラントを骨に安定的に固定することである．骨セメントは粉末と液体を混合し作製する．粉末の主成分はメタクリル酸メチル（methyl methacrylate: MMA）の重合体であるポリメタクリル酸メチル（polymethylmethacrylate: PMMA）である．その他に過酸化ベンゾイル，硫酸バリウムおよび酸化ジルコニウムなどが含まれる．それらの割合は製品により異なり，その違いが硬化時間や発生熱量に影響する（表4）．クロロフィルや色素などを含有させることで粉末を着色し，視認性を高めている製品もある．また，感染予防・治療目的にセメントに抗生剤を混入することもあるが，あらかじめ混入させた製品も近年発

表4　骨セメントの硬化時間に影響を与える因子

因子		硬化時間	
		短	長
温度	室温	高	低
	骨セメント	高	低
	インプラント	高	低
組成	モノマー	少	多
	ポリマー	多	少
撹拌手技	撹拌速度	早	遅
	真空混合	有	無

売されている．液体の主成分は MMA モノマーであり，ジメチルパラトルイジンやハイドロキノンを含む．粉末，液体共に主たる原材料は MMA であるが，モノマーとポリマーを化学反応させることで，重合時間の短縮，モノマーの生体内への流出量軽減，重合熱の産生抑制，重合時の体積減少抑制などの利点がある．粉末と液体を混合し，撹拌する過程で骨セメントは経時的に性質を変える．初めは強い粘性を持つが，徐々に失われ硬化していく．粘性の消失と引き換えに弾性が出現し，骨セメントは最終的に弾性体となる．その力学的特性は引っ張り，剪断，曲げ応力に弱く，圧縮応力に強い．しかし，長期的には変形に伴う一定のひずみのもと，時間とととともに応力が変化する．この現象が骨セメントにとって自己防御システムとして働き，長期耐用性に寄与する．一方，未重合の MMA が血中に流入することにより急激な血圧低下や心停止など重篤な合併症が生じる危険性があるため，それらを念頭に置き骨セメントを使用する必要がある[6]．

まとめ

　人工膝関節置換術が良好な治療成績を得られる標準的な術式となってすでに久しい．その間にもインプラントの素材に関する研究は行われ，残存している諸問題の解決に向けて進行中である．現在使用されている CoCr 合金や $\alpha + \beta$ 型 Ti 合金は骨と比較して弾性率が著しく高いために，応力遮蔽による生体骨の萎縮やインプラントのゆるみが生じうる．この問題を解決するため，ニオブ，Ta，Zr を含有した低弾性 β 型 Ti 合金によるインプラントの開発が進められている．低弾性 β 型 Ti 合金は，力学的生体適合性と生物学的適合性を兼ね備えた次世代型のインプラントとして期待され，骨萎縮の抑制や骨再構築に効果があることが動物骨折モデルで立証されている[7]．また，前述した金属，セラミックス，

ポリマー以外に，新たな複合材料の開発も行われている．ポリマー素材を炭素繊維で補強した炭素繊維強化複合材は強度や弾性率を制御でき，人工股関節素材として動物モデルにおいて良好な成績が報告されている[8]．さらに，電子ビーム積層造形（electron beam melting: EBM）法は三次元データに基づく電子ビーム走査によって，金属粉末床を選択的に溶融・凝固させた層を繰り返し積層させて三次元構造体を製作する新たな技術である．CoCr 合金や Ti 合金など従来からの材料により作製されるが，成型法が従来と全く異なるためさらなる生体適合性の改善が期待できる[9]．

参考文献

1) TKA/UKA レジストリー統計. 日本人工関節学会日本人工関節登録制度事務局. 2015.

2) Gilbert JL: Metals. In: Callaghan JJ, ed. The Adult Hip. 2nd ed, pp128-143, Lippincott Williams & Wilkins, 2007.

3) Innocenti M, et al: Total knee arthroplasty in patients with hypersensitivity to metals. Int Orthop. 2014;38:329-333.

4) Hamadouche M, et al: Ceramics in orthopaedics. J Bone Joint Surg Br. 2000;82:1095-1099.

5) Bladen CL, et al: Analysis of wear, wear particles, and reduced inflammatory potential of vitamin E ultrahigh-molecular-weight polyethylene for use in total joint replacement. J Biomed Material Res. 2013;101:458-466.

6) Cheng K, et al: Systemic effects of polymethylmethycrylate in total knee replacement: A prospective case-control study. Bone Joint Res. 2014;16:108-116.

7) Sumitomo N, et al: Experiment study on fracture fixation with low rigidity titanium alloy: plate fixation of tibia fracture model in rabbit. J Mater Sci Mater Med. 2008;19:1581-1586.

8) Nakahara I, et al: Novel surface modifications of carbon fiber-reinforced polyetheretherketone hip stem in an ovine model. Artif Organs. 2012; 36:62-70.

9) Murr LE, et al: Next generation orthopaedic implants by additive manufacturing using electron beam melting. Int J Biomater. 2012;2012:245727.

5 人工膝関節のキネマティクス

はじめに

　人工膝関節置換術（TKA）は優れた手術であると認識されている．しかし，患者満足度は低く，いかに患者満足度を向上させるかが最近のトピックスになっている[1]．再建膝関節が正常に近い程，膝関節機能や患者満足度が向上すると考えられ，様々な工夫すなわち手術手技，インプラントデザインなどが改良されつつある．正常膝のキネマティクスに関しては，これまで様々な手法を用い膨大な数の研究がなされてきた[2-4]．一方で整形外科医にとっては解析結果の表現が難解であり，かつ日常生活動を反映していない研究も多数あり，生体での膝関節運動を正確に評価する事は決して容易ではなかった．1990年代よりコンピュータを利用した画像処理技術が大きく進歩し臨床の場に還元しうる研究成果が増加してきた．本章では臨床整形外科医が理解しやすいTKAのキネマティクスを考える上で参考になると考えられる正常膝のキネマティクスについて概説し，その上で最近の筆者らの生体内動態解析より明らかになったTKAのキネマティクスについて紹介する．

1 正常膝のキネマティクス

　基本的に膝関節のキネマティクスは大腿骨に対する脛骨の相対的動きとして表現される．すなわち大腿骨を固定しその座標軸（coordinate system）に対して脛骨の運動が示される．3つの直交する軸に対して軸回りの回旋と軸方向のtranslationの6自由度（six degrees of freedom）のEuler角として表現される[5,6]．すなわち膝関節運動では屈曲−伸展，内旋−外旋，内反−外反と前後，内外側，近位遠位への移動として表現される．しかし，TKAのキネマティクスの延長線上で正常膝キネマティクスを考える場合は，あえて脛骨を固定しその座標軸に対する大腿骨の運動を示す方が理解されやすいかもしれない．TKAの場合，多数の整形外科医は脛骨コンポーネントに対する大腿骨コンポーネントの運動として理解しようとするからである．正常膝は複雑かつ不安定な大腿骨−脛骨関節面を内外側半月板，前十字靱帯（ACL）・後十字靱帯（PCL）や内外側側副靱帯および膝関節周囲筋などの軟部組織が協調し大きな可動域と安定かつスムーズな運動を可能にしているのは周知の事実である．深屈曲動作はその生活様式からアジアや中東諸国ではTKA後の患者の非常にニーズの高い動作である．それぞれの各パーツのキネマティクスや屍体膝あるいは非生理的肢位での深屈曲動作解析については成書を参照いただき，ここではあえて日常生活動作の中で行う荷重下深屈曲連続動作を透視装置で連続的に記録し，CTより作製した三次元骨モデルをマッチングし得られたキネマティクスについて解説する．

1. 大腿骨−脛骨間の回旋運動（図1）

　正常膝のスクワット動作における脛骨に対する大腿骨の回旋を示す．
　屈曲0°から60°の比較的浅い角度では急峻に外旋しているのに対して屈曲70°以降ではなだらかに外旋している．

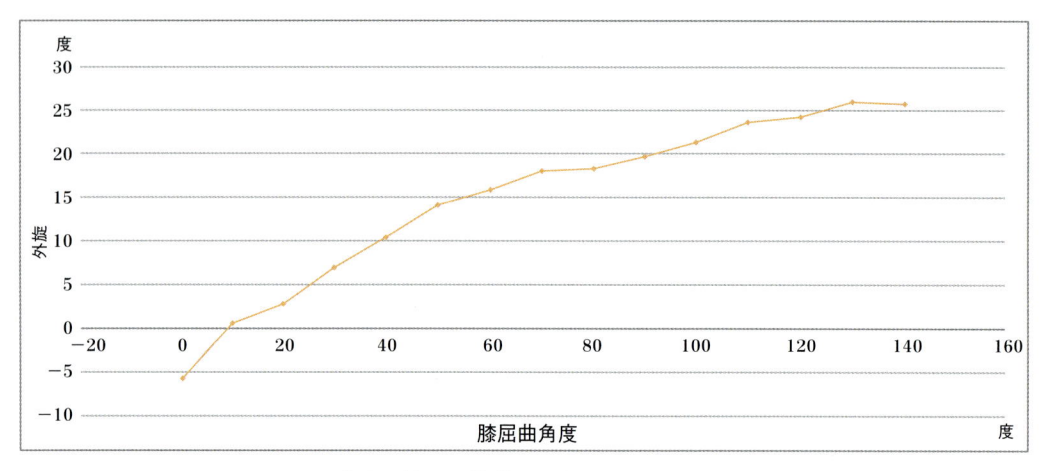

図1　正常膝関節深屈曲動態—大腿骨−脛骨間の回旋—

2. 深屈曲運動に伴う大腿骨−脛骨前後移動（図2）

　正常膝のスクワット動作での大腿骨内側陥凹および大腿骨外側上顆から脛骨近位平面へ投影した点の移動量を示している.

　内側はあまり前後移動していないのに対して，外側は後方へ大きく移動している．内側は屈曲60°までやや前方へ移動し，70°以降は後方へ移動しているのに対して，外側は0°から常に後方へ移動している.

　この前後方向移動を脛骨関節面に投影したkinematic pathway を図3, 4 に示す.

　荷重下深屈曲動作を大腿骨，脛骨，骨モデルで見ると，屈曲に伴い大腿骨の内側に比べ

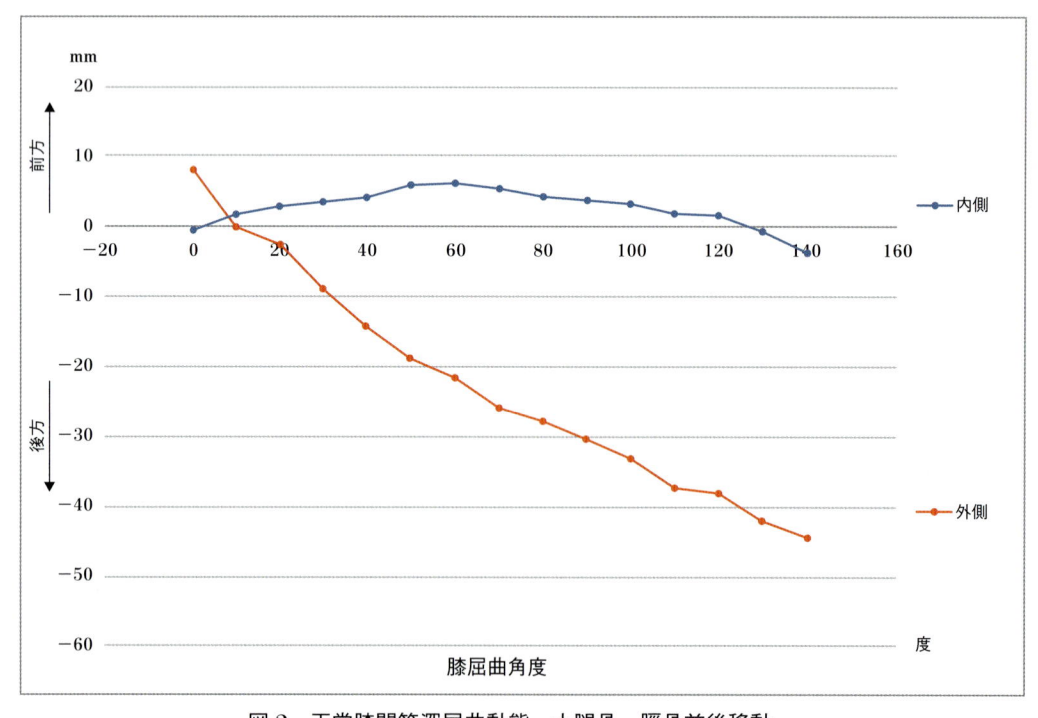

図2　正常膝関節深屈曲動態—大腿骨−脛骨前後移動—

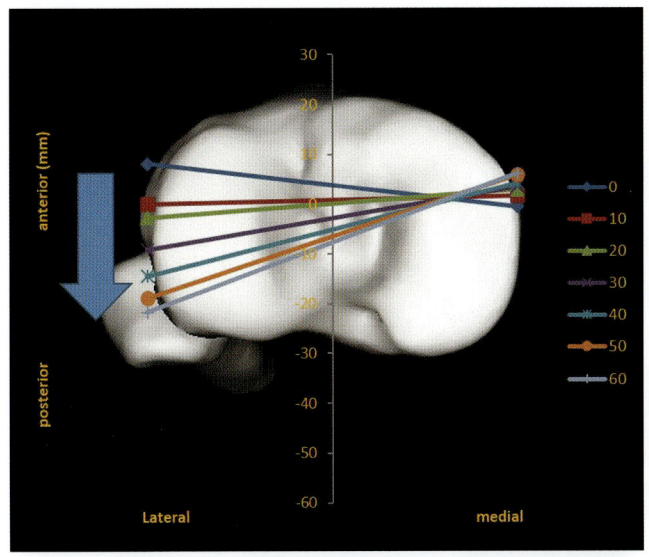

図3　正常膝関節深屈曲動態－kinematic pathway 0～60°－

正常膝のスクワット動作での大腿骨内側陥凹および大腿骨外側上顆から脛骨近位平面へ投影した点の kinematic pathway を示している.

屈曲 0°から 60°では medial pivot shift がみられ外側のみ後方へ移動している.

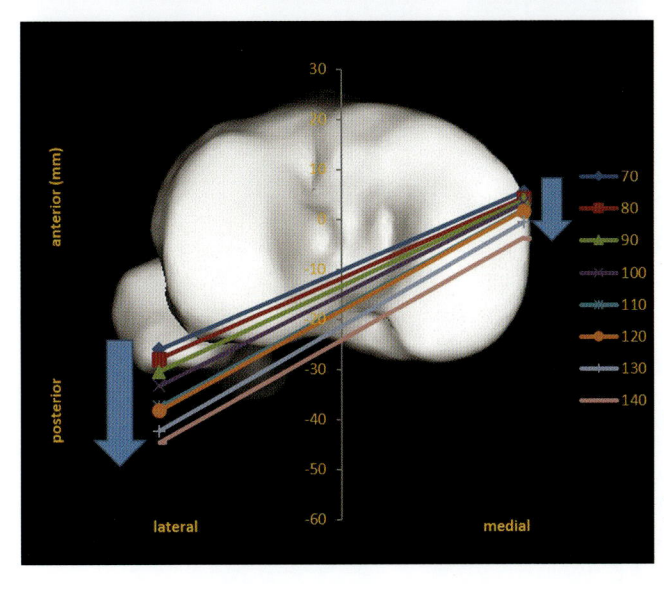

図4　正常膝関節深屈曲動態－kinematic pathway 60°～140°－

屈曲 70°以降では bicondylar roll back がみられ内外側共に後方へ移動している.

外側は脛骨上を前後に大きく移動していることがよくわかる. また大腿骨は脛骨に対し内反しながら屈曲していることが明らかである（図5）.

2　人工膝関節のキネマティクス

これまでに明らかにしてきた荷重下深屈曲動作での人工膝関節のキネマティクスについて代表的な機種に関して概説する[7-12]. なお

人工膝関節のキネマティクスは上記の正常膝とは座標系が異なり，大腿骨，脛骨コンポーネントの重心を基準に座標軸を設定して計測した結果である. それぞれのインプラントについて荷重下深屈曲動作での脛骨コンポーネントに対する大腿骨コンポーネントの外旋，内外側最近接点の前後移動，ならびに kinematic pathway について示す.

1. Posterior stabilized (PS) TKA

現在本邦で最も使用頻度の高いデザインで

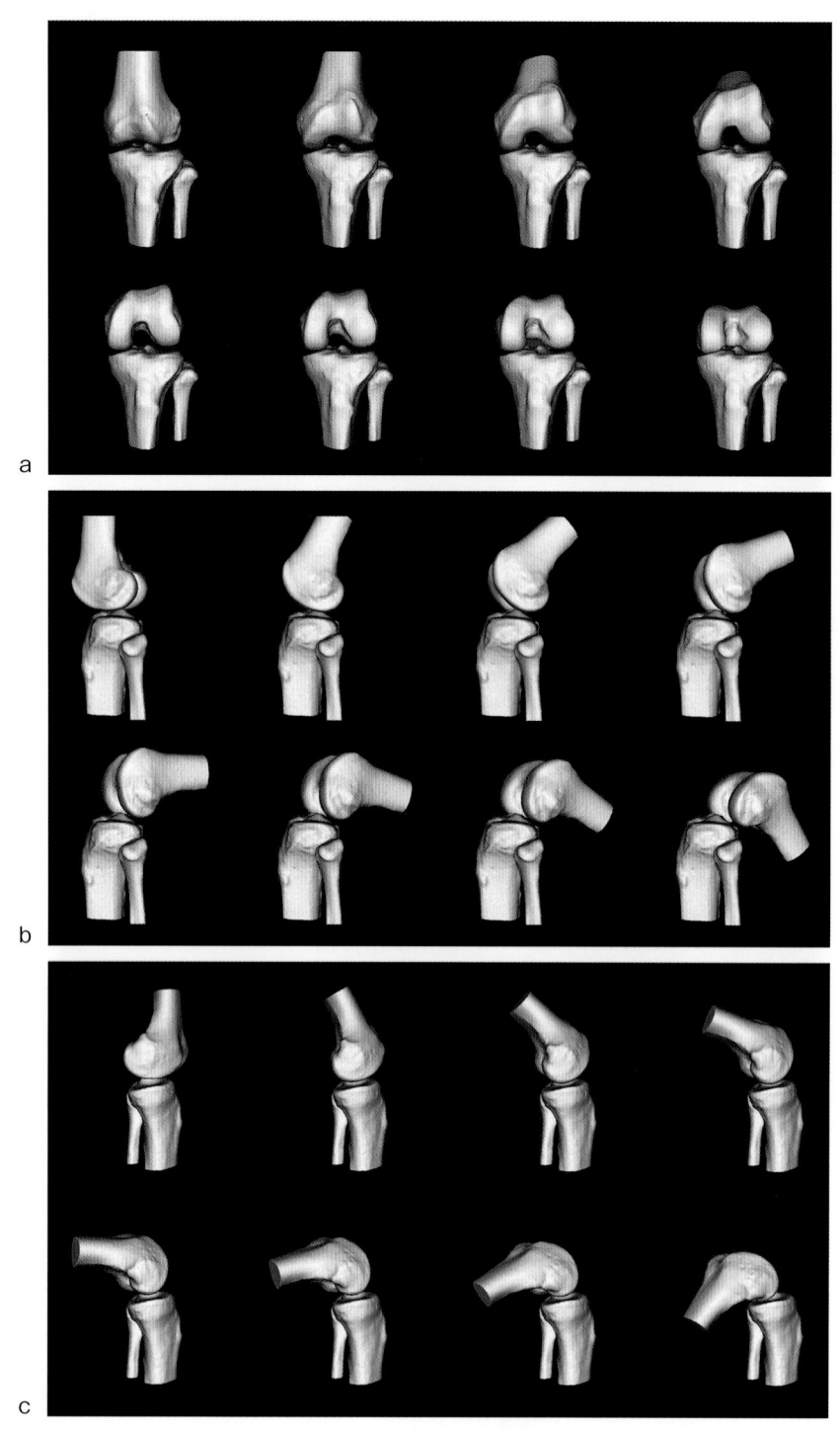

図5　正常膝関節屈曲動態

a：正面．膝関節屈曲に伴い大腿骨は脛骨に対して内反している．

b：外側より．大腿骨外側のコンタクトポイントは伸展から屈曲に伴い前方から後方へ大きく移動している．

c：内側より．大腿骨内側のコンタクトポイントは屈曲動作中大きな前後移動は認められない．

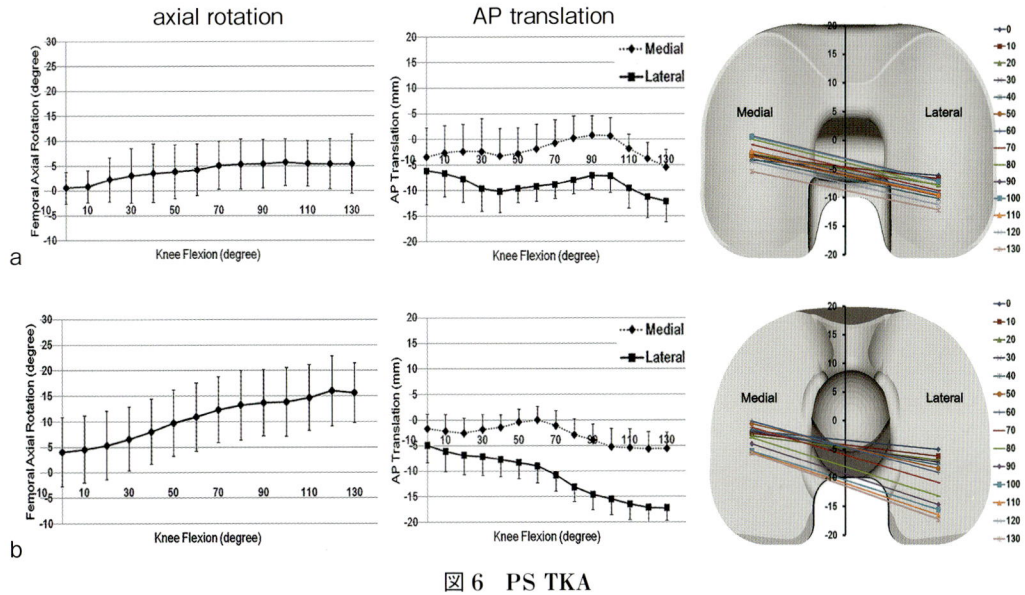

図6　PS TKA

ある．大腿骨コンポーネントのデザインやpost-cam のデザインによりキネマティクスは異なる．深屈曲動作時の大腿骨コンポーネントの回旋量は5〜15°程度であり，基本的に屈曲に伴い脛骨コンポーネントに対して大腿骨コンポーネントが外旋するパターンであるが multi radius デザイン（図6a）に比べ single radius デザイン（図6b）の方が回旋量は大きい．bicondylar roll back は post-cam engagement により引き起こされ，デザインにより engagement が生じる屈曲角度は異なるが，同一機種内でのキネマティクスの再現性は高い．

2. PS mobile TKA

PS mobile 型では大きくコーン型の rotating platform タイプ（図7a, 7b）と脛骨トレイ上の金属突起にポリエチレンインサート裏面のガイドトラックを嵌め込むタイプ（図7c）が存在する．現在では rotating platform 型が主流である．大腿骨の回旋量は10°以下であり，mobile インサートが決して回旋を積極的に誘導しているわけではない．rotating platform 型では大腿骨とポリエチレンインサート間の conformity が高く回旋は大腿

骨とポリエチレンインサート間ではほとんど認められず，脛骨とポリエチレンインサート間で起こっている．Post のデザインの違いにより内外側最近接点の前後移動が異なる．脛骨トレイ上の金属突起にポリエチレンインサート裏面のガイドトラックを嵌め込むタイプでは少なくとも生体内では mobile インサートがデザインコンセプトに基づいて動いているとは考えにくいキネマティクスを呈している．

3. Cruciate retaining（CR）TKA

CR TKA は現在本邦では約30%程度使用されている機種である．より生理的な関節面形状の再現を意図したデザイン（図8a）と single radius デザイン（図8b）のキネマティクスでは大腿骨の回旋量は共に10°以下であり PS 型に比べ少ない．内外側最近接点の前後移動では屈曲約90°以降後方移動が認められ，これは温存した PCL が緊張し roll back が生じているためと考えられる．しかし PS 型に比べ前後移動量は少なく，また症例間のキネマティクスの再現性は低く手術手技などが影響しやすい．

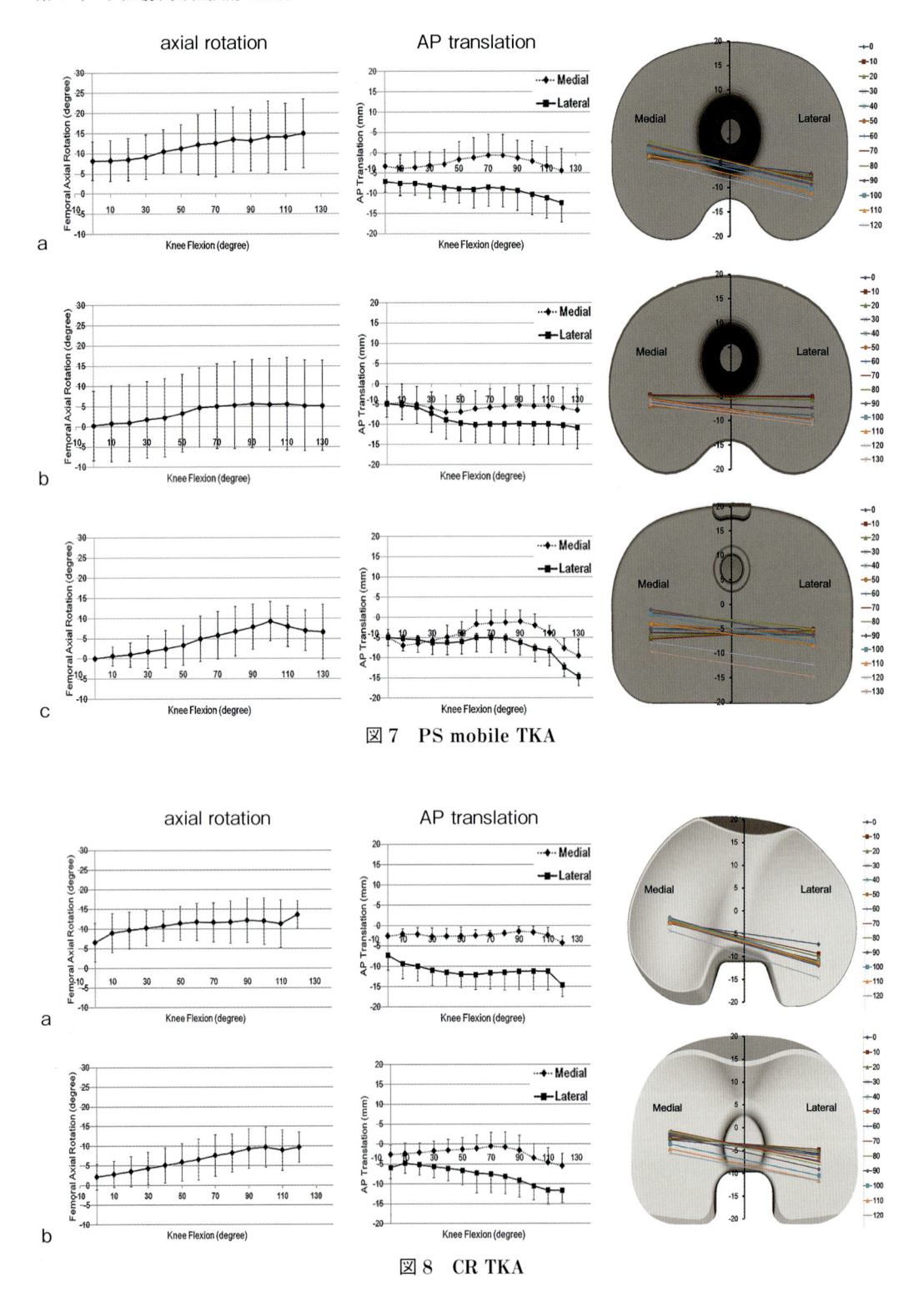

図 7　PS mobile TKA

図 8　CR TKA

前述のように人工膝関節置換術後のキネマティクスは現時点では決して正常膝のキネマティクスを再現可能にしているわけではない. 人工膝関節のデザイン，機種により回旋，前後移動に関して明らかにキネマティクスは大きく異なっている. 術前の変形が著しい症例では，キネマティクスは正常膝とは大きく異なっており，すべてのTKAで正常膝キネマティクスの再現を目指す必要はない. 一方術前の活動性が比較的高い症例では，患者満足度の向上に正常膝に近いキネマティクスの再現が有用かもしれない. 正常膝では屈曲に伴い大腿骨は明らかに内反しており，伸展，屈曲ギャップを長方形に等しく軟部組織バランスを調整する必要はあるのか？とも思われる. キネマティクスの世界ではリフトオフは好ましくない動きとして捉えられる風潮であったが果たしてそうだろうか？最近のインプラントデザインはどの屈曲角度でもある程度，面接触するようにデザインされており，リフトオフが生じても point contact あるいは line contact になることはほとんどない. そもそも ACL が機能する膝と ACL 機能不全膝のキネマティクスは異なって当然かもしれない.

人工膝関節置換術後のキネマティクスにはインプラントデザインのみでなく，疾患，術前の膝関節の状態，軟部組織バランスを含めた術式，術後理学療法など様々な要素が影響する. その中でインプラントデザインは術者自身が選択しうるファクターであり，術者はそれぞれのインプラントデザインの特徴を熟知するべきである.

参考文献

1) Matsuda S, et al: Postoperative alignment and ROM affect patient satisfaction after TKA. Clin Orthop Relat Res. 2013;471:127-133.

2) Nakagawa S, et al: Tibiofemoral movement 3: full flexion in the living knee studied by MRI. J Bone Joint Surg (Br). 2000;82:1199-1200.

3) Asano T, et al: In vivo three-dimensional knee kinematics using a biplanar image-matching technique. Clin Orthop Relat Res. 2001:157-166.

4) Komistek RD, et al: In vivo fluoroscopic analysis of the normal human knee. Clin Orthop Relat Res. 2003:69-81.

5) Grood ES, Suntay WJ: A joint coordinate system for the clinical description of three-dimensional motions: application to the knee. J Biomech Eng. 1983;105:136-144.

6) Yamazaki T, et al: Improvement of depth position in 2-D/3-D registration of knee implants using single-plane fluoroscopy. IEEE Trans Med Imaging. 2004;23:602-612.

7) Tamaki M, et al: In vivo kinematic analysis of a high-flexion, posterior-stabilized, mobile-bearing knee prosthesis in deep knee bending motion. J Arthroplasty. 2009;24:972-978.

8) Futai K, et al: In vivo kinematics of mobile-bearing total knee arthroplasty during deep knee bending under weight-bearing conditions. Knee Surg Sports Traumatol Arthrosc. 2011;19:914-920.

9) Shimizu N, et al: The effect of weight-bearing condition on kinematics of a high-flexion, posterior-stabilized knee prosthesis. J Arthroplasty. 2011;26:1031-1037.

10) Kurita M, et al: In vivo kinematics of high-flex mobile-bearing total knee arthroplasty, with a new post-cam design, in deep knee bending motion. Int Orthop. 2012;36:2465-2471.

11) Horiuchi H, et al: In vivo kinematic analysis of cruciate-retaining total knee arthroplasty during weight-bearing and non-weight-bearing deep knee bending. J Arthroplasty. 2012;27:1196-1202.

12) Matsumoto K, et al: In vivo kinematics of a low contact stress rotating platform total knee arthroplasty system under weight bearing and non-weight bearing condition. J Orthop Sci. 2014;19:750-755.

6　人工関節のデザイン

はじめに

　正常膝関節は不安定な関節面を周囲の軟部組織により安定化し，かつ約150°の大きな可動域を非荷重あるいは時には体重の5倍以上の応力を受けながらスムーズに可動するすぐれた構造をしている．したがって正常関節機能を喪失した膝関節を人工的に再建するのは容易ではなく，現在でも正常膝の再現は不可能である．金属とポリエチレンの組み合わせで現行の表面置換型人工膝関節の原点となったのは，1969年にGunstonにより開発されたPolycentric Total Knee Arthroplasty（TKA）であった．Charnley Low Friction THAと同様に金属−ポリエチレン摺動面を採用し，表面置換で前十字靱帯（ACL）および後十字靱帯（PCL）を温存し軟部組織により膝関節の安定性を得るデザインコンセプトであった．その後現在まで約半世紀の間に様々なtry & errorを繰り返しTKAは改良され発展してきた．現在我々の前にはonly oneでなく様々な選択肢が存在する．TKAによる膝関節機能再建として生体組織を出来るだけ温存し軟部組織を最適化することで膝関節機能を再建する"ligament guided knee"と可能な限り人工関節のデザインで膝関節機能を再現しようとする"prosthesis guided knee"の大きく2つのコンセプトが提唱されている．現在我々が再建する膝関節は基本的にACL不全膝である．1970年代前半までに開発されたTKAのほとんどがACL，PCL温存型であり，手技上の制約からインプラントの設置の不正確さや温存した十字靱帯の拘縮などその臨床成績は決して満足できるものではなかった．

その後ACLは切離，PCLは温存もしくは切離という流れになった．一方1971年にFreemanにより開発されたFreeman-Swanson TKAはACL，PCLを切離しコンポーネント形状と内外側側副靱帯で再建膝関節の安定性を得るコンセプトであり，"prosthesis guided knee"のはしりであった．詳細は1章1「人工膝関節置換術の歴史」を参照していただきたい．現在我々が選択しうる人工関節のコンセプトとしてcruciate retaining（CR），posterior stabilized（PS），cruciate substituting（CS）TKAが主なものである．

1　CR TKA

　様々なバイオメカニクス研究成果より，膝関節が屈曲するには大腿骨は脛骨上を後方にslidingし，かつ外旋することが明らかになりPCLがその機能を担っている事が示されている．"medial pivot shift"と"roll back"というコンセプトである．PCLを温存する利点として後方へのstabilizer, roll back誘導，中間屈曲位でのmedial stabilizer, 固有位置感覚機能の温存，応力分散による骨／インプラント間のストレス軽減，骨温存，膝伸展機構のレバーアーム延長による筋力効率の向上，patellar clunk syndromeやpost破損を考慮しなくても良い事などが挙げられる．開発当初のconformityの高いポリエチレンインサート形状ではroll backが誘導されず，また屈曲時の脛骨コンポーネント後方への過度なストレスが生じたためその後関節摺動面のフリクションを最小化したほぼ平坦なポリ

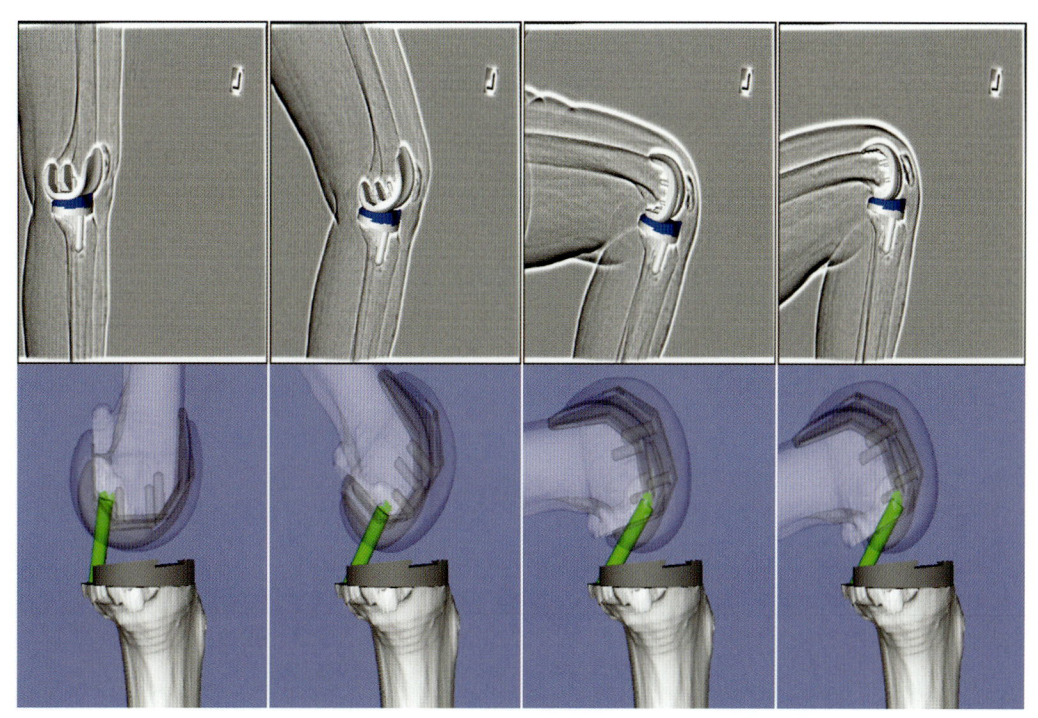

図1　CR TKA における深屈曲キネマティクス
温存した PCL（緑線）によりロールバックが誘導される.

エチレンインサート形状が主流となったが, 逆に摺動面のラインコンタクトによるポリエチレン摩耗による問題が生じ, その後のポリエチレンの素材, 加工技術, キネマティクス研究成果などから現在ではそれぞれの機種の特徴を最適化する複雑なデザイン形状のポリエチレンが主流となっている. CR TKA の深屈曲キネマティクスを示す（図1）. PS TKA に比べ動態のばらつき, roll back の程度にばらつきが認められ PCL 機能の再現性は症例により異なる事が多い[1, 2]. 臨床的にも可動域は PS TKA に比べ若干劣る報告が多く見られる.

2　PS TKA

PS TKA の基本的考え方は, TKA を要する膝関節の PCL は何らかの変性変化を生じており, なおかつ ACL 不全の状態で手術によ

り温存 PCL の緊張を最適化し, うまく機能するのか？ということである. 歴史的にはインプラントデザインに "roll back" を強制的に誘導する post-cam 機構が組み込まれている. PS TKA の利点は post-cam 機構による深屈曲誘導（図2）, PCL を切離することで joint line のコントロールを含めた軟部組織バランスの調整などが CR TKA にくらべ容易で, 許容範囲が広いこと, また PCL を切離することで高度変形膝での変形矯正が可能な事が挙げられる. 一方で PS TKA の合併症として脱臼, patellar clunk syndrome[3], post の摩耗折損などが報告されている. キネマティクスの観点からは伸展位での post への前方インピンジメント（図3）が明らかにされており[4], 大腿骨コンポーネントの屈曲位設置や脛骨コンポーネントの過度の後方傾斜設置は膝伸展位での大腿骨コンポーネントの post への衝突を誘導し前述の post の摩耗や折損の原因の一つと考えられている.

39

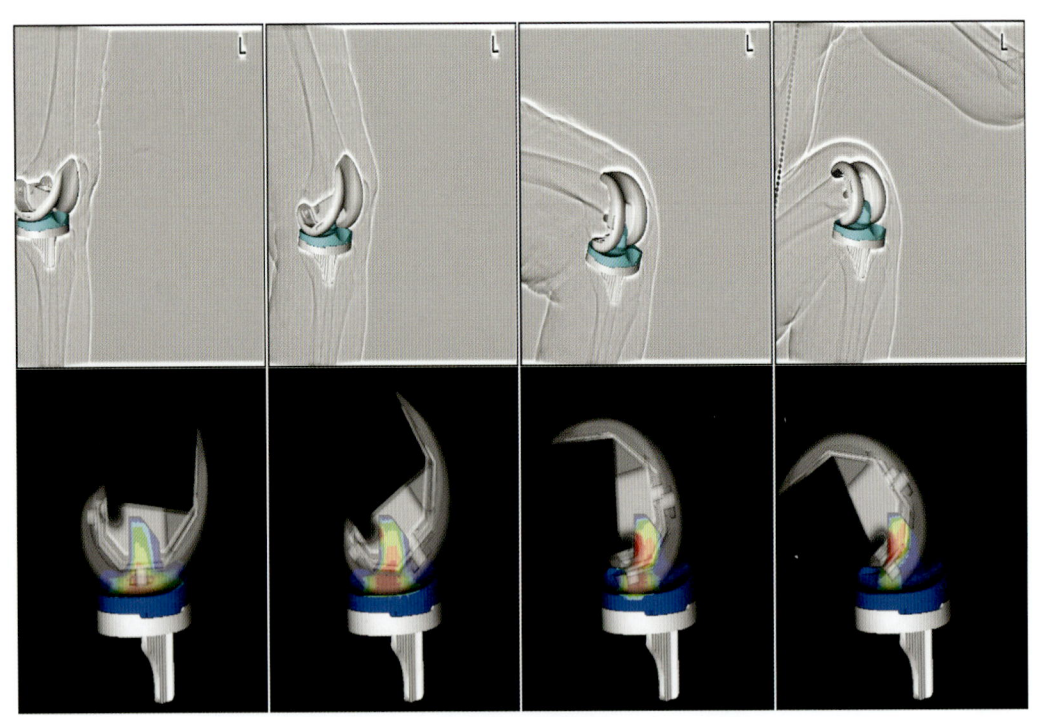

図 2　PS TKA における深屈曲キネマティクス
Post-cam engage により roll back が誘導される.

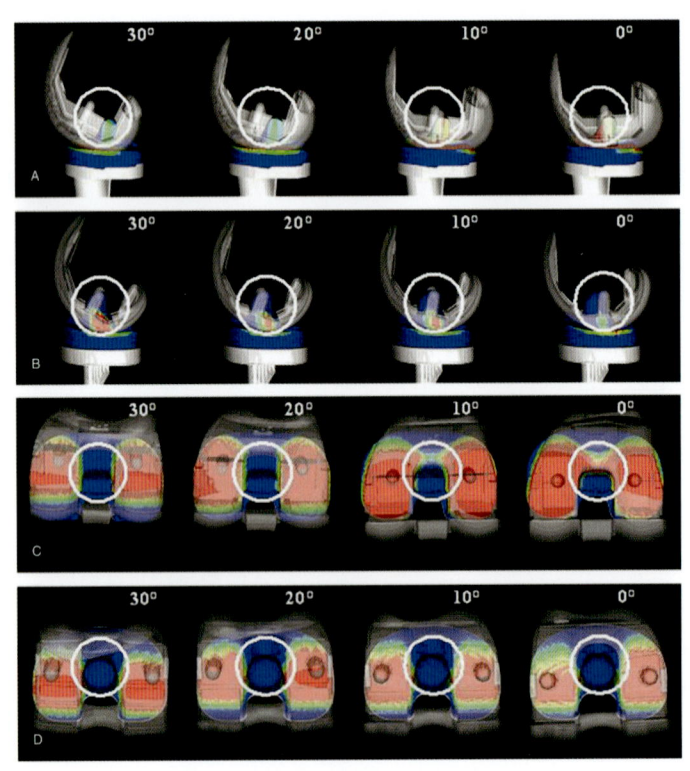

図 3　PS TKA における歩行時の前方からのポストへのインピンジメント
（文献 4 より転載）

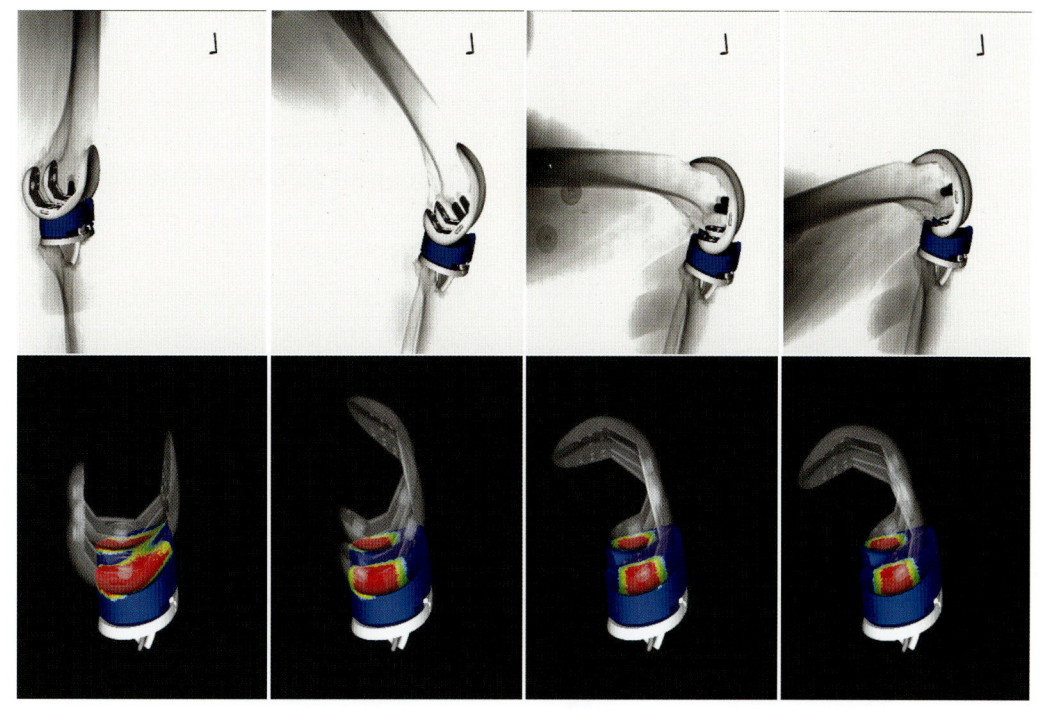

図4 CS TKA における深屈曲キネマティクス
明らかな roll back はみとめられない.

3 CS TKA

　CR の骨温存と PS の安定性を併せ持つデザインとして ACL，PCL とも切離し，post-cam で PCL 機能は代用しないが，ポリエチレンインサートの前方 lip を高くし，より conformity を上げる事で前後方向の安定性を得るデザインが最近の CS TKA の特徴である．PS TKA に特徴的な合併症を避けることができるため一定の支持を得ているデザインとなっている．キネマティクスの観点からはポリエチレンインサートの前方 lip を高くしても大腿骨最近接点の前方移動は生じており，また PCL 機能が存在しないため roll back は認められないことが明らかにされている（**図4**）．

4 Bi-cruciate stabilizing (BCS) TKA

　TKA の膝関節をより生理的な状態に近づける key の一つが ACL 機能の再現である．BCS TKA は屈曲早期に大腿骨の anterior cam が前方より post にコンタクトすることで ACL 機能の再現を可能としている（**図5**）．究極の "prosthesis guided knee" といえるかもしれない．第一世代は初期不良の報告があり[5]，本邦でも PMDA の承認は得られていたが実際には使用されなかった．現在第二世代の BCS TKA が使用可能となっている．

5 Mobile bearing TKA

　Mobile bearing TKA の基本コンセプトは大腿骨コンポーネント／ポリエチレンインサート間の conformity を強くし広い接触面

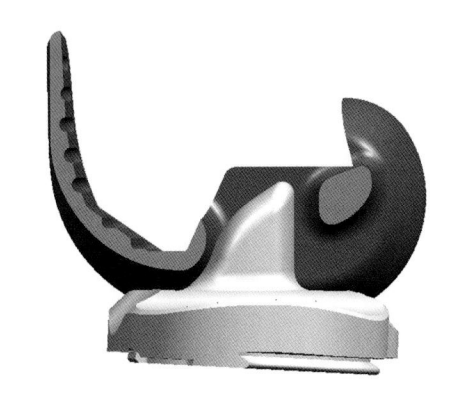

図 5　BCS TKA のコンセプト

（Smith & Nephew Japan より）

‒ anterior cam と post の作用が ACL を再現
‒ 屈曲 20°までの anterior cam がエンゲージし安定性を提供

積を保つことで摩耗の低減をはかり，ポリエチレンインサート下面と脛骨コンポーネント間で前後方向の運動や回旋運動を許容する．古くは Low Contact Stress（LCS）meniscal bearing 型の様な内外側のポリエチレンインサートが独立して可動するデザインがあり [5]，現在ではポリエチレンインサートが一体として可動する platform 型，特に rotating platform 型が主流である．実際に生体内で mobile bearing がコンセプト通り機能しているかは常に議論になるが，前章でも示した通り rotating platform 型 PS TKA では大腿骨コンポーネント／ポリエチレンインサート間では sliding のみ生じ，脛骨コンポーネン

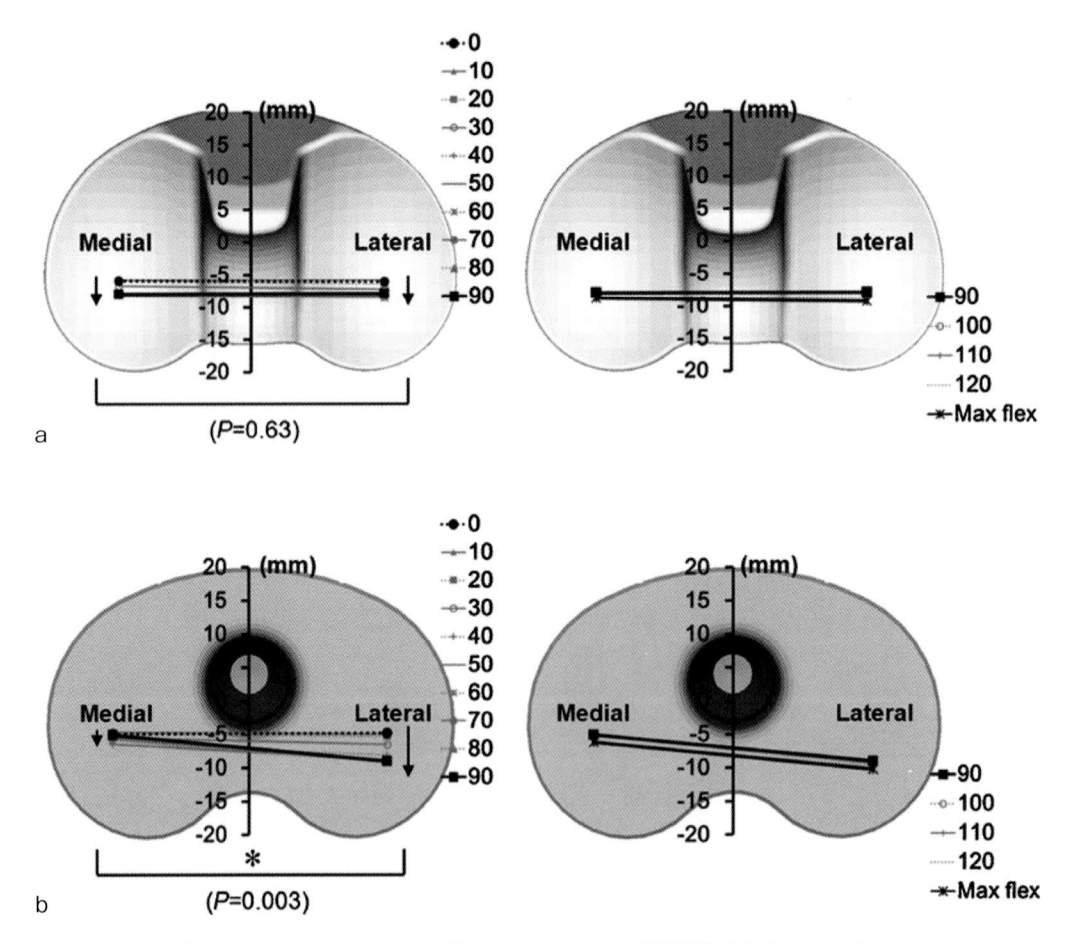

図 6　Rotating platform 型 PS TKA における深屈曲時キネマティクス

a：大腿骨コンポーネント／ポリエチレンインサート間　　b：大腿骨コンポーネント／脛骨コンポーネント間

（文献 1 より転載）

42

ト／ポリエチレンインサート間で回旋が生じている（**図6**）．臨床的には大腿骨／脛骨コンポーネント間の回旋アライメントのコントロールには有効である一方，mobile インサートの脱臼のリスクが指摘されている．また関節摺動面が2つになるため実際には摩耗量は fixed bearing TKA より多いとの報告もある．

参考文献

1) Futai K, et al: In vivo kinematics of mobile-bearing total knee arthroplasty during deep knee bending under weight-bearing conditions. Knee Surg Sports Traumatol Arthrosc. 2011;19: 914-920.

2) Horiuchi H, et al: In vivo kinematic analysis of cruciate-retaining total knee arthroplasty during weight-bearing and non-weight-bearing deep knee bending. J Arthroplasty. 2012;27:1196-1202.

3) Snir N, et al: Incidence of patellar clunk syndrome in fixed versus high-flex mobile bearing posterior-stabilized total knee arthroplasty. J Arthroplasty. 2014;29:2021-2024.

4) Tamaki M, et al: Factors in high-flex posterior stabilized fixed-bearing total knee arthroplasty affecting in vivo kinematics and anterior tibial post impingement during gait. J Arthroplasty. 2013;28:1722-1727.

5) Luyckx L, et al: Iliotibial band traction syndrome in guided motion TKA. A new clinical entity after TKA. Acta Orthop Belg. 2010;76: 507-512.

7　人工膝関節置換術の固定

はじめに

　人工膝関節置換術（TKA）の目的は，膝関節の痛みを軽減し良好な可動域や支持性を得ることであるが，加えて人工関節が長期にわたって安定した成績を保つためには，その固定方法が重要な要素の一つになる．人工膝関節コンポーネントの骨への固定法には大きく分けてセメント固定，セメントレス固定があり，どちらの固定法も多くの優れた長期成績が報告されている．しかし，手術に際しては，両者の利点や問題点を十分に理解し，手術手技に正しく反映することが肝要である．一方，両者の特徴を生かしたハイブリッド固定法の良好な成績も散見されるが[1]，本稿では，セメント固定およびセメントレス固定それぞれについて，その特徴と実際の手術時の留意点について述べる．

1　セメント固定の特徴

　骨セメント polymethyl methacrylate（PMMA）は，粉末ポリマーと液体モノマーを手術中に撹拌し重合反応により硬化させ，コンポーネントと骨とを機械的に強固に固定するために使用される．セメント固定の利点として，1）初期固定が良好，2）セメント層による出血の防止や海綿骨への wear debris 侵入の阻止，3）骨切り面への荷重が均一に分散されることによるコンポーネントの安定化，などが挙げられる．さらに4）多少の骨切り誤差や骨切り面の凹凸もセメントで補填できるなどの技術的利点もあり，我が国でも多くの TKA がセメント固定で行われている．特にコンポーネントと骨との間に大きな応力がかかる posterior stabilized（PS）型 TKA では gold standard であろう．一方，1）経年的なセメント性能の劣化，2）生物学的固定ではないことによる骨とセメント境界面の経年的な脆弱化，3）残存するセメント debris による third-body wear，4）PMMA モノマーの毒性による血圧低下などの生体反応，などの問題点がある．これらの問題点を解決すべくセメントレス固定が発展してきたが，その詳細は後述し，まずはセメント固定法の実際とその留意点から述べていく．

2　セメント固定の実際

　骨セメントはそれ自身には接着性はなく，海綿骨の porous 構造に入り込み機械的にコンポーネントを固定することになるため，術中の cementing technique がその成績に大きく影響を与える．

　まずは，骨セメントの重合であるが，セメント内の気孔はその性能劣化の一因となるため，セメント撹拌時の空気の混入やモノマー揮発時の気泡による気孔の発生を避けるために，陰圧下での撹拌が推奨される．セメントボウルなどで用手的に行う場合は，気泡ができないようにゆっくりと撹拌することが大切である．また，セメント撹拌後数分間待機し，手袋にセメントが付着しなくなった時点でコンポーネントを設置するが，硬化までの時間はセメントの組成や温度に大きく依存する．

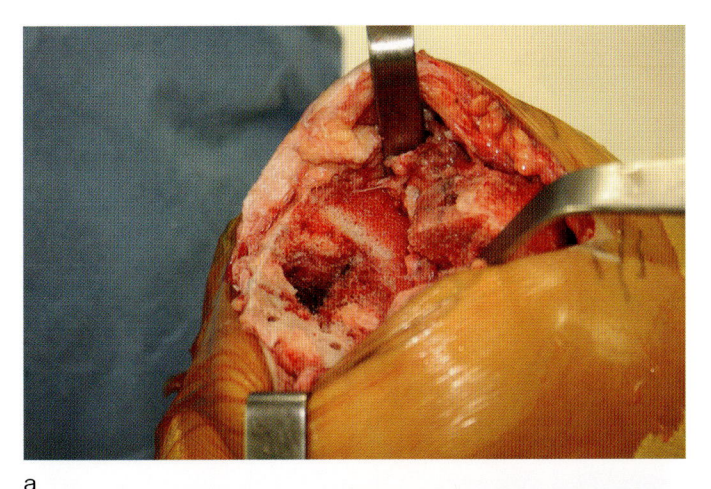

a

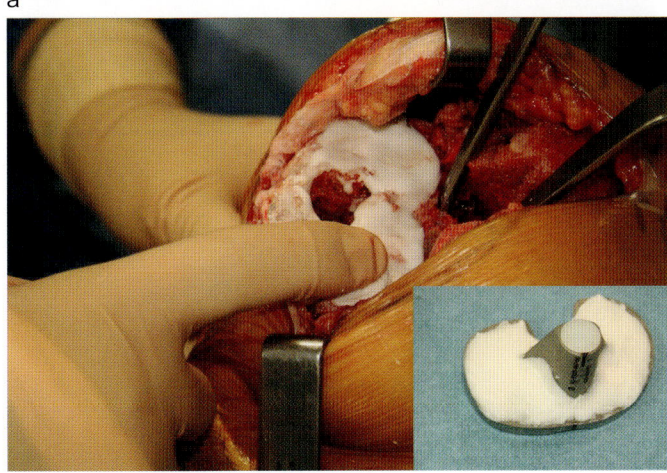

b   c

図1　Cementing-1
a）骨切り面をパルス洗浄などを用い
て十分に洗浄し，ガーゼで水分を
取り乾燥させる.
b）セメントを骨切り部表面に塗布し
て海綿骨内に押し込む.
c）骨への十分な浸透のためにコン
ポーネントの裏にもセメントを塗
布する.

高温になるほど硬化時間が短いため，保存庫
や手術室などの温度管理には注意が必要で
ある.

　骨切り面はパルス洗浄などを用いて十分に
洗浄し，debris や血液等を除いたあとに，
ガーゼで水分を取り乾燥させる（**図1a**）．こ
れらの操作によって，セメントが海綿骨の
porous 内に入り込み易くなる．また，骨切
り面の骨硬化部はドリリング等によりアン
カーホールを掘る．骨セメントが海綿骨の
porous に入り込み，骨切り面にしっかりと
固着されるためには3〜4 mm の深さが理
想[2]と言われており，骨セメントを骨切り部
表面に塗布し，血液が出来るだけ混ざらない
ように，指やヘラでセメントを海綿骨内に押

し込む（**図1b**）．さらに，骨への十分な浸透
のためにコンポーネントの裏にもセメントを
塗布する（**図1c**）．骨表面へのセメント塗布
にはセメントガンを用いても良いが，セメン
トの浸透が5 mm 以上になるとセメント重合
熱による骨壊死などの悪影響が懸念されるた
め，過度にならないように注意する[3]．

　コンポーネントの設置は脛骨側から行い，
まずはキールや骨切り形状に合わせてゆっく
りと挿入し，その後ハンマーで数回たたく
（**図2a**）．余剰セメントは，ラスパトリウム
やメスなどで切るようにして除去する．大腿
骨側も同様にコンポーネントと骨切り面の両
方にセメントを塗布するが，セメント塊が膝
窩部に入り込まないように，後顆の骨切り面

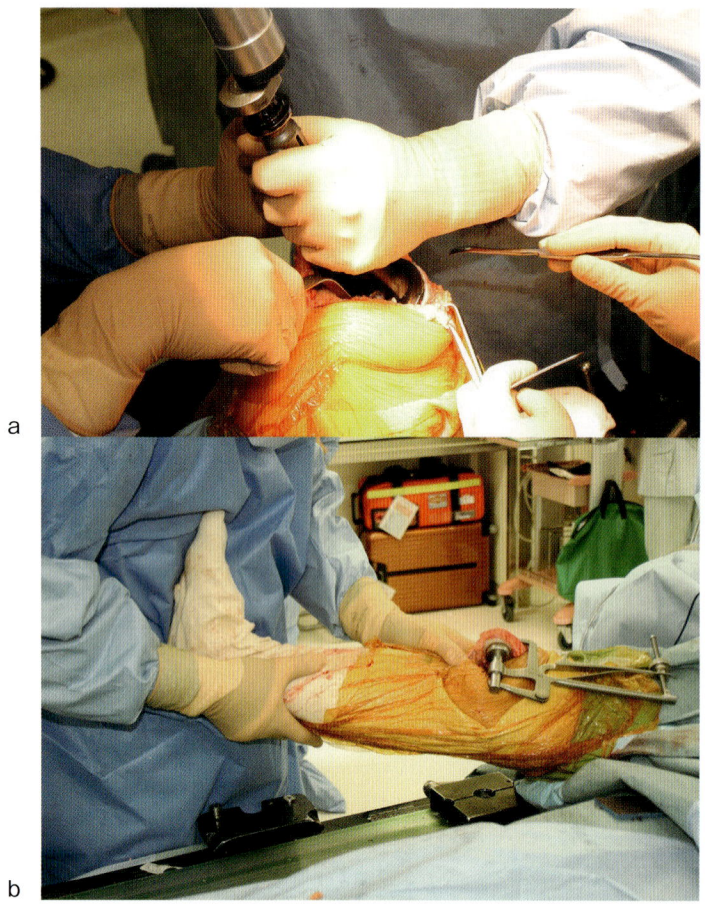

図2　Cementing-2

a) まずはキールや骨切り形状に
合わせてゆっくりとコンポー
ネントを挿入し，その後ハン
マーで数回たたく．
b) トライアルインサートを挿入
し，下肢を挙上して膝をゆっ
くり反張させることでコン
ポーネントを骨に圧着させる．

にはセメントは塗らない．予定している厚さ
のトライアルインサートを挿入し，下肢を挙
上して膝をゆっくり反張させることで（図
2b），さらにコンポーネントは骨に圧着され
る．余剰セメントを再度取り除き，膝蓋骨置
換の場合は同時に cementing する．セメン
トが完全に硬化するまで下肢を挙上し，コン
ポーネントの圧迫を継続し続ける．セメント
が硬化した後に，膝窩部を含めた関節内にセ
メントが残存していないことを確認後，パル
ス洗浄で十分に関節内を洗浄し，セメント
debris を残さないようにする[4]．

なお，骨欠損部に骨移植や metal augmen-
tation を併用する場合は，固定性を強化する
ためステムを併用する．例えば，脛骨コン
ポーネント固定の際，長さ 70 mm のステム
は荷重負荷の 30% 前後を担うことができる[5]．

その際，近位部への stress shielding を減ら
す目的と，万が一の再置換に備えて，セメン
トはステムには塗らない．

これらの注意深い手技によって，しっかり
としたセメント固定をすることが長期の安定
した成績を得るには重要である．

Point

骨セメントを海綿骨内にしっかりと固着させ
ることが重要．

3　セメントレス固定の特徴

セメント固定は優れた初期固定性を示すが，
先に述べた問題点もあるため，人工関節固定

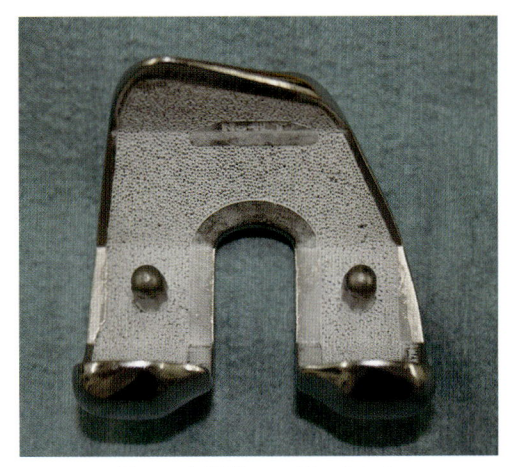

図3　大腿骨コンポーネント

骨伝導による術後早期からの bone ingrowth を促進
させるために，hydroxyapatite で coating された固
着面.

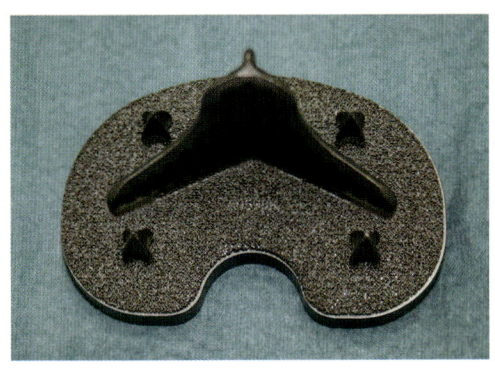

a

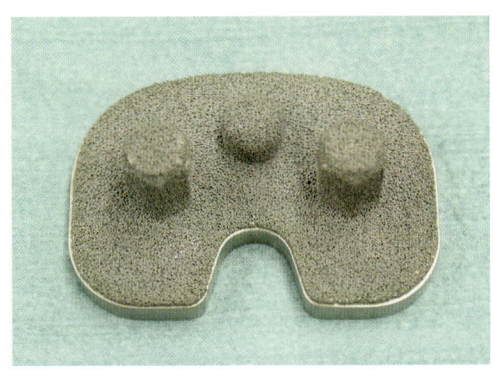

b

図4　脛骨コンポーネント

初期固定性向上のためにキールやペグなどの工夫が
施されている．骨との固着面は純チタン（a）やタン
タル（b）を用いた金属三次元多孔性構造となって
いる．

法のもう一つの選択肢としてセメントレス固定が発展してきた．セメント固定同様，長期の良好な成績も報告されており[6]，特に cruciate retaining（CR）型においてセメントレス固定が用いられている．

　セメントレス固定の利点は 1）bone ingrowth による生物学的固定であること，2）セメント硬化時間が必要ないため手術時間が短縮できること，3）再置換時の骨温存，4）セメント固定の問題点（debris による third-body wear やセメントに対する生体反応など）が回避できること，などが挙げられる．一方，問題点としては，1）術後出血量の増加や 2）初期固定不良が懸念されることなどである．

　Bone ingrowth による生物学的固定は，porous 構造に入り込んだ血腫や骨髄間葉系細胞が骨へと成熟していく過程で完成する．この時期に固定性が不十分であると，十分な骨新生が誘導されない．したがって，鍵となるのは，コンポーネントの固着面の構造と材質，そして確実な初期固定である．

　セメントレス用コンポーネントの固着面に使用される金属は，生体との親和性から，チタン合金やコバルトクロム合金が用いられ，beads や fiber mesh などの金属加工により bone ingrowth を期待する形状となっている．さらに，骨伝導により術後早期からの bone ingrowth を促進させるために，固着面を hydroxyapatite（HA）などの生体活性材料で coating する（**図3**）などの工夫もみられ，骨とコンポーネント間の隙間（initial gap）が骨新生により早期から消失していくことも証明されている[7,8]．近年では，生体親和性が高い純チタンや，弾性係数などの材料特性が海綿骨に近似し極めて骨親和性が高いタンタルによる，金属三次元多孔性構造をコンポーネントの固着面に用いた製品（**図4**）も作製され，股関節領域ではすでに良好な長期成績が報告されている[9]．

　また，確実な初期固定が重要であるが，大

腿骨側は3面以上の立体的な骨切りにより，小ペグのみ（図3）でコンポーネントのmicromotionを防ぐことが出来ると考えられる．一方，脛骨骨切り面は平面であり，コンポーネントの初期固定性向上のためにキールやペグ[10]，スクリューによる固定などの様々な工夫がなされている（図4）．

4　セメントレス固定の実際

　セメントレス固定法で骨新生による生物学的固定を得るための手術における鍵は，1）コンポーネントと骨切り面全体を十分に接触させ，initial gapを小さくすること，そして，2）骨新生が得られるまでの初期固定を強固にし，いかにmicromotionを少なくするかである．

　セメント固定では許容される多少の骨切り誤差や骨切り面の凹凸は，セメントレス固定ではinitial gapを作るのみならず，初期固定にも影響する．したがって，術者は骨切りの際に，正確で均一な骨切り面を作製するように細心の注意を払わなければならない．また，強固な初期固定と後のコンポーネントの沈み込み防止は，コンポーネントの形状やキールなどによって一部担保されるが，コンポーネントの辺縁が皮質骨に確実に載っていることに加え，しっかりとした海綿骨の母床が必要である．骨質不良部には切除した海綿骨の小片を移植し母床の補強を図る．このことはコンポーネントとの接触面を均一にするという観点からも有用である．さらに，骨切り面全体がコンポーネントと接触するように，コンポーネント設置の際にはその挿入方向を慎重に見極め，十分に打ち込むことが重要である．

　また，コンポーネントの不適切なアライメントや軟部組織バランスの不良は，コンポーネントへの過度の張力や圧迫力，剪断力の原因となり，当然ながらその固定性に悪影響を及ぼす．解剖学的指標に基づく正確な骨切りを行い，全可動域にわたる良好な軟部組織バランスを獲得していることが，セメントレス固定によるTKAを成功させる大前提になることは言うまでもない．

> **Point**
>
> セメントレス固定では，より正確で均一な骨切り面の作製が必須．

おわりに

　TKAは，セメント固定とセメントレス固定のどちらにおいても術後の良好な除痛効果や膝関節機能が示されており，多くの整形外科医にとって標準的な手術となっている．しかし，コンポーネントの確実な固定性は長期の安定した成績を得るための必要条件であり，今一度，両者の特徴を十分に理解して手術に臨むことが大切である．

参考文献

1) Faris PM, et al: Hybrid total knee arthroplasty: 13-year survivorship of AGC total knee systems with average 7 years followup. Clin Orthop Relat Res. 2008;466:1204-1209.

2) Walker PS, et al: Control of cement penetration in total knee arthroplasty. Clin Orthop Relat Res. 1984;185:155-164.

3) Vanlommel J, et al: Cementing the tibial component in total knee arthroplasty: which technique is the best? J Arthroplasty. 2011;26:492-496.

4) Niki Y, et al: How much sterile saline should be used for efficient lavage during total knee arthroplasty? Effects of pulse lavage irrigation on removal of bone and cement debris. J Arthroplasty. 2007;22:95-99.

5) Brooks PJ, et al: Tibial component fixation in deficient tibial bone stock. Clin Orthop Relat Res. 1984;184:302-308.

6) Watanabe H, et al: Survival analysis of a cementless, cruciate-retaining total knee arthroplasty. Clinical and radiographic assessment 10 to 13 years after surgery. J Bone Joint Surg Br. 2004;86:824-829.

7) Gejo R, et al: Fixation of the NexGen HA-TCP-

coated cementless, screwless total knee arthroplasty: comparison with conventional cementless total knee arthroplasty of the same type. J Arthroplasty. 2002;17:449-456.

8) Akizuki S, et al: Fixation of a hydroxyapatite-tricalcium phosphate-coated cementless knee prosthesis. Clinical and radiographic evaluation seven years after surgery. J Bone Joint Surg Br. 2003;85:1123-1127.

9) Wegrzyn J, et al: Performance of Porous Tantalum vs. Titanium Cup in Total Hip Arthroplasty: Randomized Trial with Minimum 10-Year Follow-Up. J Arthroplasty. 2015;30:1008-1013.

10) Bhimji S, Meneghini RM: Micromotion of cementless tibial baseplates: keels with adjuvant pegs offer more stability than pegs alone. J Arthroplasty. 2014;29:1503-1506.

8　術後評価

はじめに

　人工膝関節置換術（TKA）の症例数は，高齢化社会の進展に伴い年々増加しており，現在日本では年間 7〜8 万例の手術が行われている．デザイン，材質および手術手技の向上により，10〜15 年間の術後成績が 90％以上という成績の安定した術式のひとつであるが，いまだに解決されていない問題が多いのが現状である．例えば機種・デザインに関していえば，後十字靱帯（PCL）温存型 vs PCL 切離型，膝蓋骨の置換 vs 非置換，fixed bearing vs mobile bearing などの議論が活発に行われているが，最近は前十字靱帯（ACL）・PCL 温存型が再評価され臨床でも使用されるようになってきており，さらに議論を複雑化している．またアライメントに関しても，冠状面では元来下肢機能軸に対して，コンポーネントが中央かつ垂直に設置することを目標とする neutral alignment の概念[1]が理想とされていたが，Howell らが提唱する kinematic alignment[2]が近年注目されるようになり，患者個々のアライメントについて再考すべき状況になっている．これら多くの課題を解決するためには，TKA 術後評価を経時的かつ長期的に行う必要がある．実際に多くの臨床研究が行われているが，評価は医療側の主観的なものは避け，客観的かつ再現性のあるものにすべきである．加えて一般に理解されやすく，日常診療において簡便に使用できることも重要である．

　術後評価は画像評価とスコアを用いた臨床評価に大きくわけられるが，本項では現在主にわが国で使用されている TKA の治療成績に関する術後評価法について解説する．

1　画像評価

1. 単純 X 線検査

　最も基本であるのは単純 X 線検査である．Knee Society が発表した評価法[3]では，膝関節正面および側面像にて，大腿骨側・脛骨側コンポーネントの設置位置を骨軸に対する角度として計測し，軸射像にて，膝蓋骨コンポーネントの設置位置を大腿骨コンポーネントに対する tilt, displacement として計測する．Knee Society の評価法は簡便で評価も容易であるが，撮影姿位や撮影方向に影響をうける問題があり，また機能軸が明確でないため，もし設置目標が機能軸を基準にして骨切りを行っているのであれば，下肢全長 X 線を用いて正確に評価すべきである．大腿脛骨角（femorotibial angle）は個人差があり骨幹部に弯曲が存在すれば膝関節のみの画像では正確な評価が困難であると予想される．

　下肢全長 X 線について，正面像では機能軸に対するインプラント設置位置を評価できる（図 1）[4]．術後間もない時期での膝関節が完全伸展していない症例や，大腿骨および脛骨コンポーネント間で rotational mismatch が生じている症例などでは，計測の正確性に欠ける場合があるので注意を要する．側面像の撮影は正面像ほど一般的でないが，TKA における矢状断アライメントは可動域に対する影響など議論すべき課題が多くあり，術後評価をさらに詳しく行うために必要なものであろう．撮影の際は，姿位や撮影方向による

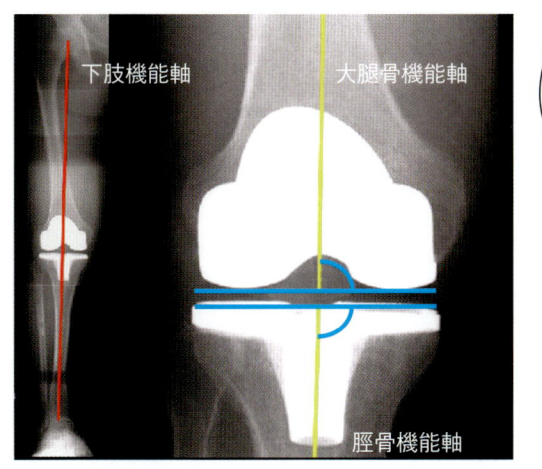
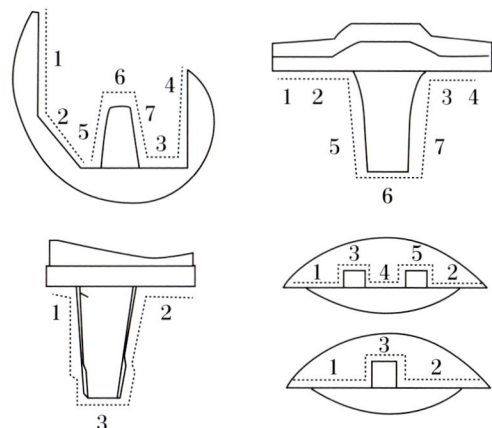

図1

誤差が生じないよう工夫が必要である[5].

　術後出現する radiolucent line や骨吸収像について，Knee Society は骨－インプラント間の境界面を計測することで評価可能としている[3]（図1）．各々のコンポーネント周辺を zone として分け，radiolucent line の幅を mm 単位で計測し加算したものをスコアとする．各コンポーネントにおけるスコアが 4 以下で進行が認められない場合は有意でなく，5〜9 で進行に対する注意深い観察を必要とし 10 以上で症状にかかわらず failure としている．ただし従来の X 線像では判別できないこともあり注意を要する．Oblique posterior condylar view（OPC view）は，従来の X 線側面像では評価困難な大腿骨後顆部の骨吸収を正確かつ再現性よく評価でき，術後の経過観察や再置換術前のプランニングにおいて有用である[6].

　回旋アライメント評価については次に挙げる CT スキャンが頻用されているが，被爆や費用の問題などがあり，むやみに行うべきでない．X 線で代用できればそれに越したことはなく，大腿骨側コンポーネントの設置位置に関して，kneeling view[7]（X 線カセット上に膝関節屈曲約 80° でひざまずきを行い後方から撮影する方法）や epicondylar view[8]（坐位にて膝関節を屈曲 90° にした状態で，X

線カセッテを前方に置き後下方より仰角 10° にして撮影する方法）は，上顆軸（transepicondylar axis: TEA）とインプラント後顆の描出が可能であり有用である．

2. CT

　単純 X 線像では判明しづらい骨透亮像や微小な骨折の描出，コンポーネントの回旋アライメント評価などに有用な検査である．回旋設置位置の評価は大腿骨側では単純 X 線検査で代用可能であるが，脛骨側は CT でないと困難である．目標軸に対するコンポーネントの設置位置，膝伸展位における膝蓋大腿関節の状態，大腿骨および脛骨コンポーネント間の rotational mismatch などが計測でき，近年は 3D viewer を用いるなどして三次元的なアライメント評価も容易になりつつある．

　回旋設置の評価方法について，大腿骨側は一般的には TEA に対するインプラントの回旋設置角度を計測する[4]が，surgical epicondylar axis を用いて評価する場合，スライス幅などの影響により，大腿骨内側の sulcus が一部の症例で判明困難なことがある．術前 CT にて 20〜30％の症例に sulcus が認められず，OA の進行とともにその傾向が多いとも報告されており[9,10]，計測には注意を要する．脛骨側は脛骨コンポーネントの前後

軸と目標軸の角度を計測し評価する[4]．コンポーネントの前後軸は対称性であれば後方のラインを結んだ線に垂直な線を用いることが可能であるが，非対称性であればデザインの特徴にそって定義する必要がある．目標軸は脛骨粗面，コンポーネント中心，geometric center などの指標を用いて定義するが，大腿骨側よりも指標同定が困難である．

　CT 画像も単純 X 線同様，撮影時の姿位や撮影方向によって容易に所見が変化する．三次元骨モデルを用いて正確に評価した場合と比べて，約 10%の割合で計測角度に 3°以上の差が生じたとも報告[11]されており，撮影されたままの画像を使用したアライメント評価に絶対的な信頼をおくことは危険である．三次元骨モデル[12, 13]や 3D viewer を用いて機能軸に垂直な平面を設定して計測するなど，可能な限り CT 画像を有効に使用することが望ましい．

2 スコアを用いた臨床評価

1. 日本整形外科学会 OA 膝治療成績判定基準（JOA score）

　JOA score は日本整形外科学会と日本膝関節学会（当時，日本膝関節研究会）が合同で作成した評価方法[14]である（表2）．手術効果のみならず，保存療法に関する評価も可能である．主に患者の機能を評価するもので，

変形性膝関節症とリウマチ膝の疾患別に治療効果を判定できる．OA 膝治療成績判定基準については，疼痛・歩行能，疼痛・階段昇降能，屈曲角度，関節腫脹の 4 項目から構成され最高点は 100 点となる．屈曲角度は得られた角度に加算してスコア化する方法ではなく，35°以上，75°以上，110°以上の項目があり，加えて正座可能，横座り・胡座可能の項目があるため深屈曲の評価が十分になされていることが特徴である．

2. HSS scoring system（HSS score）

　HSS score は Hospital for Special Surgery が 1976 年に発表した評価法[15]である．医師の問診と診察結果から評価され，pain（30 points），function（22 points），range of movement（18 points），muscle strength（10 points），flexion deformity（10 points），instability（10 points）の構成から成り立つ．減点項目として補助具の使用・伸展不全・内外反変形がある．Pain は歩行時～安静時における疼痛の程度で分類され，常時無痛が満点である．Function は歩行距離と起立時間・階段昇降能・移動能力を組み合わせて評価され，全く問題のない機能が満点である．Range of movement は 8°ごとに 1 点が加算されるため屈曲 144°まで対応している．Muscle strength は大腿四頭筋筋力を主に評価して 4 段階にわけられ，通常行う徒手筋力テストに準じている．屈曲拘縮は 5°，

表 1　画像評価に関するポイント

単純 X 線検査
• 設置目標が機能軸基準であれば下肢全長 X 線像を用いて評価すべき
• 膝関節の完全伸展が困難な症例や，コンポーネント間で rotational mismatch が生じている症例では計測の正確性に欠ける
• OPC view（大腿骨後顆部の骨吸収評価），kneeling view／epicondylar view（大腿骨側回旋アライメント評価）といった有用な撮影法が存在する

CT
• 大腿骨内側顆の sulcus が一部の症例で判明困難なことがある
• 脛骨側は大腿骨側よりも指標同定が困難であることが多い
• 撮影されたままの画像を用いたアライメント評価は精度に欠けるため，3D viewer を用いるなど CT 画像を有効に使用することが望ましい

表2　JOA score（OA 膝治療成績判定基準）

疼痛・歩行能	
1 km 以上歩行可　通常疼痛ないが，動作時たまに疼痛あってもよい	30
1 km 以上歩行可　疼痛あり	25
500 m 以上 1 km 未満の歩行可　疼痛あり	20
100 m 以上 500 m 未満の歩行可　疼痛あり	15
室内歩行または 100 m 未満の歩行可　疼痛あり	10
歩行不能	5
起立不能	0
疼痛・階段昇降能	
昇降自由・疼痛なし	25
昇降自由・疼痛あり，手すりを使い・疼痛なし	20
手すりを使い・疼痛あり，一歩一歩・疼痛なし	15
一歩一歩・疼痛あり，手すりを使い一歩一歩・疼痛なし	10
手すりを使い一歩一歩・疼痛あり	5
できない	0
屈曲角度	
正座可能な可動域	35
横坐り・胡座可能な可動域	30
110° 以上屈曲可能	25
75° 以上屈曲可能	20
35° 以上屈曲可能	10
35° 未満の屈曲または強直，高度拘縮	0
腫　脹	
水腫・腫脹なし	10
時に穿刺必要	5
頻繁に穿刺必要	0

（文献 14 より抜粋）

10° で分類され，10° をこえると 0 点となる．問題点として，仮に術後膝状態が良好だとしても，もし加齢，全身状態による機能低下，対側の関節症などがあれば，機能そのものの低下に結びつくため総合点が低下することである．

3. Knee Society rating system (Knee Society score)

Knee Society score は 1989 年に HSS score を基に問題点を修正し作成された評価法[16]である（**表3**）．対側膝や全身状態などの影響をふまえて，Knee Society score は，患者を A：対側膝（TKA 後も含む）が全く問題ない，B：対側膝に症状がある，C：多関節や全身状態に問題があるといった 3 つのカテゴリーにまず分類している．また Knee score と Functional score が独立して評価されることも特徴的である．Knee score は 100 点満点の pain（50 points），range of motion（25 points），stability（25 points）の構成から成り立つ．Pain は 50：none，40：stairs only，30：walking and stairs，0：severe があげられる．Range of motion は 5° ごとに 1 点が加算され 125° までの評価が可能である．Stability は前後方向と内外反にて区別して評価される．減点項目として屈曲拘縮，伸展不全，アライメント異常がある．Functional score は 100 点満点の walking（50 points），stairs（50 points）で補助具の使用にて減点がなされる．

Knee Society score は TKA の臨床評価として国際的にも推奨され最も多く用いられている評価方法である．2011 年に改訂された

表3　Knee Society rating system

Knee score	points	Functional score	points
Pain		**Walking**	
None	50	Unlimited	50
Mild or occasional	45	>10 blocks	40
Stairs only	40	5～10 blocks	30
Walking and stairs	30	<5 blocks	20
Moderate (occasional)	20	Housebound	10
Moderate (continual)	10	Unable	0
Severe	0		
Range of motion		**Stairs**	
5°：1 point	Maximum 25	Normal up and down	50
Stability		Normal up; down with rail	40
Anteroposterior		Up and down with rail	30
<5 mm	10	Up with rail; unable down	15
5～10 mm	5	Unable	0
10 mm	0		
Mediolateral			
<5°	15		
6～9°	10		
10～14°	5		
15°	0		

Deducitons (minus)	
Knee score	
(Flexion contracture)	5～10°：2　10～15°：5　16～20°：10　>20°：15
(Extension lag)	<10°：5　10～20°：10　>20°：15
(Alignment)	5～10°：0　0～4° and 11～15°：3 points each degree　Other：20
Functional score	
(Cane)	5
(Two canes)	10
(Crutches or walker)	20

（文献 16 より抜粋）

New Knee Society score [17] はオリジナルの評価方法を踏襲しつつ，さらにカテゴリーを細分化し，alignment（25 points），instability（25 points），joint motion（5°ごとに 1 点加算），symptoms（25 points）の構成とした．主な内容として alignment：立位正面 X 線で評価／instability：内外反は膝伸展位，前後は 90°屈曲位で評価／joint motion：屈曲 125°を超えるものも加算してよいため 25 点が最大でなく，屈曲拘縮，伸展不全があれば減点／symptoms：pain が主で 10 段階評価といったものが挙げられる．詳細内容は Scuderi らの発表 [17] や Knee Society のホームページにて確認されたい．

4. Timed up and go test（TUG），Berg Balance Scale（BBS）

「運動器不安定症」は高齢化により，バランス能力および移動歩行能力の低下が生じ，閉じこもり，転倒リスクが高まった状態と定義される．TKA 術前の多くが同様の状況となっており，術後においては除痛のみならず下肢機能を回復させることは非常に重要である．評価が主観的にならぬよう，TUG によって移動歩行能力を評価し，BBS で転倒リスクや歩行自立の指標を評価することは，

TKA術後評価としても非常に有用なものである.

1) TUG

TUGはPodsiadloとRichardsonが考案したもので，歩行能力や動的バランス，敏捷性などをまとめた移動能力を評価するテストである[18]．複雑な器具を使用する必要がなく肘掛け付き椅子とストップウオッチがあれば測定可能である．実際は，椅子からの立ち上がり，歩行，3 m先の目印で方向転換，再び椅子に座るまでの一連の動作に要する時間を測定する．下肢筋力，バランス，歩行能力，易転倒性といった日常生活機能との関連性が高く，高齢者の身体機能評価として広く用いられている.

2) BBS

BBSは高齢者のバランス機能をより適切かつ詳細に評価するためにBergらが考案した[19]．実際の臨床において主観的になりがちな歩行自立の判定を客観的に行い，転倒リスク評価を含めて幅広く用いられている．TUG同様，複雑な器具は必要なく，肘掛け椅子，メジャー，台，ストップウォッチなどがあれば測定可能である．評価は1）立ち上がり（sitting to standing：椅子坐位からの立ち上がり），2）立位保持（standing unsupported），3）坐位保持（sitting unsupported：両足を床につけ，もたれずに坐る），4）坐り（standing to sitting：立位から坐位へ），5）トランスファー（transfers），6）立位保持（standing with eyes closed：閉眼での立位保持），7）立位保持（standing with feet together：両足を揃えて何もつかまらない），8）両手前方（reaching forward with outstretched arm：リーチ動作），9）拾い上げ（retrieving object from floor：床のものを拾う），10）振り返り（turning to look behind：左右の肩越しに後ろを振り向く），11）360°方向転換（turning 360 degrees：1回転），12）踏み台昇降（placing alternate foot on stool），13）タンデム立位（standing with one foot in front：片足を前に出した立位保持），14）片足立ち（standing on one foot）の14項目からなるバランステストで，0〜4点の5段階評価により満点は56点となる.

TUGやBBSといった評価を，実際に医師が診察室で行うことは時間的・場所的にも難しく，理学療法士の方々を含めたリハビリテーション科の協力が必要となるが，下肢筋力，バランス，歩行能力，易転倒性といった日常生活機能を，高齢者の身体機能として詳細に評価できるものとして非常に有用なものである.

5. 患者立脚型の機能評価法

HSS scoreやKnee Society scoreなどは，疼痛，可動域，安定性といった項目を問診と診察結果から評価していたが，医師の評価が中心であり，患者の訴えや不快に対する感覚の違いが考慮されていなかった．TKA後の臨床成績について，医師の評価に比べて患者の評価の方が悪いという報告もあり[20]，医師－患者間で捉え方に格差があることが問題であったため，近年患者自身による主観的な評価方法（患者立脚型）が重要視されており，様々な評価法が使用されている．基本的には患者への質問項目のみから成り立ち，患者自身が医師の助けをうけずに回答できるものであり，検者側における評価のばらつきを回避することができる.

1) Knee Society rating system（New Knee Society score）

前述の2011年改訂のNew Knee Society scoreは医師評価項目に加えて，患者立脚型評価項目が設けられるようになった[17]．患者立脚型評価項目は症状（平地歩行，階段昇降などの疼痛），満足度（坐位，ベッドからの立ち上がり，家事，娯楽などの機能），期待度（疼痛，日常生活，娯楽・スポーツ），活動機能（補助器具使用の有無，様々な活動を行う際の困難性など）の4項目に分けられ，詳細に区分化された質問に対して5〜10段

階の評価を患者自身につけてもらう様式である．こちらも詳細内容は Scuderi らの発表[17]や Knee Society のホームページにて確認されたい．

　これまでの医師評価項目のみであれば，術後合併症が発生しなければ，評価解析が終了となる可能性があったが，患者評価が加わることで更に詳細な解析が可能となったため新たな知見が得られるであろう．特に患者満足度は TKA において最近のトピックスであり，人工股関節置換術に比べると術後満足度が低いこともあり，満足度をいかにして上げるかは TKA の課題のひとつである．最近 New Knee Society score を用いて評価した研究が散見されるようになり，その中でも当科は，New Knee Society score の各項目に関連する因子を，性別・年齢・BMI・診断名・冠状面アライメント・術後可動域の間で重回帰分析を行ったところ，満足度スコアに関連する項目は冠状面アライメントと年齢，期待度スコアに関連する項目は年齢，診断，可動域であったこと[21]や，術後の大腿骨側回旋アライメントが TEA より 3° 以上内旋設置していた群は，3° 以内や 3° 以上外旋設置した群よりも，有意に New Knee Society score の機能スコアが低値であったこと[22]を報告している．

　New Knee Society score における患者立脚型評価法は，患者の主観的な症状・機能・満足度を評価でき，医療の本質に沿った評価法であるが，一方でスコアリングの正確性や再現性などの問題もあり，データの解析や分析には注意を要する．

2) Western Ontario and McMaster Universities Osteoarthritis Index (WOMAC)

　次にあげる SF-36 と同様，患者が自身の健康関連 QOL を自己評価する方法であり，TKA に特異的なものでない．健康関連 QOL 尺度は，全身健康状態を評価する包括的尺度と，疾患別の評価法である疾患特異的尺度に

分類されるが，WOMAC は疾患特異的尺度である[23]．変形性股関節症や変形性膝関節症の機能評価法として作成され数回の改訂を経て現在に至る．評価項目は pain 5 項目（歩行，階段昇降，就寝時など），stiffness 2 項目（起床時，日中など），physical function 17 項目（階段昇降，家事，坐位，起床，乗降など）の計 24 項目から構成され，各項目において 0＝none，1＝slight，2＝moderate，3＝very，4＝extremely のスコアで評価される．

3) Short-Form 36-Item Health Survey (SF-36)

　SF-36 も WOMAC 同様，国際的に広く使用されている方法であり，健康関連 QOL 尺度として全身健康状態を評価する包括的尺度に分類され，科学的で信頼性・妥当性を持つ尺度である[24]．膝の機能に特化したものではなく，骨関節疾患のみならず精神疾患，循環器疾患，呼吸器疾患など，さまざまな疾患や健康状態に関して評価するために使用されている．評価は（1）身体機能，（2）日常役割機能（身体），（3）体の痛み，（4）全体的健康感，（5）活力，（6）社会生活機能，（7）日常役割機能（精神），（8）心の健康といった 8 つの健康概念を測定する全 36 項目から構成され，大きく身体的健康と精神的健康度の 2 つにわけることができる．

4) Oxford Knee Score (OKS)

　OKS は 1998 年に発表された QOL 評価法[25]である．膝関節痛と日常生活動作に関する質問で構成され，12 の項目の質問に対して，状態が良いものを 1，悪いものを 5 と患者が評価して記入する．質問項目は（1）膝関節痛の程度，（2）身体を洗う際の困難度，（3）車の乗降の困難度，（4）歩行時痛の程度，（5）椅子から立ち上がる際の膝関節痛の程度，（6）歩行時足を引きずる頻度，（7）膝つき後立ち上がりの困難度，（8）睡眠障害の程度，（9）家事など日常作業の支障程度，（10）膝くずれの程度，（11）買い物の困難度，

(12) 階段降りの困難度から成り立ち，合計は 12 点から 60 点である．OKS は TKA 患者のための評価法としていることが特徴であり，他の評価法と比べて質問数が少なく便利な評価法といえる．

5）Knee injury and Osteoarthritis Outcome Score（KOOS）

KOOS は元々 ACL 損傷，半月板損傷，軟骨損傷などの膝外傷における臨床評価や変形性関節症との関連評価などに使用されていた方法である[26]．評価は，pain, other symptoms, function in daily living（ADL），function in sport and recreation（Sport/Rec），knee-related quality of life（QOL）に関して合計 42 項目の質問から成り立つ．Pain は頻度，安静/歩行/階段昇降時の程度

などの 9 項目，other symptoms は腫れ，引っかかり，可動性，こわばりなどの 7 項目，ADL は日常生活動作に関する困難度に関しての 17 項目，Sport/Rec はスポーツ・レクリエーション活動における困難度に関しての 5 項目，QOL は 4 項目あり，0（no problems）から 4（extreme problems）の 5 段階評価となる．

KOOS は，多くの日常生活動作に加え，スポーツ時の基本動作であるしゃがみこみ，走行，ジャンプなどの動作に対する詳細な機能評価が可能であり，TKA に関する有用な報告も多い[27]．近年 TKA では，スポーツ活動などの高い活動性を要求する年齢の若い症例が増えていることに加え，ACL・PCL 両方を温存する機種が再評価されている現状から，

表4 スコアを用いた臨床評価に関するポイント

医師主導による評価法
①日本整形外科学会 OA 膝治療成績判定基準（JOA score） 保存療法に関しても評価でき，正座可能，横座り・胡座可能といった深屈曲の評価が可能
②HSS scoring system（HSS score） 膝関節所見・機能の詳細な評価が可能であるが，加齢，全身状態による機能低下，対側の関節症によって総合点が低下
③Knee Society rating system（Knee Society score） TKA の臨床評価として国際的にも推奨されており，2011 年版で joint motion, symptom など様々な評価方法が改訂
移動能力・バランス機能評価
① Timed up and go test（TUG） 歩行能力や動的バランス，敏捷性などをまとめた移動能力を評価するテストで，高齢者の身体機能評価として有用
② Berg balance scale（BBS） 14 項目からなるバランステストで，歩行自立の判定・転倒リスクの評価として有用
患者立脚型の機能評価法
① New Knee Society score 症状，満足度，期待度，活動機能の 4 項目から成り立ち，詳細に区分化された質問に対して 5〜10 段階で評価
② Western Ontario and McMaster Universities Osteoarthritis Index（WOMAC） 変形性関節症の機能評価法として作成され，pain, stiffness, physical function の計 24 項目に対して 0（none）から 4（extremely）の 5 段階評価
③ Short-Form 36-Item Health Survey（SF-36） 膝の機能に特化したものではなく，精神疾患，循環器疾患，呼吸器疾患などの疾患や健康状態を評価するための計 36 項目から構成
④ Oxford Knee Score（OKS） 膝関節痛と日常生活動作に関する 12 項目に対して，1（状態が良い）から 5（状態が悪い）の 5 段階評価
⑤ Knee injury and Osteoarthritis Outcome Score（KOOS） 日常生活動作やスポーツ時の基本動作に対する詳細な機能評価が可能で，計 42 項目に対して 0（no problems）から 4（extreme problems）の 5 段階評価

KOOSを用いた報告がさらに増えることが予想される.

　以上，代表的な患者立脚型評価について挙げたが，これらの評価は患者に協力を得て行われる評価であり，患者の負担にならぬよう注意を払う必要がある.多くの評価法を一度に行うことは，回答数の多さゆえに回答意欲をなくす場合があるため避けるべきである.評価を行う前にどの評価法を用いるべきか熟考し，重複して利用する場合は質問数を限定する，さらに簡易的な評価法を利用するといった工夫が必要となる.また，これらの評価法はオリジナル，日本語版関わらず，無断使用を禁じライセンスを必要とすることが多いため，実際に使用する場合には注意を要する.

おわりに

　本項ではTKAの術後成績に関する代表的な評価方法について述べたが，どの方法を用いるにしても，なるべく統一されたシステムを用いて，検者内および検者間における評価の違いが起こらぬよう再現性良く行うことが望ましいと考える.

参考文献

1) Insall JN, Scott WN: Insall & Scott Surgery of the Knee, Third edition; Surgical techniques and instrumentation in total knee arthroplasty pp1553-1620, Churchill Livingstone, 2001.
2) Howell SM, et al: Assessment of the radii of the medial and lateral femoral condyles in varus and valgus knees with osteoarthritis. J Bone Joint Surg Am. 2010;92:98-104.
3) Ewald FC: The Knee Society total knee arthroplasty roentgenographic evaluation and scoring system. Clin Orthop Relat Res. 1989;248:9-12.
4) Mizu-uchi H, et al: The evaluation of post-operative alignment in total knee replacement using a CT-based navigation system. J Bone Joint Surg Br. 2008;90:1025-1031
5) Minoda Y, et al: Sagittal alignment of the lower extremity while standing in Japanese male. Arch Orthop Trauma Surg. 2008;128:435-442.
6) Miura H, et al: The oblique posterior femoral condylar radiographic view following total knee arthroplasty. J Bone Joint Surg Am. 2004; 86:47-50.
7) Takai S, et al: Kneeling view: a new roentgenographic technique to assess rotational deformity and alignment of the distal femur. J Arthroplasty. 2003;18:478-483.
8) Kanekasu K, et al: Axial radiography of the distal femur to assess rotational alignment in total knee arthroplasty. Clin Orthop Relat Res. 2005; 434:193-197.
9) Akagi M, et al: Relationship between frontal knee alignment and reference axes in the distal femur. Clin Orthop Relat Res. 2001;388:147-156.
10) Yoshino N, et al: Computed tomography measurement of the surgical and clinical transepicondylar axis of the distal femur in osteoarthritic knees. J Arthroplasty. 2001;16:493-497.
11) Okamoto S, et al: Two-dimensional planning can result in internal rotation of the femoral component in total knee arthroplasty. Knee Surg Sports Traumatol Arthrosc. 2016;24:229-235.
12) Mizu-uchi H, et al: Three-dimensional analysis of computed tomography-based navigation system for total knee arthroplasty: the accuracy of computed tomography-based navigation system. J Arthroplasty. 2009;24:1103-1110.
13) Sato T, et al: Quantitative 3-dimensional analysis of preoperative and postoperative joint lines in total knee arthroplasty: a new concept for evaluation of component alignment. J Arthroplasty. 2007;22:560-568.
14) 日本整形外科学会雑誌（Journal of the Japanese Orthopaedic Association）. 1992;66:1212-1219.
15) Insall JN, et al: A comparison of four models of total knee-replacement prostheses. J Bone Joint Surg Am. 1976;58:754-765.
16) Insall JN, et al: Rationale of the Knee Society clinical rating system. Clin Orthop Relat Res. 1989;248:13-14.
17) Scuderi GR, et al: The New Knee Society Knee Scoring System. Clin Orthop Relat Res. 2012;470: 3-19.
18) Podsiadlo D, Richardson S: The timed "Up & Go": a test of basic functional mobility for frail elderly persons. J Am Geriatr Soc. 1991;39:142-148.
19) Berg K, et al: Measuring balance in the elderly: Preliminary development of an instrument. Physiother Can. 1989;41:304-311.

20) Khanna G, et al: Comparison of patient-reported and clinician-assessed outcomes following total knee arthroplasty. J Bone Joint Surg Am. 2011; 19;93:e117 (1) - (7).

21) Matsuda S, et al: Postoperative alignment and ROM affect patient satisfaction after TKA. Clin Orthop Relat Res. 2013;471:127-133.

22) Kawahara S, et al: Internal rotation of femoral component affects functional activities after TKA－survey with the 2011 Knee Society Score. J Arthroplasty. 2014;29:2319-2323.

23) Bellamy N, et al: Validation study of WOMAC: a health status instrument for measuring clinically important patient relevant outcomes to antirheumatic drug therapy in patients with osteoarthritis of the hip or knee. J Rheumatol. 1988;15:1833-1840.

24) Fukuhara S, et al: Psychometric and clinical tests of validity of the Japanese SF-36 Health Survey. J Clin Epidemiol. 1998;51:1045-1053.

25) Dawson J, et al: Questionnaire on the perceptions of patients about total knee replacement. J Bone Joint Surg Br. 1998;80:63-69.

26) Roos EM, Lohmander LS: The Knee injury and Osteoarthritis Outcome Score (KOOS): from joint injury to osteoarthritis. Health Qual Life Outcomes. 2003;1:64.

27) Sasaki E, et al: Relationship between patient-based outcome score and conventional objective outcome scales in post-operative total knee arthroplasty patients. Int Orthop. 2014;38: 373-378.

第 2 章

人工膝関節置換術の基本手技

1　適応と禁忌

はじめに

人工膝関節置換術（TKA）は，除痛効果に優れ，破綻した膝関節機能を再獲得できる治療法として，関節破壊が進行した患者に対してこれまでに大きな福音をもたらしたことに疑いの余地はない．社会の高齢化に伴う患者数の増加を基盤に，今後ますますその重要性は増し，手術件数は増加の一途をたどることが予想されている．TKA の一般的適応は，保存療法に抵抗性の末期状態の変形性膝関節症（膝 OA）または関節リウマチである．しかし，保存療法を無効とする判断基準や明確な手術適応基準はない．実際には，症状や機能障害に画像所見を合わせて手術適応を検討するが，患者の希望も重要な要素となる．臨床スコアや画像所見で手術適応を一方的に決めてしまうことは慎まなければならない．近年，TKA 術後の患者満足度は医療者側が予想していたほどには高くないことが相次いで報告されており[1,2]，その原因究明と必要な対策を講じることが求められている．患者満足度が下がる原因はさまざまであるが，術前に検討すべき点として手術適応とインフォームドコンセントの内容があげられる．

1　適　応

表 1 に一般的な TKA の適応を示す．末期の膝 OA や関節炎でかつ強い痛みが続くことが手術適応のポイントである．保存治療や関節温存術の適応を検討することも忘れてはならない．また，年齢や体重も手術適応を考える上で重要な要素である．一般に 55 歳以下の若年者や高度肥満症例では手術成績が劣る[3,4]ことを医師・患者双方が認識しておく必要がある．関節軟骨が残っている状態でも症状が強ければ TKA を検討せざるを得ないことがあるものの，末期に至っていない膝 OA患者の痛み症状は変化することが多く[5]，その適応は慎重に検討すべきである．手術では，

表 1　TKA の適応[11]

病　態
・膝 OA または関節炎
・X 線変化あり
・少なくともひとつのコンパートメントは軟骨下骨の露出を伴った末期状態
症　状
・治療反応性に乏しい強い膝痛
・機能障害（例　歩行距離の短縮や仕事の継続不可）
・保存治療に抵抗性
手術的要因
・他の手術適応（例　骨切り術）がない
・人工関節手術が技術的に可能
患　者
・全身状態に大きな問題がない
・インフォームドコンセントにより同意を得ている

少ないながらも一定の頻度で合併症が生じ,術後成績に満足しない患者も少なくないことも勘案すると,症状が強くても軽症の病態に対しては保存療法を優先すべきであろう. 一般に末期の膝 OA や関節破壊が進行したリウマチ膝では手術に至ることが多いものの,保存療法に反応することもある. このため,病期を問わず保存療法をまず行うべきである. 手術に至る際には,徹底的な保存療法を3〜6ヵ月間受けたが無効であったというステップが必要である. 保存療法を通して患者−医師間の信頼関係を築いておけば,万が一手術結果が思わしくなくても患者−医師間の人間関係はこじれにくい. また,患者の意欲や希望,ライフスタイルなども手術適応を検討するうえで重要な要素である. 患者ひとりひとり手術に期待する内容は異なる. TKA によって患者が希望する活動性を獲得できるのかどうか慎重に検討し,もし希望通りにならないようであれば手術の限界について説明し,十分に話し合ったうえで手術適応を決めることが望まれる.

2 禁　忌

化膿性膝関節炎,膝周囲の皮膚感染症や蜂窩織炎,瘻孔を伴う症例,最近敗血症を来した症例,感染性心内膜炎や人工血管の感染で治癒に至っていない症例,足部壊疽例などは禁忌である (**表2**). また,複合性局所疼痛症候群（CRPS）や,膝伸展不可能な神経麻痺例・筋原性疾患例なども一般に適応とはならない.

3 注意すべき病態

化膿性膝関節炎の既往があって末期膝 OA に至った症例においては,活動性の感染症がないことを各種検査で確認し TKA が行われることもある. 感染症が治癒してから少なくとも6ヵ月以上間隔をおいて手術を行うべきである[6]. 低栄養状態（血清アルブミン＜3.5 g/dl）,高度肥満（BMI＞40）,コントロール不良の糖尿病（HbA1c＞7％）の症例などは手術部位感染のリスク因子であり[6],可能な限り術前に治療しておく. 関節リウマチ患者における生物学的製剤投与下の TKA 手術は,手術部位感染の発生率を軽度上昇させる可能性が指摘されており休薬を検討する必要がある. 休薬期間に関して明確なエビデンスはないものの,海外のガイドライン[7] では半減期を考慮してインフリキシマブで4週間,エタネレセプトで1〜2週間,アダリムマブで3〜4週間程度の術前休薬期間が提案されている. また,全ての患者において口腔ケアやフットケアも行っておくことが望ましい.

静脈血栓塞栓症の既往がある場合は,術前に下肢静脈エコーや D ダイマーを計測して血栓症の有無を確認する. 危険な血栓が存在する場合には抗凝固療法や下大静脈フィルターの適応について検討する.

神経病性関節症でも関節破壊が高度になると TKA を行うことがある. しかし,術後成績は不良であり,慎重に適応症例を決め,骨欠損の対処法,軟部組織バランス,使用するインプラントなどに細心の注意を払う[8].

下肢の血流障害も注意すべき病態である.

表2　TKA の禁忌

・化膿性膝関節炎
・膝周囲の皮膚感染症や蜂窩織炎,瘻孔を伴う症例
・最近敗血症を来たした症例
・感染性心内膜炎や人工血管の感染で治癒に至っていない症例
・足部壊疽例

足部血行の拍動が欠如している例に TKA を行い，術後に下肢血流障害が悪化して足部壊疽に発展し切断に至った症例が報告されている[9]．このような症例に手術を検討する場合は，まず血管外科に相談し，適応があれば血行再建術を優先する．また，手術中は血管に対して過度の牽引をかけることのないよう愛護的な手術操作を心がけ，駆血帯は使用しないほうが望ましい．

認知症やうつ病，身体表現性障害，統合失調症などの精神疾患自体は TKA の禁忌ではないが，術後経過が通常の場合と異なることが多く TKA の適応については精神科医や家族を含めて慎重に検討する．

4 インフォームドコンセント

医師は運動器の治療を担当するプロとして，患者ごとに保存療法の可能性と手術療法の必

説　明　書

患者＿＿＿＿＿＿＿＿＿＿殿に対して下記の手術・治療方法の必要性、危険性、および合併症などについて、次のように説明いたしました。

病名・手術の名称：＿＿＿＿＿変形性膝関節症に対する人工膝関節全置換術

説明の内容

【病態】　変形性膝関節症という病気によって、関節軟骨がすり減り骨がとげをだして膝が痛み歩きにくくなっています。膝関節機能評価で＿＿＿＿＿点（100 点満点）と重症です。

【手術の必要性】保存治療の効果が乏しく、今後も治療効果を期待できないため、手術が適しています。手術法には矯正骨切り術もありますが、変形の程度や軟骨のすり減り方からみて人工関節置換術の方が適しています。何らかの理由で手術を受けられない場合、保存治療を続けることになりますが、病期が進行し今よりも歩きにくくなる可能性が高いと考えられます。

【手術方法】麻酔は麻酔科専門医が担当し全身麻酔を行います。術後の痛みがつらくならないように神経ブロックも行います。手術はまず、膝の前面の皮膚を縦に切開し、関節の表面を人工関節の形にあわせて骨を切り、金属製の人工関節を挿入します。骨と人工関節の間には骨セメントを使用します。関節の動く部分には、すり減りにくい超高分子ポリエチレンを使用します。術翌日から歩行や膝の屈伸訓練などのリハビリを始め、入院期間は 3 週間です。退院後は定期的に外来で回復状態を確認します。術後 3 週目で自宅退院が困難な場合は他院へ転院する場合があります。

【手術の効果と限界】膝関節の痛みが軽減することが期待されます。多少の痛みや違和感が残ることはあります。正座や和式の生活、激しいスポーツは控えてください。今回設置する人工関節は約 90％の確率で術後 15-20 年もつ予定です。しかし、感染、ゆるみなどの合併症を生じた場合は早期に再手術を要することがあります。

図 1

要性を検討し，優先順位を提示する．末期の膝OAでも保存療法に反応することはあり，手術を受けないと必ず寝たきりになるといった断定的な説明は避けなければならない．図1にわれわれが用いているTKAの手術説明書を示す．説明書には，診断，病態，手術の必要性，その他の治療法，手術を受けられなかった場合に予想される転帰，手術方法，手術の効果と限界，後療法，危険性や合併症の各項目を含むことが求められる[10]．この説明書を基に，適宜模型や図を用いながら，高齢者でも理解しやすいスピードと声量で説明する．高齢の患者が一人で来院し手術を希望する場合には注意を要する．患者本人が同意していても家族が同意しないこともある．また，認知症の診断がついていなくても高齢者の認知機能は低下していることが多い．短時間の説明で手術の効果と限界について正しく認識することは困難なことが少なくない．特殊な例を除いて手術までに家族にも説明し同

【合併症】①感染症（約1%）：感染を生じた場合は薬（抗生物質）治療を行いますが、薬が効かない場合再手術（洗浄、人工関節抜去、入れ替え、関節固定など）を要することがあります。感染症の治療は数か月におよび再手術で関節固定になった場合は今よりも歩くことが困難になります。②血管損傷、神経損傷（<1%）：手術操作でごく稀に血管や神経を傷つけることがあります。大きな神経血管を損傷した場合には修復するために追加手術を要します。③深部静脈血栓塞栓症（エコノミークラス症候群）：足の静脈内にできた血の固まり（血栓）が血流にのって肺にとんで、ごく稀に致死的な合併症（肺塞栓症）を生じることがあります（0.01%）。予防薬、ストッキングや足のマッサージ機を使って予防しますが、危険な血栓を認めた場合には血栓を溶かす治療を行います。④手術の際、また術後に、人工関節周囲の骨折を起こすことがあります（<1%）。その場合は追加の固定が必要となる場合があります。⑤創癒合不全：再縫合を要することがあります。⑥駆血帯使用による下肢しびれ、神経麻痺：多くは一過性に回復しますが、症状が遷延したり不可逆となることがあります。駆血帯を非使用あるいは短時間使用として発生予防に努めます。⑦人工関節のゆるみや破損：術後しばらく経ってから人工関節がゆるみ破損をきたすことがあります。入れ替えの再手術を要します。⑧その他：麻酔や手術の影響で呼吸器、心臓、消化器、腎臓に負担をかけます。100%安全な手術とは言い切れず、ごく稀ですが手術中または術後に死亡する危険性も考えられます。予期せぬ合併症が生じた場合にも他科の医師と協力して臨機応変に対応するように努めます。

平成　　　年　　　月　　　日

整形外科　　　医師名＿＿＿＿＿＿＿＿　　医師名＿＿＿＿＿＿＿＿

図1

意を得ておく．手術の効果と限界に関しては，除痛効果と関節・下肢機能について述べる．満足度向上の観点からは，ここであまり過度な期待をさせるとよくない．TKA は，破壊された関節を元通りにするものではなく，あくまでも代用となる疑似関節をある一定の犠牲のもとに挿入するものであり，限界があることも認識してもらう必要がある．特に，痛みはなくなりますと断言できる治療ではなく，何らかの痛みや違和感が残ることがあることを説明することが重要である．可能性のある合併症は列挙し頻度についても述べることが求められている．正確に合併症のリスクを説明する必要があるが，ことさらに強調して不安をあおるような説明は避けたい．また，インフォームドコンセントは術者自身が行うことが望ましく，時期については手術直前ではなく，患者および家族が十分に説明を理解して同意する時間的余裕が必要である．

Point

- できるだけ家族を含めて面会する．
- 手術の説明だけでなく，他の治療法，手術を受けられなかった場合の転帰も含める．
- 予想される合併症は頻度とともに提示する．
- 過度な期待を抱かせず，必要以上に不安をあおることのないようにする．

参考文献

1) Robertsson O, et al: Patient satisfaction after knee arthroplasty: a report on 27,372 knees operated on between 1981 and 1995 in Sweden. Acta Orthop Scand. 2000;71:262-267.

2) Baker PN, et al: The role of pain and function in determining patient satisfaction after total knee replacement. Data from the National Joint Registry for England and Wales. J Bone Joint Surg Br. 2007;89:893-900.

3) Rand JA, et al: Factors affecting the durability of primary total knee prostheses. J Bone Joint Surg Am. 2003;85-A:259-265.

4) Gillespie GN, Porteous AJ: Obesity and knee arthroplasty. Knee. 2007;14:81-86.

5) Neogi T, et al: Consistency of knee pain: correlates and association with function. Osteoarthritis Cartilage. 2010;18:1250-1255.

6) Aggarwal VK, et al: Mitigation and education. J Arthroplasty. 2014;29:19-25.

7) Pham T, et al: Anti-TNF alpha therapy and safety monitoring. Clinical tool guide elaborated by the Club Rhumatismes et Inflammations (CRI), section of the French Society of Rheumatology (Societe Francaise de Rhumatologie, SFR). Joint Bone Spine. 2005;72 Suppl 1:S1-S58.

8) Parvizi J, et al: Total knee arthroplasty for neuropathic (Charcot) joints. Clin Orthop Relat Res. 2003:145-150.

9) Holmberg A, et al: Arterial complications after knee arthroplasty: 4 cases and a review of the literature. Acta Orthop Scand. 1996;67:75-78.

10) Johnson MR, et al: Patient understanding and satisfaction in informed consent for total knee arthroplasty: a randomized study. Arthritis Care Res (Hoboken). 2011;63:1048-1054.

11) Carr AJ, et al: Knee replacement. Lancet. 2012; 379:1331-1340.

2 術前計画

はじめに

　術前計画はすべての外科手術に共通する最も重要なプロセスのひとつである．人工膝関節置換術（TKA）においては，インプラントの設置位置や軟部組織バランスが予後に影響するため，綿密な術前計画によって精度の高い正確な手術を行うように心掛ける．手術手技に慣れてくると術前計画を簡略化しがちであるが，関節の変形や軟部組織，骨欠損の状態などは各患者によって異なっており，基本的な術前計画を怠ると思わぬ失敗をきたすことがある．ここでは初回 TKA を行う際，画像上で観察すべき点を中心に基本的な術前計画について解説する．

> **Point**
>
> 骨関節の形態や軟部組織の状態は症例によって大きく異なる．
> 綿密な術前計画によって精度の高い手術が可能となる．

1 術前画像検査

　TKA 術前には少なくとも，膝関節正面像，側面像，膝蓋骨軸写像の 3 方向 X 線像および下肢全長正面像が必要である．これらの画像情報をもとに術前計画を立てるため，正確な正面像および側面像でなければいけない．また，大腿骨および脛骨それぞれ長軸を設定して作図を行うため，大腿骨・脛骨ともに 15 cm 以上含まれる正面・側面像が必要であ

る．内反膝では正面像で外旋する傾向にあり，膝の屈曲拘縮を伴っていると内反変形が過度に評価される．さらに，大腿骨前弯が強い症例では外旋位での下肢全長撮影によって大腿骨遠位解剖軸と機能軸の差が大きくなり，大腿骨遠位の骨切りが過度に外反するため注意を要する．屈曲拘縮が強い症例の膝関節正面前後方向撮影では拡大率が異なり正確なテンプレーティングができないため，大腿骨と脛骨それぞれ分けて撮影する．側面像においては，大腿骨内側顆と外側顆の後方がほぼ一致する像をもとにテンプレーティングを行う．高度変形膝や外反膝，骨欠損の大きい例などにおいては，単純 X 線だけでなく，ストレス撮影や CT，MR 検査にて靱帯機能や骨欠損の評価を行う．

2 手術アプローチの検討

　拘縮や変形が強い場合，通常の手術アプローチで対応可能かどうか事前に検討しておく．関節可動域が 90°以下に制限されている場合には，関節の展開が困難なことが予想され，rectus snip や脛骨粗面骨切り術の併用を術前に計画しておく．外反膝では，変形が軽度で徒手的に変形が矯正できる場合には内側アプローチで対応可能である．一方，高度外反膝（大腿脛骨角 170°未満）や徒手的に矯正不能な fixed valgus deformity では外側解離を広範に要するため外側アプローチが適している（**図 1**）．また，高度外反膝では手術によって腓骨神経が過度にストレッチされ腓骨神経麻痺を生じることがある[1]．Fixed

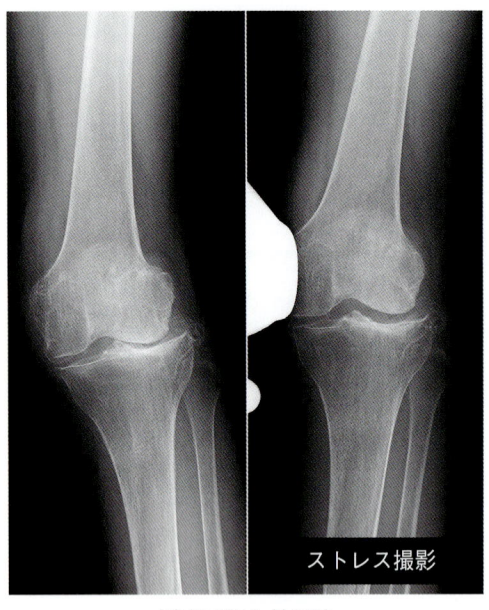
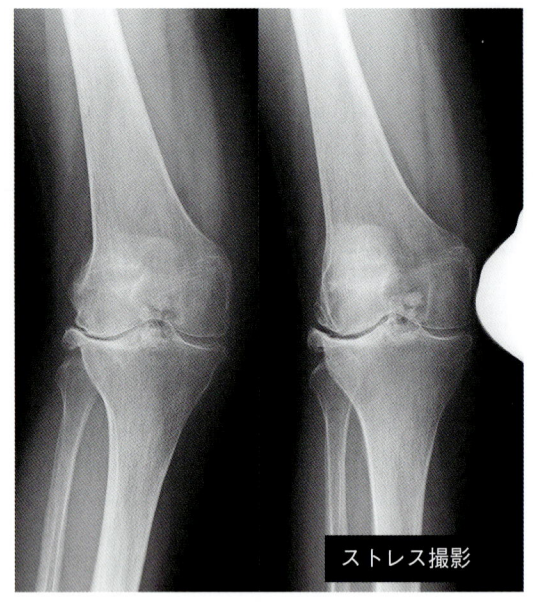

ストレス撮影

ストレス撮影

矯正可能な外反膝　　　　　　　　fixed valgus deformity

図1　外反膝

valgus deformity で 15〜20°以上の屈曲拘縮を伴っている場合は特にリスクが高く，TKA 前に腓骨神経剥離を予定する．

3　画像上の術前計画

　最も基本的なテンプレーティングは，単純X線像の膝関節2方向（正面と側面）に各機種に準備された透明な人工関節テンプレートをあわせて行う．単純X線の下肢全長撮影像を用いると，機能軸をみながら設置角度を調整できるため術前計画はより正確なものになる．正面，側面ともに骨形態にもっとも適合するサイズを選択するのが理想である．しかし，2方向ともに完全に適合するとは限らず，実際は側面像を優先して正面像で大きすぎたり小さすぎたりしないことを確認してサイズを決定する（図2）．

　大腿骨側面像では髄内ジグがはいる方向を線引きし，このラインに直交するように大腿骨コンポーネントのテンプレートをあわせる．前方皮質骨に切り込まず，遠位および後方の

大腿骨曲率にあったサイズを選択する（図2）．大腿骨前弯が強い症例では髄内ジグの刺入位置をやや前方にする必要があり，事前にBlumensaat 線（後十字靱帯付着部前縁）から髄内ジグ刺入位置までの距離を計測しておくとよい（図3）．後十字靱帯を切除する場合は屈曲ギャップが拡がりすぎないように注意することが必要で，サイズの選択に迷う場合は大きめの大腿骨コンポーネントを選ぶ．正面像では大腿骨機能軸に直交するようにコンポーネントを設置するため，髄内ジグが入る大腿骨遠位解剖軸と大腿骨機能軸との差（骨切り外反角）を計測しておく（図4a）．インプラントの厚みだけ関節面を骨切りするように作図するが，この骨切りレベルは正面像の顆間中央最陥凹部に一致することが多い（図4b）．

　脛骨側面像では関節面の後方傾斜角度を計測しておく．理想的には下腿側面像で膝関節面中央と足関節中央を結ぶ機能軸に対する関節面傾斜角度を計るのがよい．通常の膝関節側面像では，基準軸のとりかたで後方傾斜角度は大きく異なる[2]．有用な基準軸として，

68

機能軸に近似する関節面から5 cmおよび15 cm遠位レベルでの前後中央を結ぶ近位脛骨解剖軸やどのフィルムでも線を引きやすい脛骨後方皮質骨線が使いやすい（図5）. 脛骨後方皮質骨線を基準軸として脛骨関節面の後方傾斜角を計測すると，脛骨機能軸を基準にする場合と比べてやや小さくなるが，これを指標にコンポーネントを設置すると実際の脛骨機能軸に対して前傾するエラーは少なくなる. 対称性インプラントのテンプレーティングは脛骨内側顆よりも小さい外側顆の前後幅にマッチするサイズのものを選択する. 正

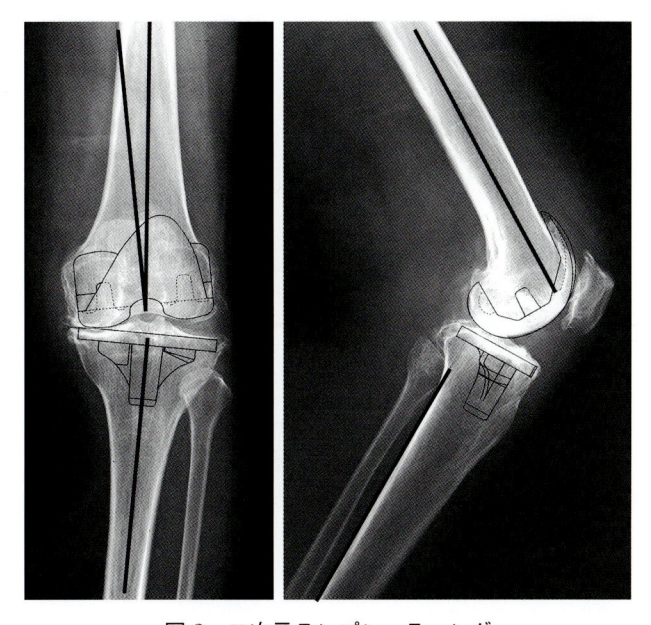

図2　二次元テンプレーティング

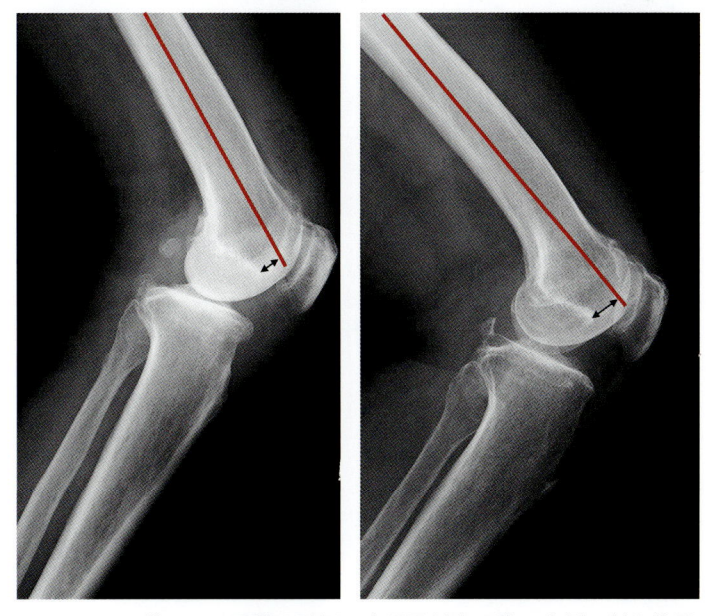

Blumensaat線からの距離を計測　　大腿骨前弯の強い症例の刺入位置

図3　大腿骨髄内ジグ刺入位置の確認

69

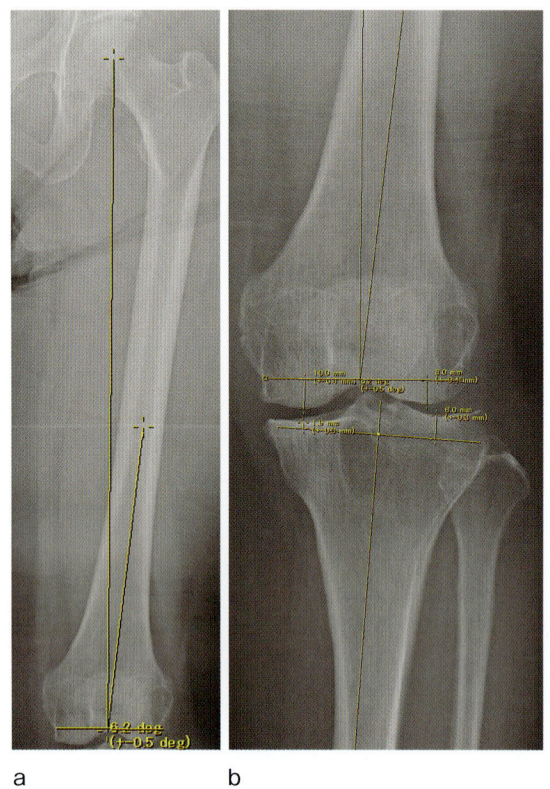

図 4

a：骨切り外反角の計測　　b：骨切りラインの設定

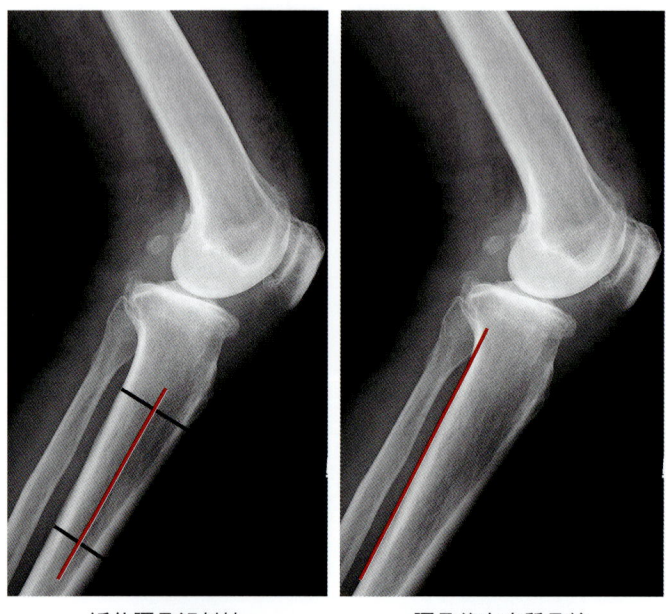

近位脛骨解剖軸　　　　　　脛骨後方皮質骨線

図 5　脛骨側面像における基準軸

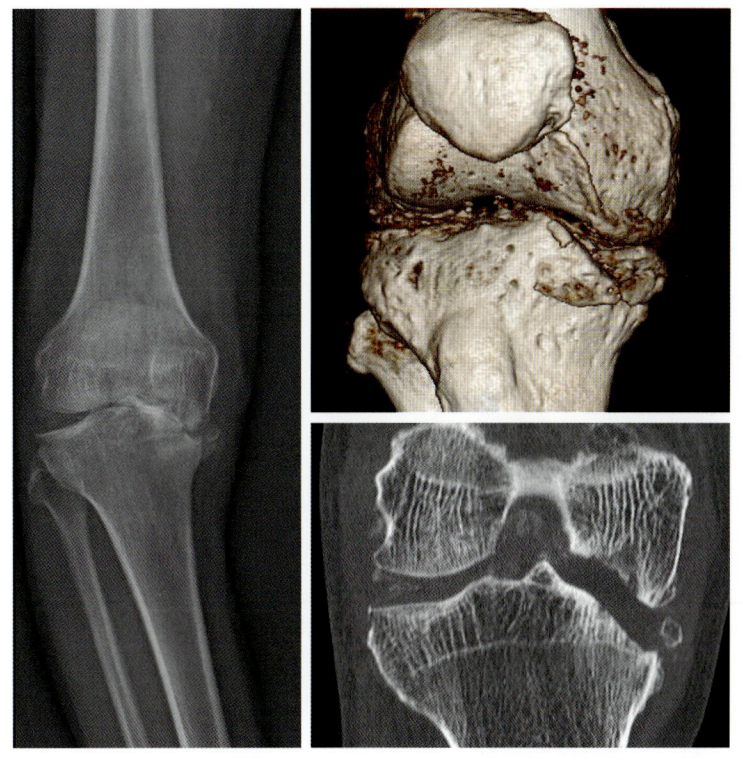

図6　脛骨内側の大きな骨欠損（uncontained type）

面像では機能軸に直交するように脛骨近位の骨切りを計画する．この際，内反変形膝では関節面を再現するように外側関節面からインプラントの厚みだけ骨切りするように作図し，内側ではどの程度切れるのか術前に把握しておくことが重要である．骨欠損が生じる場合には骨，セメント，metal augmentation などの対応策を考える．骨欠損が，切骨面の20%以下，5 mm 以下程度の uncontained type の場合は骨セメントで補填し，それ以上の uncontained type（**図6**）であれば骨移植や metal augmentation を行い，さらに脛骨コンポーネントには延長ステムをとりつける[3, 4]．周囲の皮質骨が残る contained type の多くは問題になることは少なく，骨移植やセメント補填で対応可能である．

4　三次元術前計画

　CT 像および専用のソフトウェアを用いると三次元術前計画が可能である（**図7**）．二次元術前計画では，X 線撮影時の条件や肢位によって拡大率が変わったり回旋位で撮影されたりしてインプラントの設置角度やサイズを決定しにくいことが少なくない．三次元術前計画は CT による被爆とソフトウェアの費用が欠点であるが，変形の強い症例においてもインプラントのサイズや設置角度，骨棘や骨欠損の位置と大きさなどを正確に把握することができる．特に二次元術前計画では困難なインプラントの回旋設置位置やオーバーハング，骨性被覆について術前に詳細な評価ができることは大きな利点である[5]．

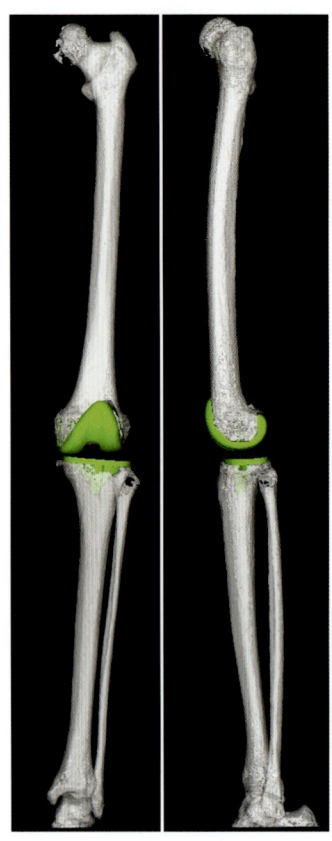

図7　三次元テンプレーティング

参考文献

1） Nercessian OA, et al: Peroneal nerve palsy after total knee arthroplasty. J Arthroplasty. 2005;20: 1068-1073.
2） Yoo JH, et al: Anatomical references to assess the posterior tibial slope in total knee arthroplasty: a comparison of 5 anatomical axes. J Arthroplasty. 2008;23:586-592.
3） Radnay CS, Scuderi GR: Management of bone loss: augments, cones, offset stems. Clin Orthop Relat Res. 2006;446:83-92.
4） Cuckler JM: Bone loss in total knee arthroplasty: graft augment and options. J Arthroplasty. 2004; 19:56-58.
5） Hirschmann MT, et al: The position and orientation of total knee replacement components: a comparison of conventional radiographs, transverse 2D-CT slices and 3D-CT reconstruction. J Bone Joint Surg Br. 2011;93:629-633.

3　基本的手術手技

はじめに

人工膝関節置換術（TKA）で良好な臨床成績を得るためには，正確な下肢アライメントと良好な靱帯バランスを獲得する必要がある．伸展位のアライメントは，下肢機能軸が膝関節中央を通過することを目標とする（図1）．靱帯バランスでは，伸展ギャップと屈曲ギャップを長方形とし，それぞれのギャップが等しくなるように作製する（図2）．こ

の手術手技として measured resection technique [1]，gap technique [2] および modified gap technique がある．Measured resection technique は大腿骨および脛骨をインプラントの厚み分だけ骨切りし，次に靱帯バランスを整える．Joint line の位置を保つことで正常膝の解剖と機能を再現することをコンセプトとし，主に後十字靱帯（PCL）温存型機種に用いられている．一方，gap technique では靱帯バランスを先に整えてから屈曲ギャップを作製し，そのギャップに一致するように伸展ギャップを作製する．しかし，PCL 切除により屈曲ギャップが拡大することが多く，大腿骨遠位部の骨切り量が増大し，joint line の上昇につながる．これに対して両方の手技の要素を取り入れた modified gap technique

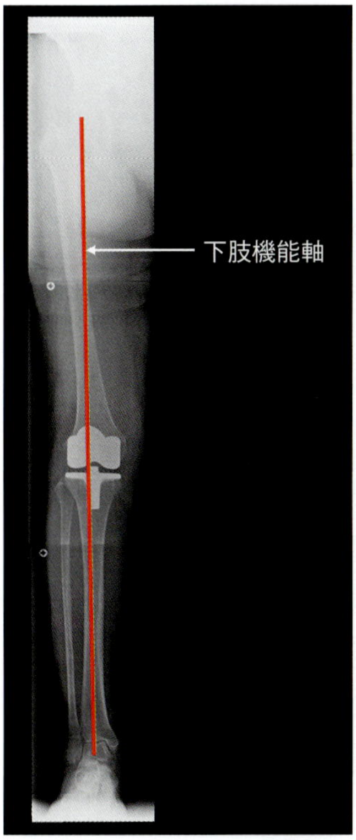

図1　TKA 後の正確な下肢アライメント
下肢機能軸が膝関節のほぼ中央を通過している．

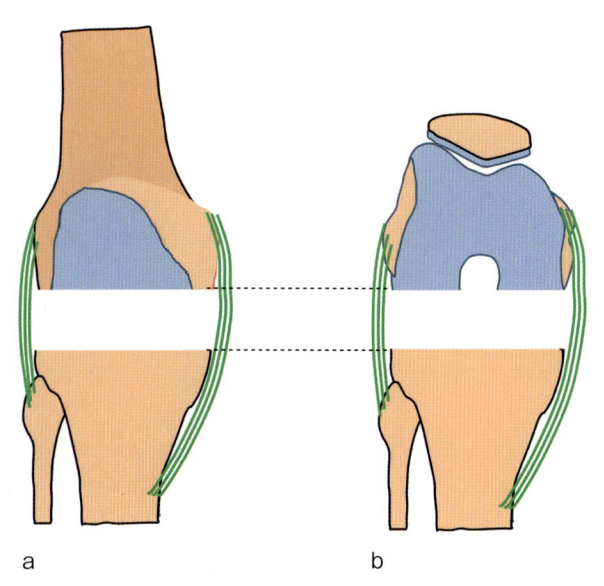

a　　　　　　　　　b

図2　骨切り後の伸展ギャップ（a）と屈曲ギャップ（b）
それぞれが等しい長方形のギャップとなるように作製する．

が開発された．伸展位では，measured resection technique で大腿骨遠位部と脛骨近位部をインプラントの厚み分だけ骨切りして伸展ギャップを作製し，そのギャップに一致するように屈曲ギャップを作製する．いずれの方法でも基本的な概念を理解しておく必要があり，本章ではそれぞれの手術手技と特徴について概説する．

1 Measured resection technique

正常膝では脛骨近位関節面は冠状面で脛骨軸に対して約3°内反し，大腿骨遠位関節面は大腿骨軸に対して9〜10°外反している（図3）．オリジナルの measured resection technique では，この形状にあわせてインプラントの厚み分だけ大腿骨と脛骨を無関係に骨切りし，その後軟部組織を剥離して内外側

の靱帯バランスを整える[1]（図4）．解剖学的アライメントを再現することで，joint line と大腿骨の側副靱帯付着部の関係が TKA 前後で維持され，全可動域での生理的な靱帯バランスの獲得が可能である．しかし，わずかな誤差で脛骨近位部の骨切りが過度の内反位となる可能性があり，脛骨インプラントの沈下や早期ゆるみが危惧される[3]．このため，現在では脛骨軸に対して90°で骨切りする方法が主流となっている（図5）．骨切り量は軟骨が比較的保たれている関節面よりインプラントの厚み分だけ切除する．大腿骨遠位部は大腿骨軸に対して6〜7°外反位で骨切りする．大腿骨顆部前後方の骨切りには anterior reference 法と posterior reference 法がある．anterior reference 法では大腿骨前面の皮質骨を基準として骨切りするために前方の切り込みのリスクは減少するが，選択するインプラントのサイズが小さいと後方の骨切り量お

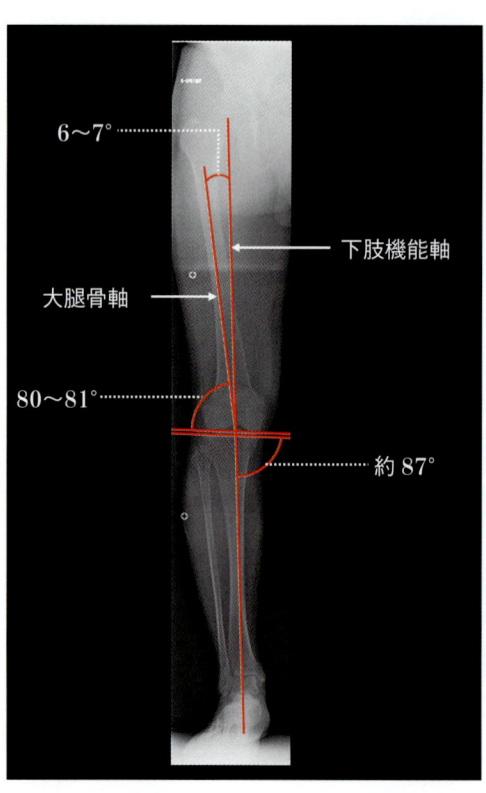

図3　正常な下肢アライメント（冠状面）

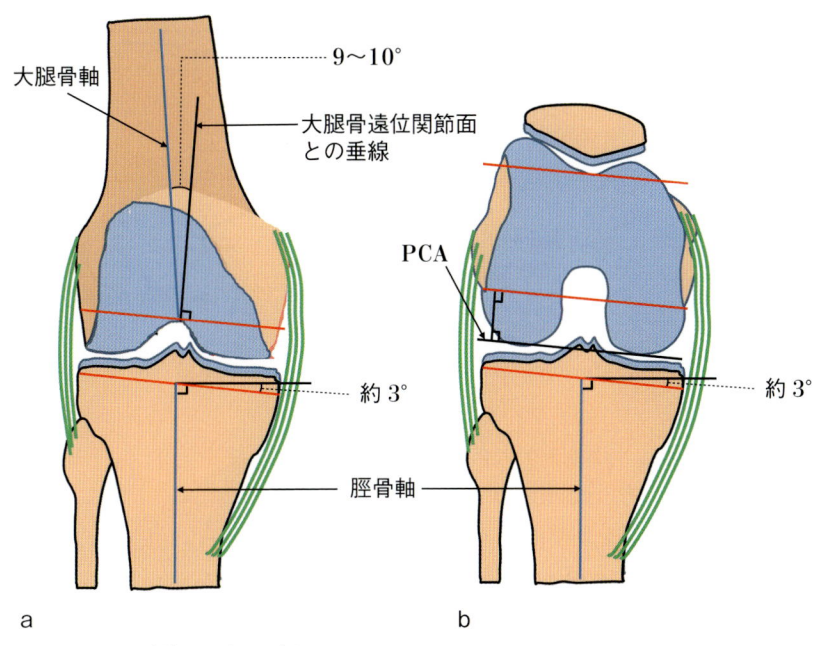

図4　オリジナルの measured resection technique

正常膝と同様に，骨軸に対して脛骨は 3° 内反位，大腿骨は 9～10° 外反位で骨切りする（a）．大腿骨の後顆部は後顆軸（PCA）に平行に骨切りする（b）．
赤線：骨切り線

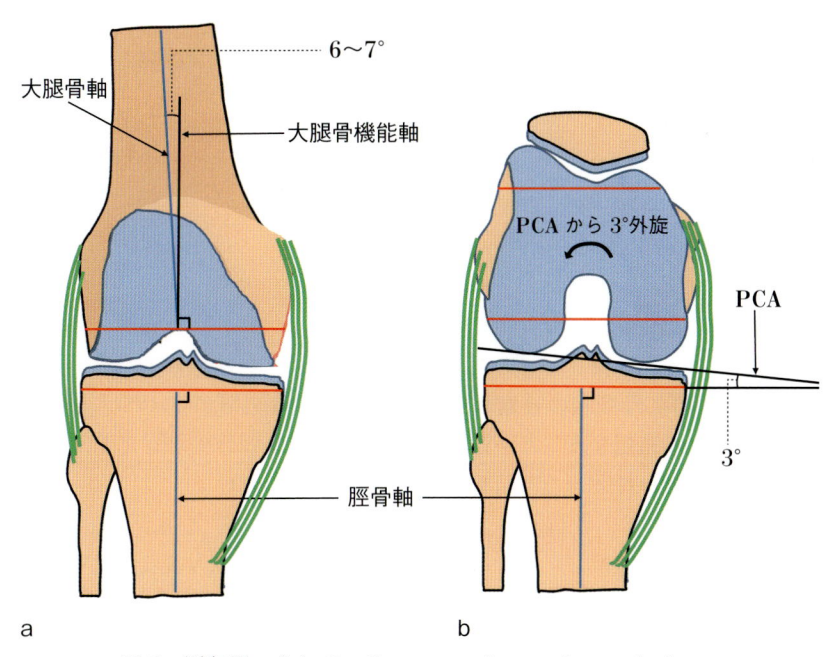

図5　近年用いられている measured resection technique

脛骨は脛骨軸に対して垂直に，大腿骨は 6～7° 外反位で骨切りする（a）．大腿骨の後顆部は後顆軸（PCA）に対して 3° 外旋位で骨切りする（b）．
赤線：骨切り線

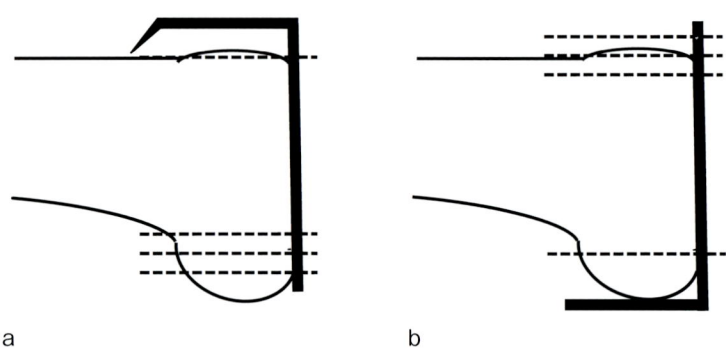

a　　　　　　　　　　　　　b

図6　anterior reference 法（a）と posterior reference 法（b）の違い

および屈曲ギャップが増大し，サイズが大きいと減少する（**図6a**）．一方，posterior reference 法では大腿骨後顆部を基準とするため後方の骨切り量は一定となるが，選択するインプラントのサイズが小さいと前方の切り込みを生じ，大きいとフランジが突出する（**図6b**）．

> **Point**
>
> 大腿骨遠位部は骨軸に対して6〜7°外反位で，脛骨近位部は骨軸に対して90°で骨切りする．

Measured resection technique では posterior reference 法を用いる．大腿骨インプラントの回旋アライメントは後顆軸（posterior condylar axis: PCA）を参照軸として決定し，一律に PCA から3°外旋位で大腿骨前後顆部を骨切りすることが推奨されていた．PCA は，大腿骨内側顆と外側顆の後顆の頂点を結んだ線で，術中に確認することが容易なため大腿骨インプラントの回旋の参照軸に広く用いられており（**図7**），骨切りのジグも簡便で再現性が高い．後顆部が正常であれば，後顆軸から3〜4°外旋位で骨切りすると90°で骨切りした脛骨近位部と垂直になる．正常で3°内反している脛骨近位部を垂直に骨切りすると脛骨外側の骨切り量が増えるが，大腿骨後顆部を PCA から3°外旋して骨切りすれば大腿骨外側後顆部の骨切り量は減少し，

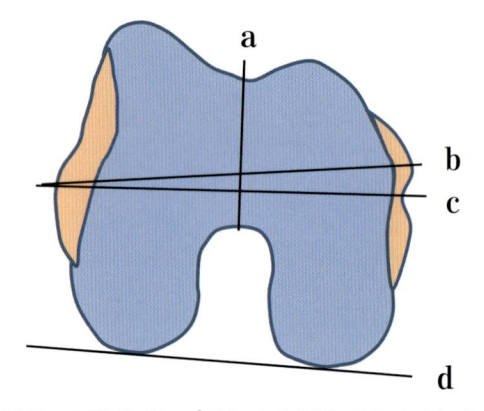

図7　大腿骨インプラントの回旋アライメント参照軸

a：anteroposterior axis（AP 軸）
b：clinical transepicondylar axis（clinical TEA: CEA）
c：surgical transepicondylar axis（surgical TEA: SEA）
d：posterior condylar axis（PCA）

屈曲ギャップは理論的に安定する（**図5**）．後顆部の骨欠損がなければ，大腿骨回旋アライメントの参照軸として PCA を用いることが推奨されている[4,5]．しかし，大腿骨後顆部の低形成や骨欠損が存在する症例では，PCA を参照軸とすることが困難であり，再置換術の場合も同様である．PCA を参照軸とした TKA では，屈曲ギャップの不均等[6]や大腿骨インプラントの回旋設置異常が発生する[7]という報告もあり，膝蓋骨のトラッキング異常，膝前面部痛，膝蓋骨インプラントの破損および膝蓋骨骨折などの障害を来す

危険性がある[8]．術前に大腿骨の形状や変形を十分に評価する必要があり，transepicondylar axis（TEA），anteroposterior axis（AP軸）および anterior trochlea line など，他の回旋アライメント参照軸も確認することが重要である（図7）．これらの参照軸の特徴とピットフォールについて以下に記述する．

> **Point**
>
> 大腿骨インプラントの回旋の参照軸としては，PCA が術中に確認しやすいが，大腿骨後顆部の低形成や骨欠損が存在する場合は，TEA や AP 軸など他の参照軸を確認することが重要である．

2 TEA

TEA は膝の回転軸に近似していることから，大腿骨インプラントの回旋軸として広く用いられている[9]．TEA には内側上顆の頂点と外側上顆の頂点を結ぶ clinical TEA（CEA）と，内側上顆の内側側副靱帯浅層および深層の付着部間にある sulcus と外側上顆の頂点を結ぶ surgical TEA（SEA）がある

（図7）．TEA を参照軸とした場合，適切な屈曲ギャップが獲得できることが明らかにされている[10]．また，SEA に対して平行にインプラントを設置することで，良好な膝蓋骨のトラッキングが得られ，大腿脛骨関節のキネマティクスが改善し，冠状面での大腿骨インプラントのリフトオフが減少すると報告されている[11, 12]．さらに，再置換術や後顆部の変形などにより PCA を参照軸にできない場合にも有用である．一方，術前の CT 像で sulcus が確認できない症例が存在するという報告もある[13]（図8）．また，靱帯に覆われていることから術中に触診で識別することが難しく，本来の SEA との誤差やばらつきが大きいことが指摘されている[14-18]．TEA は術中の参照軸として再現性が低く，回旋の決定には他の参照軸が必要である．

3 AP 軸

AP 軸は，膝関節 90° 屈曲位で大腿骨滑車溝と顆間窩の中心を結んだ線であり（図7），その正確性が報告されている[19, 20]．特に，大腿骨後顆部の変形や軟骨の摩耗がある場合には，AP 軸が有用である．一方，滑車部や

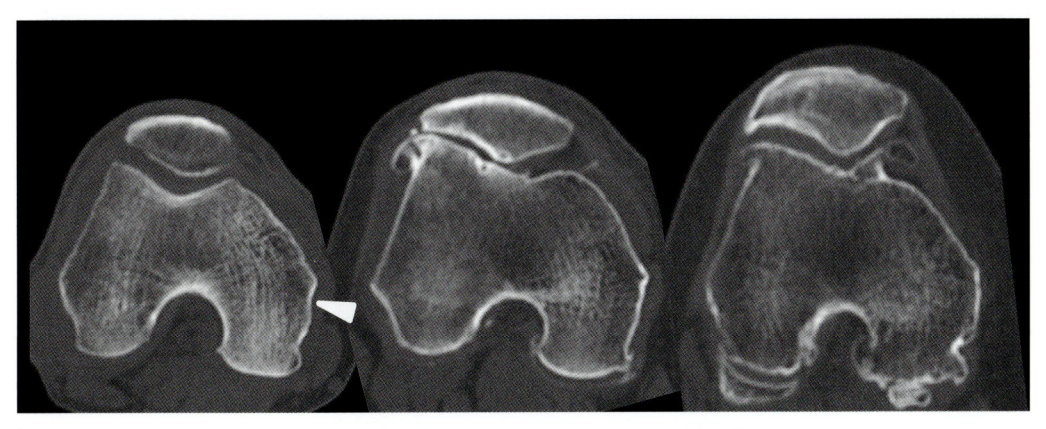

type 1　　　　　　　　　　type 2　　　　　　　　　　type 3

図8　内側上顆の sulcus

type 1 では sulcus は明瞭（矢頭）であるが，type 2 および 3 では不明瞭である．

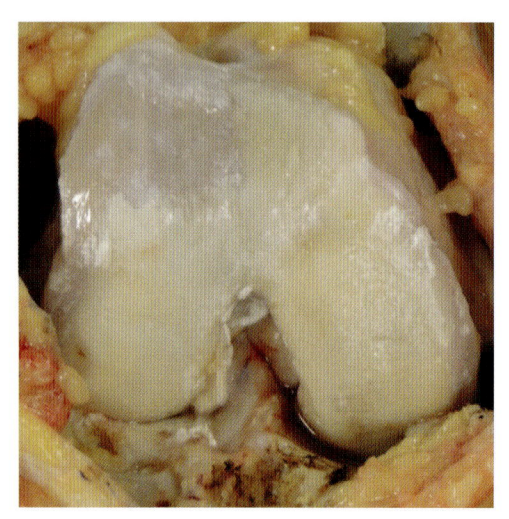

図9　滑車部および顆間窩の変型が著しい症例

顆間窩の変形を有する症例では，AP 軸を単独で参照軸として用いると誤差が大きくなる可能性がある（**図9**）．重度の滑車低形成や内側型膝 OA では正常膝よりも AP 軸が外旋しているという報告や [21, 22]，ばらつきが多いとする報告があり [16, 23]，注意を要する．

4　新たな大腿骨インプラントの回旋の決定方法

従来の大腿骨インプラントの回旋アライメント参照軸は，大腿骨の形状や変形により検者内または検者間誤差を生じるおそれがある．この問題に対して，近年，新たな手法や参照軸が提唱されている．術前 CT で SEA と PCA のなす角度を計測しておき（**図10**），術中に PCA からその角度だけ回旋した軸を基準にすると，良好なアライメントが得られると報告されている [24, 25]．一方，新たな参照軸として大腿骨前顆部の trochlear anterior line（TAL）と femoral anterior tangent line（FAT）が注目されている．TAL は大腿骨内側顆と外側顆の前方の頂点を結んだ線で，FAT は大腿骨滑車の近位の大腿骨前面に平行に引いた線である（**図11**）．健常膝では TAL は SEA から 7.3±1.8°内旋 [26]，OA 膝では 5.6±3.2°内旋していると報告されている [27]．また，FAT は SEA に対して 9.8±3.2°内旋しており，術前 CT で計測した角度と相関すると報告されている [28]．TAL および FAT は，大腿骨後顆部の変形が著明な症例や，TEA が不明瞭な症例に対して有用な回旋参照軸となる可能性がある．

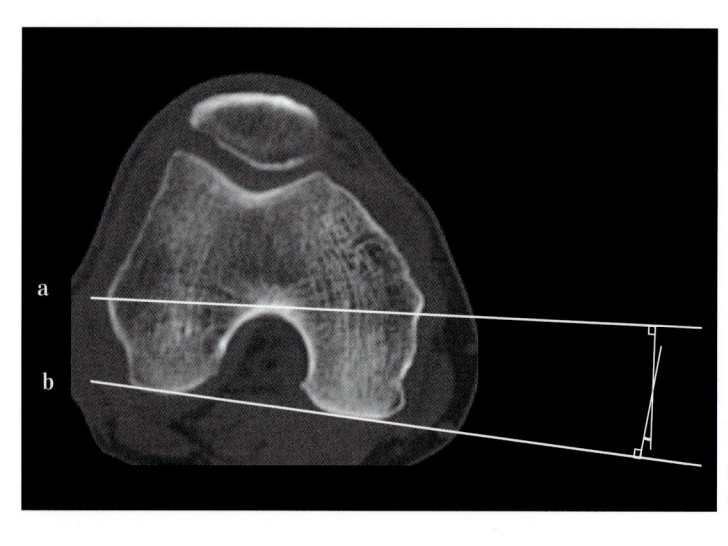

図10　術前 CT
SEA（a）と PCA（b）のなす角度を計測する．

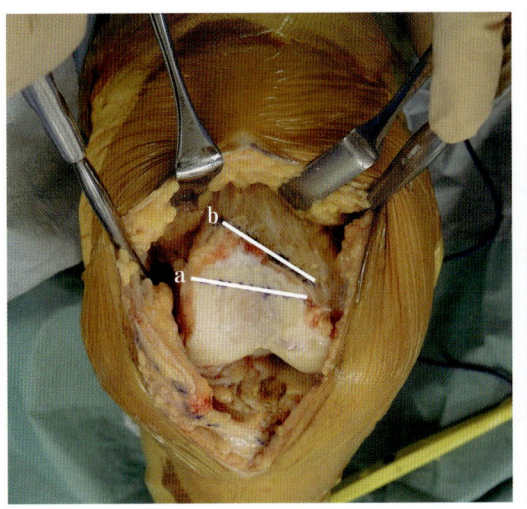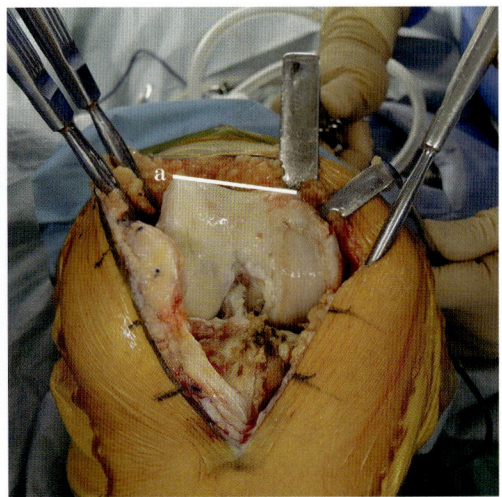

図11 新しい大腿骨インプラントの回旋参照軸

a：trochlear anterior line（TAL）　　b：femoral anterior tangent line（FAT）

5 PCL の処置

Measured resection technique では joint line と靱帯付着部の位置関係を保つことが基本的なコンセプトで，主に PCL 温存型機種に用いられている．PCL に対する処置は，その機能を温存する上で重要なポイントとなる．膝 OA 症例の PCL は変性および拘縮しており，膝関節屈曲位で緊張が強くなるため，PCL 温存型の TKA では伸展ギャップと比べ

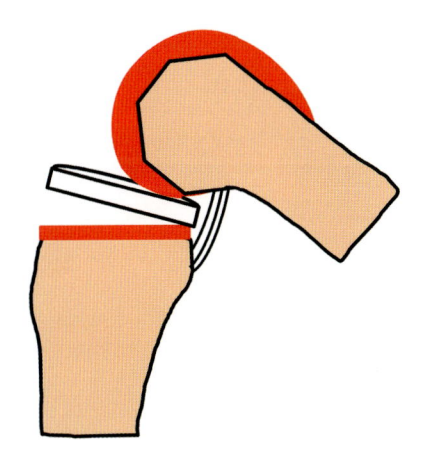

図12 ポリエチレンインサートのリフトオフ現象

て屈曲ギャップが小さくなる傾向がある．この際，試験的整復をして膝関節を屈曲するとポリエチレンインサートが前方に浮き上がるリフトオフと呼ばれる現象が発生する[29]（図12）．PCL が過緊張していると，過剰なロールバックによりポリエチレンインサート後方への負荷が増大し，屈曲制限を引き起こす．

> **Point**
>
> リフトオフがみられた場合には，PCL を大腿骨側または脛骨側で骨膜下に剥離するか，脛骨付着部を V 字状に骨切りして屈曲ギャップを拡大する必要がある．

6 Gap technique

Gap technique は骨切り前に靱帯バランスを整えてアライメントを矯正する手技で，主に PCL 代償型機種で用いられる．この手技は，屈曲ギャップに合わせて伸展ギャップを作製する方法（flexion-extension gap technique）と伸展ギャップに合わせて屈曲ギャップを作製する方法（modified gap technique）

に分けられる．近年では modified gap tech-nique が主流となっている．それぞれの特徴を以下に記述する．

7 Flexion-extension gap technique

　最初に膝関節 90°屈曲位にして脛骨近位部を機能軸に対して垂直に，比較的健常な脛骨関節面からインプラントの厚み分だけ骨切りする．この脛骨骨切り面が大腿骨後顆部骨切り面の基準となるため，誤差を生じないように注意する必要がある．次に膝関節 90°屈曲位でラミナスプレッダーまたはテンサーを用いて脛骨近位部の骨切り面と大腿骨後顆部の間に緊張を加える．全ての骨棘を可及的に切除して靱帯バランスを調整しながら脛骨近位部切除面が TEA または AP 軸の垂線と平行になることを確認する．もし平行になってない場合には，再度，靱帯バランスを整える．次に anterior reference で大腿骨の前顆部と後顆部を切除し，スペーサーブロックおよびテンサーなどを用いて屈曲ギャップが長方形に作製されたことを確認する．膝関節を完全伸展位にして脛骨近位部骨切り面と大腿骨遠位関節面の間にテンサーを挿入し，屈曲

ギャップと同程度の緊張を加える．下肢アライメントが適正であることを確認してから大腿骨遠位部を骨切りし，スペーサーブロックおよびテンサーで伸展ギャップが屈曲ギャップと等しい長方形であることを確認する．PCL を切除すると伸展位と比べて屈曲位でギャップが増大すると報告されているが[30, 31]，増大した屈曲ギャップに合わせた伸展ギャップの作製は大腿骨遠位部の骨切り量の増加し，joint line の上昇につながる危惧があることを認識しておく必要がある．Joint line の上昇により，膝伸展機構の障害や，可動域制限を生じるおそれがある．

> **Point**
>
> Flexion-extension gap technique では脛骨骨切り面が大腿骨骨切り面の基準となる．PCL 切除により，屈曲ギャップが増大する事を認識しておく必要がある．

8 Modified gap technique

　最初に大腿骨遠位部および脛骨近位部を機能軸に垂直に骨切りする．それぞれ比較的健

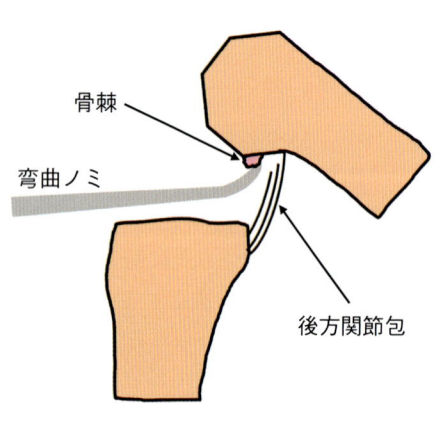
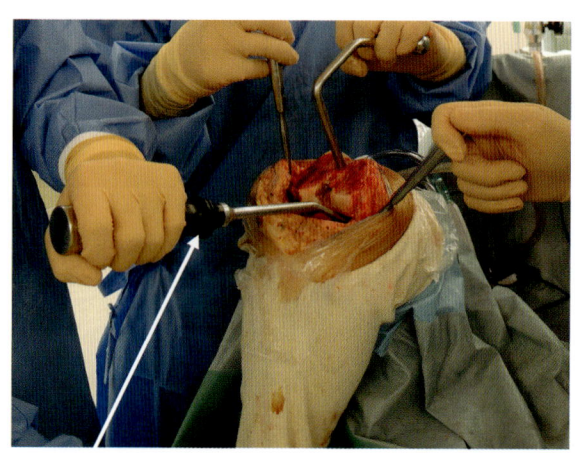

骨棘

弯曲ノミ

後方関節包

弯曲ノミ

図 13　大腿骨後顆部の関節包剥離と骨棘切除

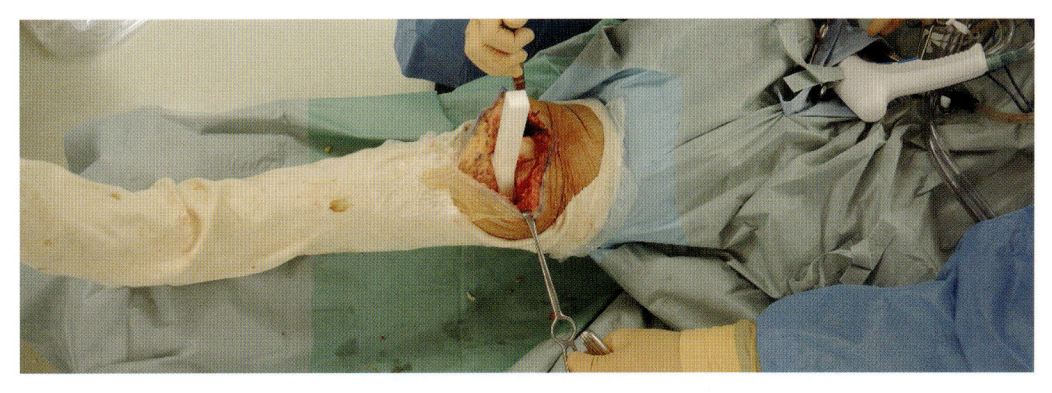

a

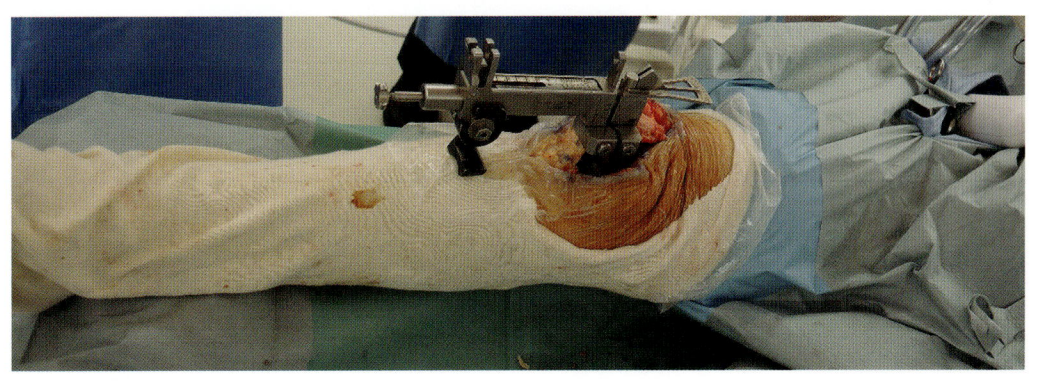

b

図 14　伸展位での靱帯バランスおよびギャップの確認

スペーサーブロック（a）やテンサー（b）を挿入し，適切に作製されていることを確認する．

常な関節面からインプラントの厚み分だけ骨切りする．この操作は measured resection technique と同じで modified gap technique でも joint line の再現を目指す．全ての骨棘を可及的に切除し，内外側の靱帯バランスを整えて伸展ギャップを長方形となるようにする．特に，大腿骨後顆部の裏側の関節包付着部付近の骨棘に対して膝を深屈曲としながら弯曲ノミを用いて切除する（**図 13**）．この操作は flexion-extension gap technique と異なり，大腿骨遠位部も骨切り後のためにスペースが拡大し，容易となる．大腿骨遠位骨切り面と脛骨近位骨切り面の間にラミナスプレッダー，スペーサーブロックまたはテンサーなどを挿入して伸展ギャップが適切に作製されていることを確認する（**図 14**）．もし，靱帯バランスが不良の場合には，適切な下肢

アライメントが得られるか伸展ギャップの内外側が均等になるまで，緊張の強い方の靱帯を剥離する．次に膝関節 90° 屈曲位にして脛骨近位骨切り面と大腿骨後顆部の間にラミナスプレッダーやテンサーを挿入して緊張を加える（**図 15**）．TEA または AP 軸の垂線が脛骨近位骨切り面に平行であることを確認する．PCL を切除すると屈曲ギャップが伸展ギャップよりも増大する．両方のギャップを一致させるために，大腿骨骨切りガイドを後方へ移動させて，大腿骨後顆部の骨切除量を少なくする必要がある．その際，前顆部の切り込みを防ぐため大きな大腿骨コンポーネントを選択する．若干の屈曲位弛緩性は許容されるため，内外側へ突出しないまでのサイズ，または前後幅と比べて内外幅の短いサイズのインプラントを選択する必要がある．

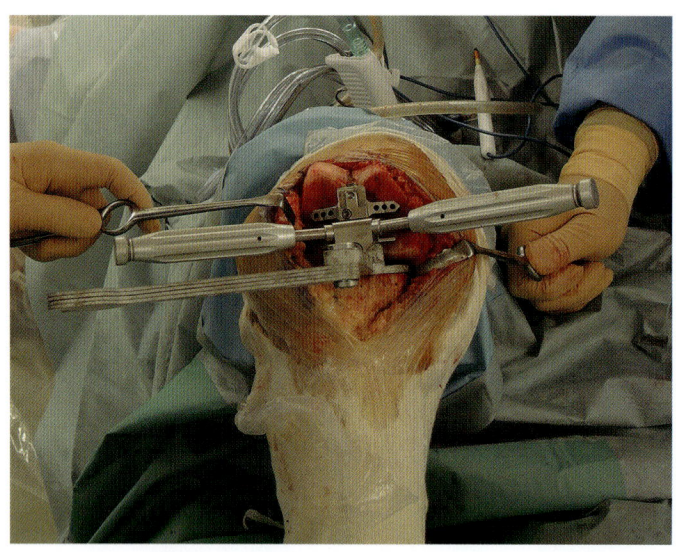

図 15　屈曲位での靱帯バランスおよびギャップの確認

テンサーを挿入して TEA または AP 軸の垂線が脛骨近位骨切り面に平行であることを確認する.

Modified gap technique では，まず measured resection technique と同様に伸展ギャップを作製する. PCL を切除すると屈曲ギャップが増大するが，伸展ギャップと一致させるために，大腿骨骨切りガイドを後方へ移動させて大腿骨後顆部の切除量を少なくし，前顆部の切り込みを防ぐため大きな大腿骨コンポーネントを選択する.

まとめ

　TKA の基本的手術手技として正確な骨切りと靱帯バランスの獲得が重要である. それぞれの操作の順序により，measured resection technique，gap technique および modified gap technique の手技がある. Measured resection technique は解剖学的指標に基づいてインプラントの厚み分だけ骨切りするため，手技が簡便で joint line を維持できる点で優れている. しかし，骨切り後に靱帯バランスを整えて屈曲ギャップと伸展ギャップを長方形で等しくする操作を行うため，完全に両方のギャップを一致させることは難しいことを

理解しておく必要がある. また，大腿骨コンポーネントの回旋アライメントの指標にはいくつかの参照軸が存在するが，それぞれの参照軸には pitfall があるために，単独ではなく複数の参照軸を用いて回旋アライメントを決定することが重要で，膝蓋大腿関節の障害を防ぐことにつながる. 一方，gap technique では靱帯バランスを整えてから，いずれかのギャップを作製して，そのギャップに適合するように他方のギャップを作製する. 骨性ランドマークに依存しないため，個人に特異的なギャップを作製することが可能である. しかし，大腿骨コンポーネントの回旋アライメントは脛骨近位骨切り面が基準となるため，その骨切りを正確に行うことが重要である. これらの手技は術者の経験や技量で選択されるが，それぞれの基本的手技を理解して手術することが良好な臨床成績を得るために重要である.

参考文献

1)　Hungerford DS, Krackow KA: Total joint arthroplasty of the knee. Clin Orthop Relat Res.

1985;192:23-33.

2) Freeman MA, et al: Total replacement of the knee using the Freeman-Swanson knee prosthesis. Clin Orthop Relat Res. 1973;94:153-170.

3) Ritter MA, et al: The effect of alignment and BMI on failure of total knee replacement. J Bone Joint Surg Am. 2011;93:1588-1596.

4) Berger RA, et al: Malrotation causing patellofemoral complications after total knee arthroplasty. Clin Orthop Relat Res. 1998;356:144-153.

5) Hollister AM, et al: The axes of rotation of the knee. Clin Orthop Relat Res. 1993;290:259-268.

6) Olcott CW, Scott RD: A comparison of 4 intraoperative methods to determine femoral component rotation during total knee arthroplasty. J Arthroplasty. 2000;15:22-26.

7) Insall JN, et al: Correlation between condylar lift-off and femoral component alignment. Clin Orthop Relat Res. 2002;403:143-152.

8) Miller MC, et al: Optimizing femoral component rotation in total knee arthroplasty. Clin Orthop Relat Res. 2001;392:38-45.

9) Akagi M, et al: Relationship between frontal knee alignment and reference axes in the distal femur. Clin Orthop Relat Res. 2001;388:147-156.

10) Jerosch J, et al: Interindividual reproducibility in perioperative rotational alignment of femoral components in knee prosthetic surgery using the transepicondylar axis. Knee Surg Sports Traumatol Arthrosc. 2002;10:194-197.

11) Kinzel V, et al: Can the epicondylar axis be defined accurately in total knee arthroplasty? Knee. 2005;12:293-296.

12) Yau WP, et al: How precise is the determination of rotational alignment of the femoral prosthesis in total knee arthroplasty: an in vivo study. J Arthroplasty. 2007;22:1042-1048.

13) Siston RA, et al: The variability of femoral rotational alignment in total knee arthroplasty. J Bone Joint Surg Am. 2005;87:2276-2280.

14) Benjamin J: Determining femoral component position using CAS and measured resection. Clin Orthop Relat Res. 2008;466:2745-2750.

15) Arima J, et al: Femoral rotational alignment, based on the anteroposterior axis, in total knee arthroplasty in a valgus knee. A technical note. J Bone Joint Surg Am. 1995;77:1331-1334.

16) Hanada H, et al: Bone landmarks are more reliable than tensioned gaps in TKA component alignment. Clin Orthop Relat Res. 2007;462:137-142.

17) Poilvache PL, et al: Rotational landmarks and sizing of the distal femur in total knee arthroplasty. Clin Orthop Relat Res. 1996;331:35-46.

18) Nagamine R, et al: Reliability of the anteroposterior axis and the posterior condylar axis for determining rotational alignment of the femoral component in total knee arthroplasty. J Orthop Sci. 1998;3:194-198.

19) Middleton FR, Palmer SH: How accurate is Whiteside's line as a reference axis in total knee arthroplasty? Knee. 2007;14:204-207.

20) Laskin RS: Flexion space configuration in total knee arthroplasty. J Arthroplasty. 1995;10:657-660.

21) Mantas JP, et al: Implications of reference axes used for rotational alignment of the femoral component in primary and revision knee arthroplasty. J Arthroplasty. 1992;7:531-535.

22) Schnurr C, et al: Is referencing the posterior condyles sufficient to achieve a rectangular flexion gap in total knee arthroplasty? Int Orthop. 2009;33:1561-1565.

23) Fehring TK: Rotational malalignment of the femoral component in total knee arthroplasty. Clin Orthop Relat Res. 2000;380:72-79.

24) Michaut M, et al: Rotational alignment of femoral component with computed-assisted surgery (CAS) during total knee arthroplasty. Rev Chir Orthop Reparatrice Appar Mot. 2008;94:580-584.

25) Luyckx T, et al: Is adapted measured resection superior to gap-balancing in determining femoral component rotation in total knee replacement? J Bone Joint Surg Br. 2012;94:1271-1276.

26) Won YY, et al: An additional reference axis for determining rotational alignment of the femoral component in total knee arthroplasty. J Arthroplasty. 2007;22:1049-1053.

27) Morizane K, et al: The anterior trochlear line as a reference for femoral component positioning in total knee arthroplasty. Knee Surg Sports Traumatol Arthrosc. 2011;19:2009-2015.

28) Watanabe H, et al: Intraoperative measurements of femoral anterior tangent (FAT) line for determining the rotational alignment of femoral component of total knee arthroplasty. J Arthroplasty. 2013;28:1757-1759.

29) Vail TP, Lang JE: Surgical techniques and instrumentation in total knee arthroplasty (Scott WN: Insall & Scott Surgery of the Knee). 4th ed, pp1455-1521, Churchill Livingstone, 2006.

30) Kadoya Y, et al: Effects of posterior cruciate ligament resection on the tibiofemoral joint gap. Clin Orthop Relat Res. 2001;391:210-217.

31) Yagishita K, et al: Step-by-step measurements of soft tissue balancing during total knee arthroplasty for patients with varus knees. J Arthroplasty. 2003;18:313-320.

4 進入展開法：皮切〜関節内

はじめに

　膝関節は軟部組織の被覆が少ないため，術後の創部トラブルを予防するためには皮膚から関節内までの解剖学的特徴を理解することが重要である．膝関節の変形や問題点について考慮し，人工膝関節置換術（TKA）の皮切および関節内展開法を選択する必要がある．

1 皮切

　TKA に際して用いられる代表的皮切には anterior straight longitudinal incision, medial parapatellar incision, lateral parapatellar incision がある．皮切の選択に際しては皮膚血行，神経支配，Langer 皮膚割線，リンパ管などの局所解剖を理解した上で選択することが重要である．膝周囲皮膚への栄養血管は主に伏在動脈と膝動脈である．栄養血管は深部から筋膜を貫いて筋膜表層で吻合を形成するが，皮下組織での吻合は少ない．そのため皮切は皮膚から筋膜まで行い，皮下組織の剥離は最小限にすることが望ましい．皮膚の血行を阻害しないように剥離は superficial fascial layer の深層で行う．膝関節周囲では大腿皮神経，伏在神経膝蓋下枝などの皮下神経が走行しているため，皮切に伴い損傷されやすい．Langer 皮膚割線に一致した皮切の方が術後の皮膚の緊張を避けることが可能である．それぞれの皮切法の特徴を理解し，後に述べる関節展開法と合わせて皮切を選択する必要がある．

1. Anterior straight longitudinal incision（図1a）

　膝蓋骨中央から近位と遠位に行う．遠位は脛骨結節内側まで行う．皮切の遠位および近位への拡大は容易であり，汎用される．Superficial fascial layer と皮下組織を一体にして展開することが望ましい．伏在神経の枝の障害のため，皮切部から外側に知覚鈍麻や知覚異常を生じることがある．皮切と関節の展開が一致しないため，皮下組織の剥離が必要となり，膝関節の屈曲に伴って皮膚に緊張が加わる欠点がある．この皮切は膝蓋骨の内側および外側からの展開のいずれにも適応できる．

2. Medial parapatellar incision（図1b）

　膝蓋骨の前面を避けて内側にカーブさせる皮切である．Langer 皮膚割線と平行になるため皮膚への緊張は少ない．しかし，膝関節前面の皮膚は主に内側からの穿通枝によって栄養されているため，皮膚血行の点からは不利である．内側に大きくカーブさせた皮切には皮膚血行が不良となる可能性があるため注意が必要である．Anterior straight longitudinal incision と同様に伏在神経の枝を損傷する可能性があるが，ひざまずき動作による創部への刺激を避けることが可能である．

3. Lateral parapatellar incision（図1c）

　膝蓋骨の前面を避けて外側にカーブさせる皮切である．皮膚血行の観点から血行障害の予防に有効であり，伏在神経の損傷の可能性

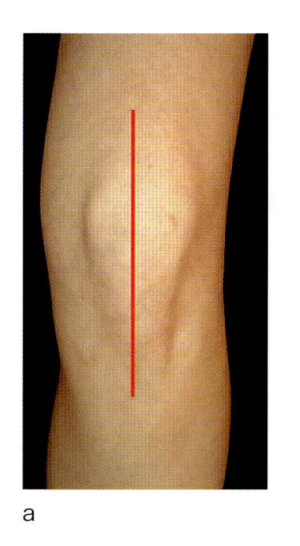
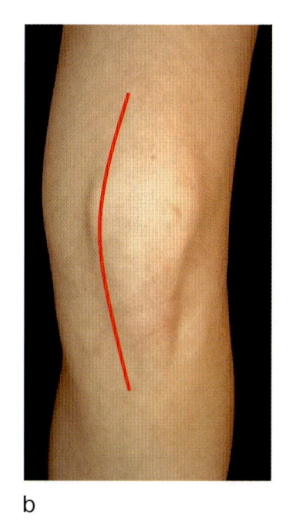
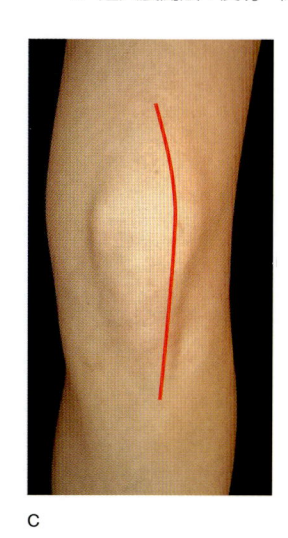

a　　　　　　　　　　b　　　　　　　　　　c

図 1　代表的な皮切法

a：anterior straight longitudinal incision
b：medial parapatellar incision
c：lateral parapatellar incision

も少ない．外反膝に対する関節内進入法に際して有用である．しかし，内反膝に対する皮切としては皮下の剥離が多くなり一般的ではない．

> **Point**
> 皮膚への血行や神経支配を考慮しながら皮切法を選択する．

2　関節展開法

　大きく分けて膝蓋骨の内側から展開する medial parapatellar approach, subvastus approach, midvastus approach, trivector-retaining approach や外側から展開する lateral approach に分けられる．皮切で皮膚および皮下組織を切開すると，superficial fascial layer が存在する．膝蓋骨よりも近位では容易に同定できるが膝蓋骨より遠位では区別が難しい．近位からこの fascia を同定しその深層で剥離を行う．関節展開法については膝関節手術の既往歴，前回皮切の有無，

関節変形や拘縮，関節リウマチなどの既往歴を考慮して選択することが重要である．特に膝蓋骨周囲の展開を行うため，膝蓋骨に対する血行を理解する必要がある．膝蓋骨への血流は大腿動脈から分岐する下行膝動脈，膝窩動脈から分岐する内外側上膝動脈，内外側下膝動脈，前脛骨反回動脈から供給されている（第 1 章 2．膝関節の基礎解剖，図 8 を参照）．互いの動脈は膝蓋骨周囲で吻合し，血管輪を構成しているため，関節展開によって損傷する動脈があることを理解する必要がある．動脈損傷の結果，膝蓋骨への血流が乏しくなり膝蓋骨の骨壊死や骨折を引き起こす可能性がある．術中には，膝蓋骨を翻転することで関節内の視野が良好になる．しかし，大腿四頭筋の緊張が強くなり，膝蓋骨への血流が低下するため最小限に留めるべきである．

1.　Medial parapatellar approach （図 2a)[1]

　大腿四頭筋腱の内側 1/3 を縦切し，膝蓋骨内縁から脛骨結節内縁まで至る．膝蓋骨内側縁では内側広筋の腱状部で切開すると閉創しやすい．付着部の大腿四頭筋と内側広筋の

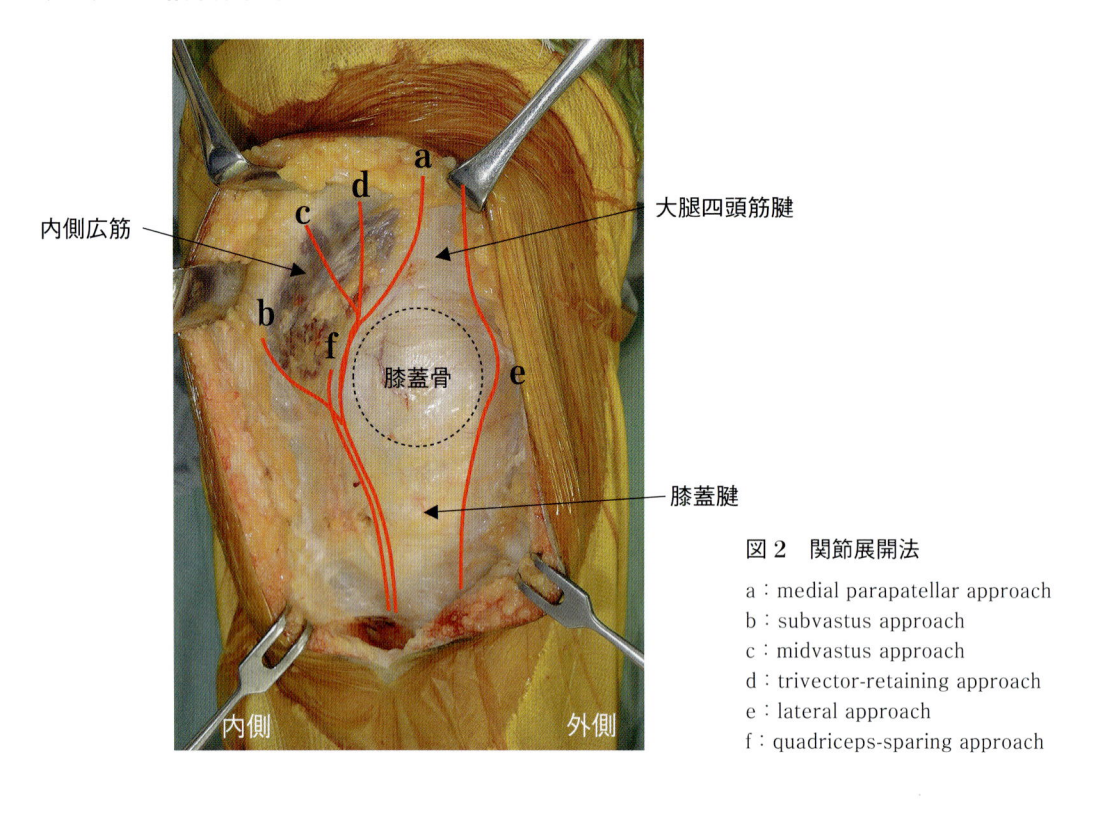

内側広筋

大腿四頭筋腱

膝蓋骨

膝蓋腱

内側

外側

図2　関節展開法

a：medial parapatellar approach
b：subvastus approach
c：midvastus approach
d：trivector-retaining approach
e：lateral approach
f：quadriceps-sparing approach

間を縦切する方法もある．遠位は脛骨骨膜まで切開する．脛骨の内側を剥離する場合には骨棘の遠位を後方に剥離していくと容易である．膝関節内の展開に優れており標準的な展開法である．再置換例，肥満症例など展開困難が予想される場合にも適している．ただし術創が比較的大きくなること，膝蓋骨の亜脱臼や外側支帯解離の必要性，大腿四頭筋の筋力低下などの問題がある．

2．Subvastus approach（図2b）

大腿四頭筋の内側広筋斜頭線維（vastus medialis oblique: VMO）筋膜下縁で切開し展開する．遠位は膝蓋骨の内縁に沿って脛骨結節内縁まで展開する．VMOに切開を加えない低侵襲な展開法で，術後の疼痛が少なく，大腿四頭筋の筋力低下が少ないとされる．近位への剥離ではハンター管にある神経血管束に注意する．高度変形，可動域不良，肥満症例では展開が困難な場合があり，適応には注意を要する．変法として関節包を正中で切開

する undervastus approach がある[2]．

3．Midvastus approach（図2c）

VMOが上内極で付着する部でVMOを線維方向に約4 cmスプリットして展開する方法である．遠位の展開は subvastus approach と同様である．スプリットしたVMOの表層の筋膜を閉創時に縫合する．medial parapatellar approach と subvastus approach の中間の展開法であり[3]，展開の良さと伸展機構への低侵襲を両立させた方法である．内側広筋の大腿直筋腱への付着部は温存される．VMOを大きくスプリットすると神経血管損傷を生じる恐れがあるため注意する．

4．Trivector-retaining approach（図2d）

1993年にBramlettによって報告されたアプローチである[4]．大腿直筋腱内縁から1.5～2 cm内側で内側広筋を直線的に切開する．広い術野の展開が可能であり，内側広筋

の付着部も温存される．欠点として内側上膝動脈を損傷する可能性がある．

5. Lateral approach（図2e）[5]

大腿直筋腱外側から膝蓋骨外縁で切開する．主に外反膝に対する展開法として使用される．展開時に外側膝蓋支帯の切離が可能で，膝関節外側支持機構の剥離が容易である．脛骨粗面が脛骨近位外側に存在することから内側の視野が悪い場合がある．

6. Minimal invasive surgery（MIS）-TKA

2003年以降MISが注目されていた[6]．MISとは皮切長や大腿四頭筋への侵襲など明確に定義されていないが，従来のアプローチよりも小さい展開でTKAを行う方法である．術後早期の良好なROMや疼痛の減少，四頭筋筋力の回復，出血量の減少，入院期間の短縮が期待できる[7,8]．それぞれの展開法を小さくしたmini parapatellar, mini midvastus, mini subvastus, quadriceps-sparing（QS）approach（図2f）などがある．

Mini parapatellar approachは従来のparapatellar approachの四頭筋の切り上げを2cm程度に短縮した方法である．MIS-TKAの中では視野を獲得しやすい．

Mini midvastus approachはmidvastus approachのVMOのスプリットを2cm程度にとどめた方法である．Mini subvastus approachおよびQS approachは大腿四頭筋に侵襲を加えない方法であるが，展開の程度はVMO insertion typeに影響される[9]．Type I（high insertion）：VMOの付着部が膝蓋骨より近位，type II（pole insertion）：付着部が膝蓋骨上縁，type III（low insertion）：付着部が膝蓋骨上極遠位に分けられ，日本人には遠位付着のtype IIIが多いとされる．Type IIIではTKAを完遂することが非常に困難なアプローチとなり，術野拡大を必要とすることが多い．近年では手術時間の延長などの

learning curveの問題，皮膚壊死，インプラント設置不良などの合併症，術後約3ヵ月目には関節機能の回復程度が従来法と同等になるといった理由で以前ほど用いられなくなった[10-12]．

> **Point**
> 展開が困難な場合には無理をせず術野拡大をすべきである．

まとめ

術野を広く展開することにより手術操作が容易になり，インプラントの適切な設置を行いやすいが，侵襲が大きくなる．皮切や関節展開を小さくすることで，手術侵襲を減らし術後の速やかなリハビリテーションが可能であるが，手術時間の延長や皮膚壊死，インプラント設置不良などの問題点もある．TKAに際しては症例や術者の技量を勘案して皮切および関節展開法を適切に選択することが望ましい．

参考文献

1) von Langenbeck B: Zur resection des kniegellenks. Verh d Deutchen Gesellsch F Chir. 1878;7: 23.
2) 巽 一郎：Undervastus approach MIS-TKA. その方法と影響. J MIOS. 2010;54:75-82.
3) Engh GA, et al: A midvastus muscle splitting approach for total knee arthroplasty. J Arthroplasty. 1997;12:322-331.
4) Bramlett KW: Trivector retaining arthrotomy for total knee arthroplasty. Orthop Trans. 1993; 17:1174-1175.
5) Keblish PA: The lateral approach to the valgus knee; surgical technique and analysis of 53 cases with over two-year follow-up evaluation. Clin Orthop Relat Res. 1991;271:52-62.
6) Tria AJ, Coon TM: Minimal incision total knee arthroplasty: early experience. Clin Orthop Relat Res. 2003;416:185-190.
7) Laskin RS, et al: Minimally invasive total knee replacement through a mini-midvastus incision; an outcome study. Clin Orthop Relat Res. 2004;

428:74-81.

8) Bonutti PM, et al: Minimally invasive total knee arthroplasty. J Bone Joint Surg. 2004;86-A Supple 2:26-32.

9) Holt G, et al: The vastus medialis obliquus insertion: a classification system relevant to minimally invasive TKA. Orthopedics. 2008;31: 1-3.

10) Dalury DF, Dennis DA: Mini-incision total knee arthroplasty can increase the risk of component malalignment. Clin Orthop Relat Res. 2005;440: 77.

11) Barrack RL, et al: Minimal incision surgery as a risk factor for early failure of total knee arthroplasty. J Arthroplasty. 2009;24:489.

12) Alcelik I, et al: Comparison of the minimally invasive and standard medial parapatellar approaches for primary total knee arthroplasty. Knee Surg Sports Traumatol Arthrosc. 2012;20: 2502-2512.

5 軟部組織の処置

はじめに

　人工膝関節置換術（TKA）における軟部組織の処理は，手術手技（骨切り法）と密接に関係している．近年の TKA の手術手技は measured resection technique と modified gap technique の2つに大別される（第2章3参照）．

　Measured resection technique は independent cut 法とも呼ばれ，解剖学的指標をもとに大腿骨・脛骨のすべての骨切りを済ませた後，軟部組織の解離を追加してギャップやアライメントのバランスを調節する[1]．後十字靱帯（PCL）を残すことが可能で，より生理的なキネマティクスの獲得が期待できる．一方で，伸展ギャップと屈曲ギャップの両方において軟部組織バランスを調整しなければならないので難易度が高い．中等度までの変形膝であれば，伸展ギャップを整えた時点で屈曲ギャップも許容範囲に調整されていることが多いが，高度の変形膝では，伸展位で良好なバランスが得られても屈曲位でのバランスまで良好とは限らない．そのような場合，不用意に屈曲位での軟部組織解離を追加すると，伸展位でのバランスが狂うことがある[2]．

　Modified gap technique は，軟部組織の解離を先行し，大腿骨・脛骨をそれぞれ最小厚で切除して伸展ギャップを整えた後，伸展位で獲得した靱帯バランスに合わせて大腿骨後顆骨切りの回旋角度と骨切り量を調整することで至適な屈曲ギャップを得る[3]．屈曲位での軟部組織の解離を必要とせず，高度の変形膝にも対応可能である．

　いずれの方法でも，完全伸展位で Mikulicz line が膝関節中心を通るように大腿骨・脛骨の骨切りが行われ，その際の内外側の靱帯バランスを整えるために軟部組織の解離が行われるという点は共通している．以上を踏まえた上で，本章では内側・PCL・外側・後方の各部位ごとの軟部組織の処置（解離）法の原則について述べる．

1 内側解離

　内側軟部組織の解離法については多くの研究報告があるが，その基礎となっているものは，Clayton らが提唱した段階的解離法（staged release）である[4]．内側の解離は，内側側副靱帯（MCL）を完全剥離してしまうと一気に不安定性を呈するので，下記のように段階的に行う．

　Stage 1（図1a）：下腿を外旋し徐々に屈曲しながら，脛骨内側の骨棘を前方から可能な限り後方まで，電気メスを用いて丁寧に剥離露出する．その後，ノミやリウエルを用いてすべての骨棘を除去していく．同じ視野で，大腿骨内側縁の骨棘も前方から可能な限り後方まで同様に剥離・除去する．その後，ラスパトリウムを用いて内側関節包と MCL 深層を脛骨から骨膜下に剥離していく．ほとんどの症例ではここまでの手技で内側解離は十分である．

　Stage 2（図1b）：MCL 浅層の付着部を近位から遠位に向けて徐々に剥離していく．同時に，後方の関節包および半膜様筋腱の付着部も剥離する．これによって，いわゆる medial periosteal sleeve が形成される．剥離

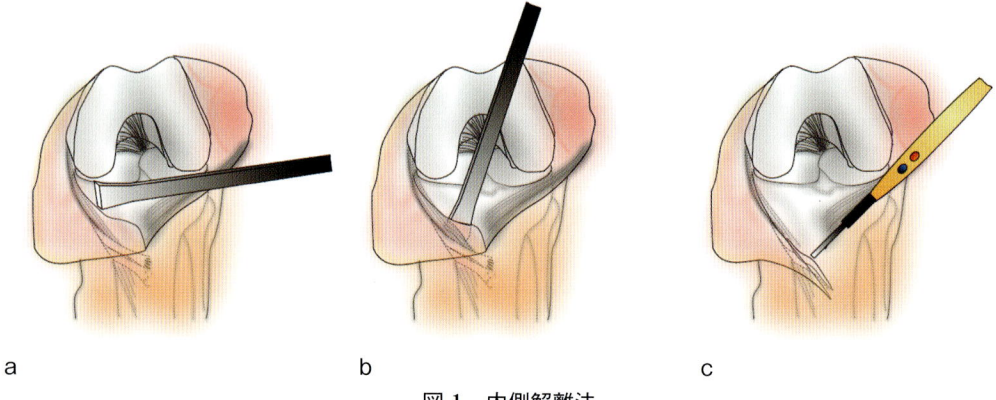

図1　内側解離法

a：stage 1. 内側関節包と MCL 深層を脛骨から骨膜下に剥離していく.
b：stage 2. MCL 浅層の付着部を近位から遠位に向けて徐々に剥離していく.
c：stage 3. 鵞足の前方のみを骨膜下に剥離する.

中に MCL 線維を横切したり断裂をきたすことなく連続性を保つことが大切である. 決して MCL を完全に剥離してはならない.

Stage 3（図1c）：鵞足の前方のみを骨膜下に剥離する. ただし, ここでも完全に剥離することは避けるべきである.

Stage 4：MCL を遠位で骨膜下に剥離し, 適当な緊張下にステープルで再固定する. ただし, 骨へ再固定した MCL は術後に再び弛緩してくるので, この場合, constrain 型の機種の使用を考慮すべきである. 患者が高齢であるほど, 修復した軟部組織に長期の安定性は期待できない.

> **Point**
> 内側の解離は, MCL を完全に剥離すると一気に不安定性を呈するので, 必ず段階的に行う.

2　PCL の解離

屈曲位で, 顆間部の骨棘を取り除き, 前十字靱帯（ACL）が残っていれば可及的に除去し, PCL の状態を確認する. 高度の変形膝ではほとんどの症例で PCL の拘縮がみられる. この状態で MCL の解離が行われると,

この傾向がさらに強まっていく. したがって, posterior stabilized 型インプラントを使用する場合は, まず最初に PCL を切除することで, 過度の内側解離を避けることができる. Cruciate retaining 型インプラントを使用する場合は, 緊張に応じた PCL の解離を検討するが, 過剰な解離を防ぐために手術の最終段階までできるだけ行わない. PCL の過緊張の確認は, トライアルコンポーネントを設置し, 膝屈曲 90° で試験整復した状態で確認する. この時, ハンドル付き脛骨トライアルが固く前方に引き出せない（**図2a**）か, 脛骨インサートの前方が浮き上がってしまう（**図2b**）場合, PCL の緊張が強すぎると判断され, PCL の解離が必要と考える[5,6].

解離は基本的に脛骨側で行う. 膝を深屈曲位として前方から PCL の脛骨付着部を徐々に剥離（**図3a**）していくか, 脛骨付着部に V 字状に割を入れ, その後の操作で bone island が至適な緊張に合わせて浮上するに任せる（**図3b**）.

> **Point**
> PCL の解離は, トライアルコンポーネントを装着した状態で判断し至適な量だけ行う.

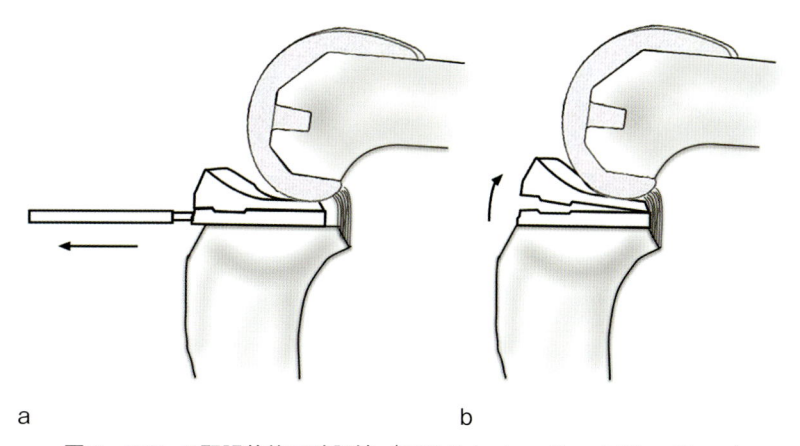

a   b

図2　PCL の緊張状態の確認法（POLO test: pull-out lift-off test）

a：ハンドルを付けた脛骨トライアルを前方に引き，容易に引き出せる場合はゆるく，
固く引き出すことができない場合は緊張が強すぎると判断する．

b：屈曲を強めると脛骨インサートの前方のリフトオフ現象（anterior lift-off）が生
じる場合，緊張が強すぎると判断する．

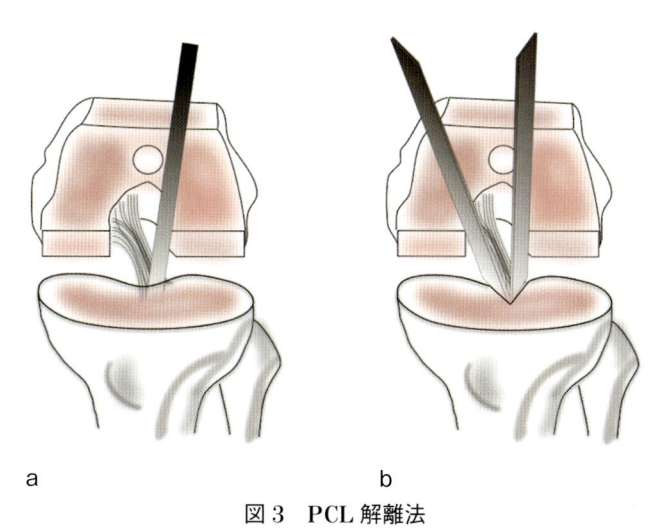

a   b

図3　PCL 解離法

a：骨膜下剥離法　　　　b：V 字骨切り法

3　外側解離

下腿を内旋し徐々に屈曲しながら，大腿骨
および脛骨の外側縁の骨棘をできるだけ後方
まで剥離・除去しておく．最初の剥離のレベ
ルは予定の骨切りラインの高さまでとする．
同じ視野で，大腿骨外側縁の骨棘も前方から
可能な限り後方まで同様に剥離・除去する．
脛骨後外側は，大腿骨遠位および脛骨近位の

骨切り後に改めて郭清すると容易である．ほ
とんどの内反膝症例ではここまでの手技で外
側解離は十分である．

しかし，外反変形膝では追加の解離が必要
となる．腸脛靱帯と外側支帯を前脛骨筋筋膜
との連続性を保ちながら Gerdy 結節から剥
離する（**図4a**）．腸脛靱帯の剥離は前方か
ら 2/3 までにとどめる．さらに緊張が強い
例では，後外側関節包を大腿骨側で骨膜下に
コブやラスパトリウムを用いて中枢側へ剥離

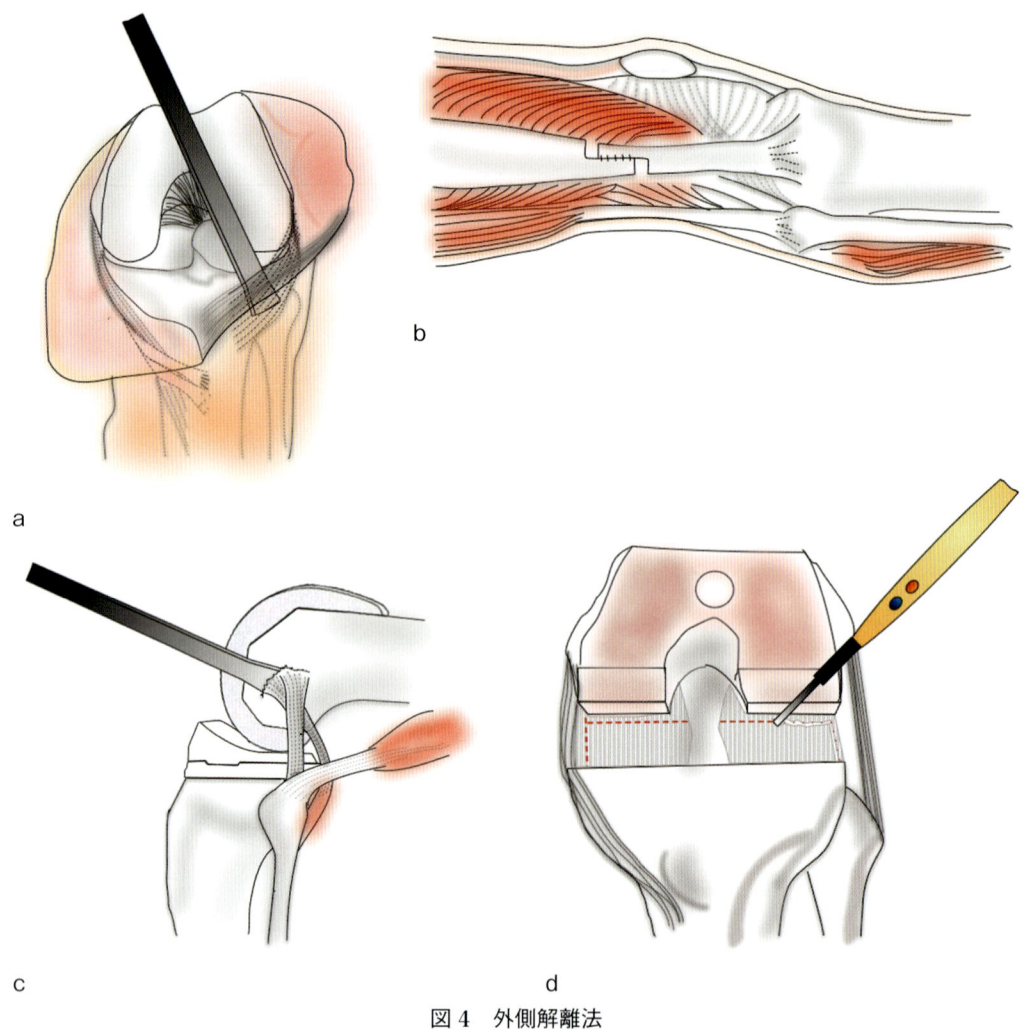

図4　外側解離法

a：腸脛靱帯と外側支帯を Gerdy 結節から剥離する．
b：腸脛靱帯を Z 延長する．
c：外側側副靱帯と膝窩筋腱を大腿骨付着部で骨膜下に剥離する．
d：後方関節包を横切する．

する．中等度の外反膝症例では，ここまでの操作で外側の拘縮が解除される．FTA 150°台の高度外反の fixed valgus deformity では，腸脛靱帯の横切もしくは Z 延長（**図4 b**），外側側副靱帯と膝窩筋腱の大腿骨付着部での骨膜下剥離（**図4 c**），後外側関節包の横切（**図4 d**）などを症例に応じて漸時追加していく．ただし，その順序は報告者により若干異なっており，あくまで個々の症例に応じて判断するしかない[7-10]．

ここまでの手技でなお矯正できない場合は，軟部組織解離の限界であり，constrain 型もしくは hinge 型の機種を使用するしかない．

> **Point**
>
> FTA 150°台の fixed valgus deformity では，定常的な外側解離の方法はないので constrain 型インプラントの準備を怠らない．

4 後方解離

屈曲拘縮膝や高度の内・外反の fixed de-
formity では後方関節包の処置が重要となる.

後方関節包の解離は，伸展・屈曲ギャップの
両方に影響するが，どちらかというと主に伸
展ギャップの開大に寄与する．屈曲時は，
ギャップ幅の開大というより，深屈曲時の脛
骨後縁のエスケープゾーンを確保することで

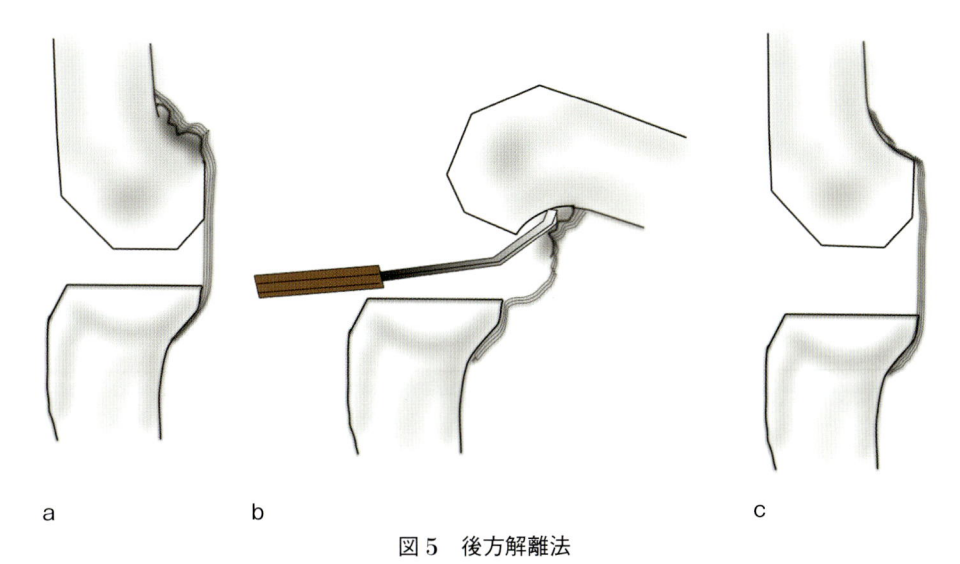

a   b   c

図5　後方解離法

a：大腿骨後顆部の骨棘が後方関節包を圧排し伸展ギャップが狭い.
b：骨棘を取り除き関節包を剝離する.
c：後方関節包に余裕が生まれ伸展ギャップが開大する.

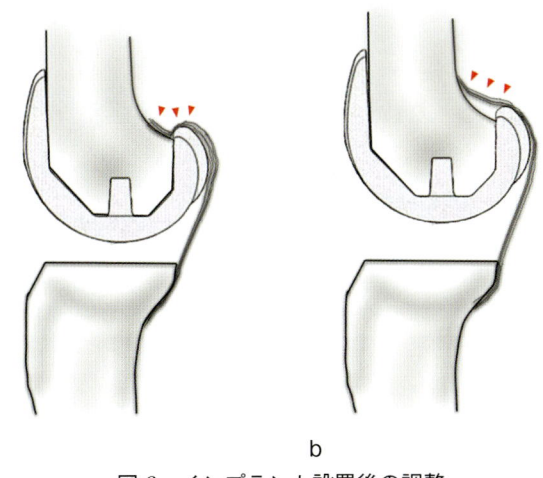

a   b

図6　インプラント設置後の調整

a：大腿骨遠位を切り足して関節面が上昇したり，後顆フランジが長い機種や
　顆間部が後方に突出した機種では，大腿骨コンポーネントの後顆先端が後
　方関節包の大腿骨付着部を超えて圧迫するため，伸展ギャップが減少し，
　伸展制限がでてしまう.
b：後方関節包をインプラントと干渉しなくなるまで骨膜下に中枢側へ剝離す
　ると余裕が生まれる.

可動域拡大に寄与する.

　深屈曲として，まず大腿骨後顆部の骨棘（特に内側）を彎曲ノミを用いて切除する．多くの症例ではこれだけで目的を達することが多いが，不十分なら，後方関節包の大腿骨付着部を中枢側へ骨膜下に剥離する（図5）．それでも足りない時には，後方関節包を関節内から横切る[11]（図4d）.

　また，大腿骨遠位を切り足して joint line が上昇したり，後顆フランジが長い機種や顆間部が後方に突出した機種を使用する場合，大腿骨コンポーネントを設置した後に伸展制限が生じることがある．インプラントの後顆部が物理的に後方関節包を圧排することが原因である．この場合，後方関節包をインプラントと干渉しなくなるまで骨膜下に中枢側へ剥離する必要がある（図6）.

> **Point**
>
> 後方関節包の解離は，伸展・屈曲ギャップの両方に影響するが，主に伸展ギャップの開大に寄与する.

まとめ

　軟部組織の解離はどの部位においても必ず慎重に段階的に行わなければならない．過剰な解離は著しい不安定性を招く．TKA の対象となる年齢ではゆるんだ組織の縫合や再建にさほど期待はできない．特に，内側の安定性は medial pivot motion を引き出す上で重要であるので，最小限の解離にとどめるべきである．他方，外側は生理的には若干のゆるみ（あそび）が許容されることも念頭に置くべきである．軟部組織解離によるバランス獲得にはおのずと限界があるので，固執しすぎることなく，骨切り法やインプラントのサイズ・種類との組み合わせで考えていくと良い.

参考文献

1)　Hungerford DS, Krackow KA: Total joint arthroplasty of the knee. Clin Orthop Relat Res. 1985;192:23-33.

2)　Minoda Y, et al: Flexion gap preparation opens the extension gap in posterior cruciate ligament-retaining TKA. Knee Surg Sports Traumatol Arthrosc. 2007;15:1321-1325.

3)　Lombardi AV Jr: Soft tissue balancing of the knee-flexion. In: Callaghan JJ, et al., eds. The adult knee. vol 2, pp1223–1232, Lippincott Williams & Wilkins. 2003.

4)　Clayton ML, et al: Correction of alignment deformities during total knee arthroplasties: staged soft tissue releases. Clin Orthop Relat Res. 1986;202:117-124.

5)　Chmell MJ, Scott RD: Balancing the posterior cruciate ligament during cruciate-retaining total knee arthroplasty: description of the POLO test. J Orthop Techniques. 1996;4:12.

6)　Scott RD, Chmell MJ: Balancing the posterior cruciate ligament during cruciate-retaining fixed and mobile-bearing total knee arthroplasty: description of the pull-out lift-off and slide-back tests. J Arthroplasty. 2008;23:605-608.

7)　Favorito PJ, et al: Total knee arthroplasty in the valgus knee. J Am Acad Orthop Surg. 2002;10:16–24.

8)　Krackow KA, et al: Primary total knee arthroplasty in patients with fixed valgus deformity. Clin Orthop Relat Res. 1991;273:9–18.

9)　Ranawat AS, et al: Total knee arthroplasty for severe valgus deformity. J Bone Joint Surg Am. 2005;87:271–284.

10)　Whiteside LA: Selective ligament release in total knee arthroplasty of the knee in valgus. Clin Orthop Relat Res. 1999;367:130–140.

11)　Insall JN: Surgical techniques and instrumentation in total knee arthroplasty. In: Scott WN, ed. Insall& Scott's Surgery of the knee. 4th ed., pp1455-1521, Churchill Livingstone. 2006.

6 骨切り手技

はじめに

　アライメントは人工膝関節置換術（TKA）の長期成績に影響する．骨切りは術後のアライメントに直接影響するため，重要な手術手技である．

　近年 constitutional varus という概念が提唱されている．内側型変形性膝関節症（膝OA）の患者は元々下肢機能軸が膝の内側を通るような内反膝であることが多く，OA変化を持つ前の段階をその患者の正常アライメントとした場合には，下肢機能軸が膝中心を通るように骨切りすると元と比較して外反アライメントとなる．そのような患者ではニュートラルにすることは好ましくなく軽度内反にするほうがいい可能性があるが，現時点ではまだエビデンスが不足している．ニュートラルアライメントで骨切りすることがまずは基本であり，ここでは下肢機能軸が膝中心を通り，大腿骨遠位部と脛骨近位部で垂直となるようにインプラントを設置する方法を説明する．

> **Point**
>
> TKA においては内外側に対称的に荷重が分散されるように下肢機能軸が膝関節中心を通るように骨切りする[1]．

1 術前計画

　正確な骨切りを行うには術前計画が重要であり，単純X線下肢全長正面像と側面像が必要である．加えて independent cut 法では大腿骨回旋軸を決定するために CT もしくは上顆軸撮影が必要である[2]．

1．大腿骨

　骨切り線が大腿骨機能軸に垂直になるように作図し，大腿骨遠位骨軸（髄内ロッドの刺入方向）とのなす角度を計測する（図1）．通常6〜7°となり，大腿骨の外弯が強い場合には7°より大きくなることがあるが，大きくなりすぎる時は外旋位撮影のために大腿骨の前弯が外弯として加味されている可能性がある．その場合は正確な前後像を撮り直す必要がある[3,4]．骨切り線の高さは大腿骨コンポーネントの厚み分を切除するように作図する．

　刺入位置に関して前後，側面ともに intercondylar notch を指標としてどのくらいの位置になるのかを術前に作図し把握しておく（図1，2）．この作図をもとにテンプレートを合わせ適切なサイズを予測しておく（図3）．大腿骨コンポーネントがオーバーハングしないかどうかもこの時点で確認する．

　Independent cut 法では大腿骨の回旋は surgical epicondylar axis（SEA）に合わせるのが一般的である．術中に内側上顆の陥凹部を触知することは難しいため，術中に指標とできる後顆軸（posterior condylar axis: PCA）との角度を算出しておく．SEA は画像上はっきりと線を引くのが難しいため，SEA が clinical epicondylar axis（CEA）（内側上顆と外側上顆を結んだ線）から3°内旋していることから，PCA と SEA のなす角度を外旋角として計測しておく（図4）[5]．

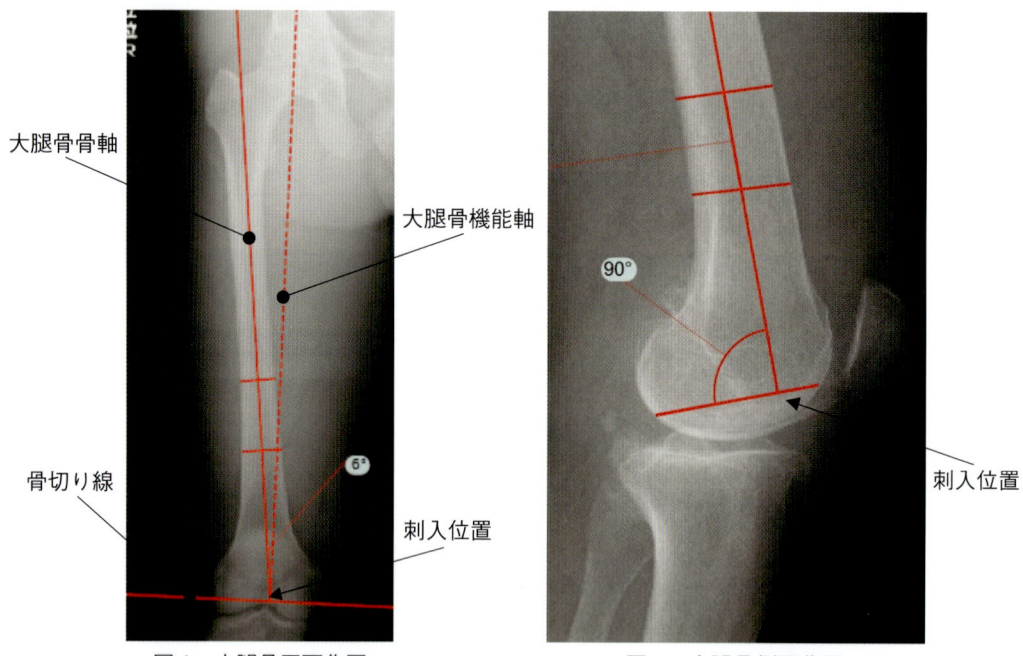

図1　大腿骨正面作図　　　　　図2　大腿骨側面作図

大腿骨骨軸

大腿骨機能軸

骨切り線

刺入位置

刺入位置

90°

6°

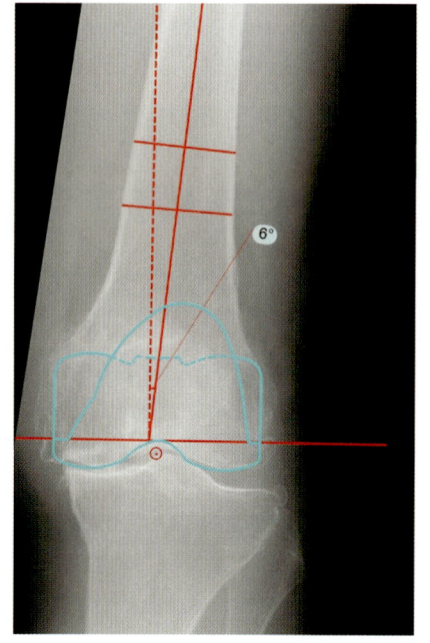
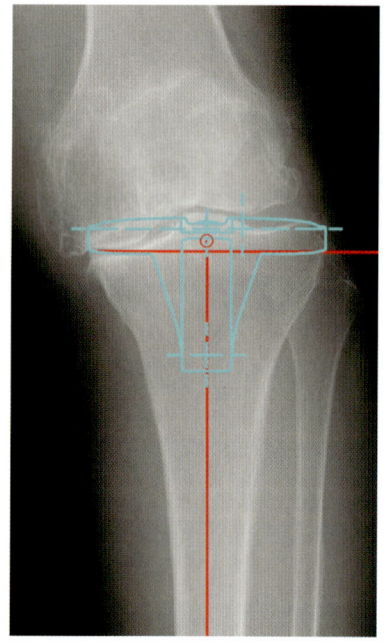

図3　テンプレーティング

96

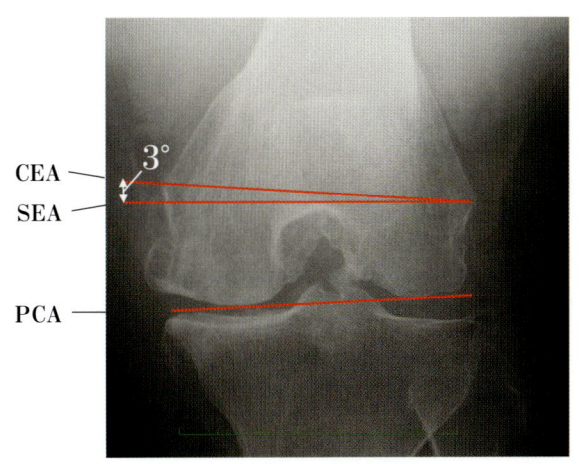

図4　大腿骨回旋

2. 脛骨

　正面像において大腿骨同様，脛骨機能軸に垂直に骨切りを行う．骨切りの高さは最小のコンポーネントの厚みに合わせて骨切り線をひいておく．内側型膝 OA では通常外側を9～10 mm 切除するようになるため，外側の軟骨の厚みを加味すると X 線像上は約7 mm 遠位で骨切りすることになる（図5）．内側顆に骨欠損が出る場合は，欠損量を測定し5 mm 以上あれば，自家骨移植もしくは augmentation を必要とする可能性がある．その場合，ステムで補強する必要がありステムの径もあらかじめ予測しておく．骨欠損が生じ

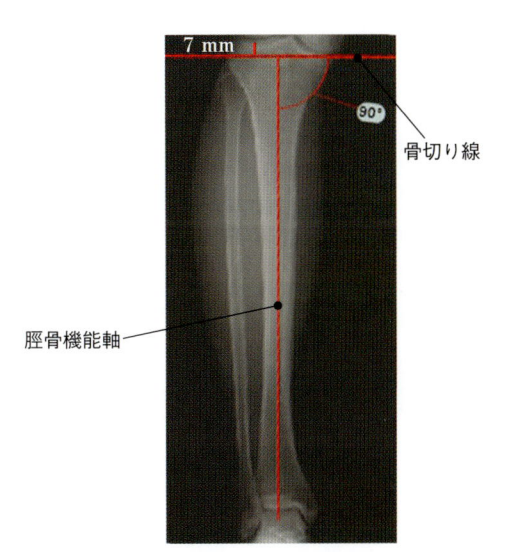

図5　脛骨正面作図

ないように骨切りラインを下げることは，bone stock を少なくし，支持性も低下するため避けるべきである．

2　大腿骨の骨切り

　まず大腿骨の内顆，外顆，顆間部の骨棘をリウエルで切除する．内側側副靱帯（MCL）付着部の骨棘はエレバトリウムなどを用いてMCL を保護し，靱帯付着部が剥離しないように注意してノミを用いて切除する．大腿骨遠位部の骨切りには髄内法と髄外法があり，外傷や手術の既往などによる変形のためロッドの挿入が困難な場合は髄外法を用いる方がよいが，髄内法の方が簡便で正確であるという報告が多く，一般的に髄内法が用いられている[6]．

　髄内法ではガイドの刺入位置と挿入方向で大腿骨コンポーネントの設置が決定される．術前に計画した正面と側面の作図をもとに髄内ロッドの刺入位置を決定する（図1, 2）．

　通常，intercondylar notch よりやや内側，後十字靱帯（PCL）付着部より約1 cm 程度前方となるが，大腿骨の大きさによって前後する[7]．刺入位置が内側に寄れば内反に，外側に寄れば外反に骨切りされる．矢状面では前方に寄れば伸展位に，後方に寄れば屈曲位

となる．挿入方向も骨軸に合わせるが，正面，側面ともに大腿骨顆上部を触知し，骨軸を視認しながら髄内ロッドを挿入する（図6）．髄腔が広い症例では特に挿入する方向に誤差を生じやすく不正確となるため注意を要する．

骨切りガイドを術前に計測した外反角度に設定して設置する．その際内外側の骨切除量が作図どおりであるかを確認する．遠位骨切りでは，ソーブレードのたわみのために後顆部の切除が不完全になりやすく，さらに内側型膝OAでは内側の関節面の硬化もありブレードで繰り返し十分に切除する（図7）．切除不足になるとコンポーネントの接触が不良となり，伸展位設置となる恐れがある．

前後方向の骨切りにおいてサイジングの方法として主にanterior reference法とposterior reference法がある．Posterior reference法では後顆にジグを合わせるため，後顆の位置が切除前と同様になるが，コンポーネントのサイズが小さくなると，大腿骨前面にノッチを形成する危険性がある．逆にコンポーネントサイズが大きくなると膝蓋大腿関節の圧が上昇し，術後成績が低下する危険性があり，サイズのバリエーションが少ない場合は採用しづらく，筆者らはanterior reference法で行っている．

Anterior reference法ではサイジングガイドを大腿骨遠位部の切除面に合わせ，後方のプレートを大腿骨後顆に接触するように設置する．スタイラスを大腿骨顆上部中央より外

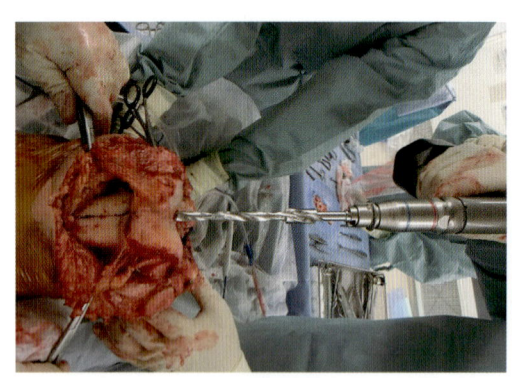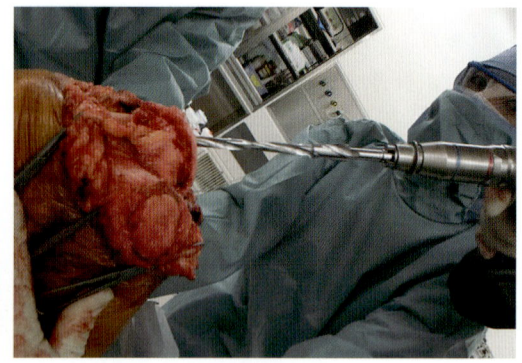

上方から　　　　　　　　　　　側面から

図6

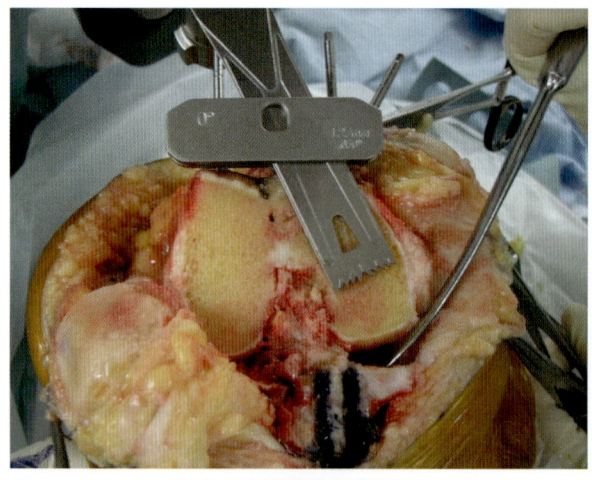

図7　大腿骨遠位骨切り

側の最頂部に合わせサイズを決定する．低い部分に合わせたり，スタイラスを押さえ過ぎたりしてガイドを設置するとノッチを形成し，骨折を生じる危険性がある．

Point

サイズの決定に迷う場合，大きなサイズを選択すると屈曲ギャップが確保できず，可動域が減少する可能性があり，小さいサイズを選択すべきである．しかし，PS型ではPCLの切離により屈曲ギャップが伸展ギャップより大きくなる傾向があり，中間より近くなるときは大きいサイズの方を選択している[8]．

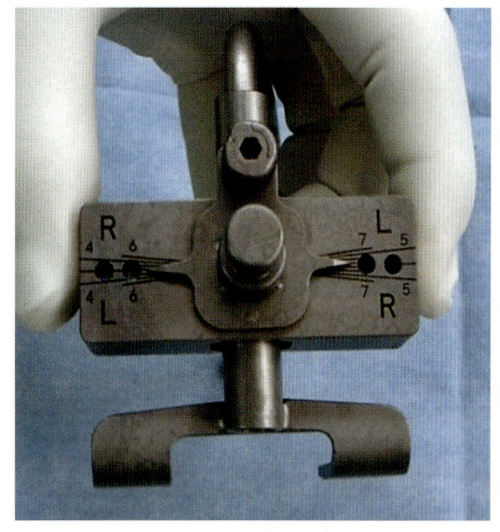

図8 回旋ジグ

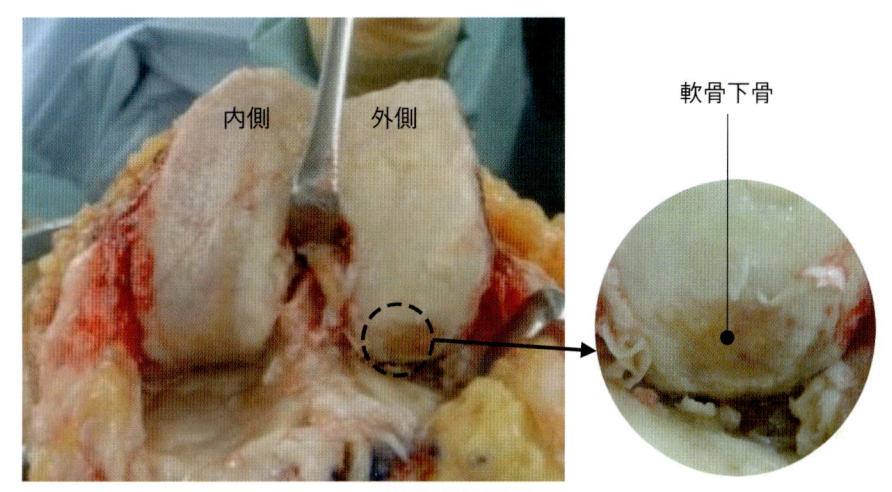

図9 後顆残存軟骨の切除

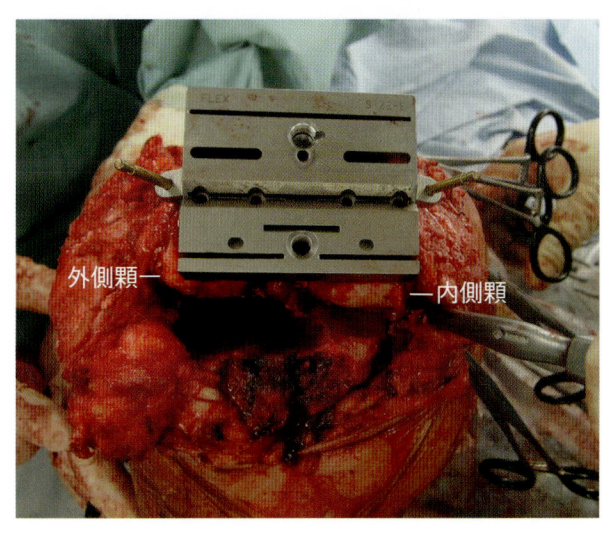

図10 4面骨切り
内側顆の骨切除量が多くなる

Independent cut 法の場合には，大腿骨コンポーネントの回旋は SEA と平行に回旋を合わせるのが一般的であり，上顆軸撮影もしくは CT により術前に算出された SEA の後顆軸からの外旋角度を設定する（図 4）．筆者らは 1° 刻みに外旋角度を設定できるジグを用いている（図 8）．

Point

X 線像や CT 像では軟骨の厚みは加味されていないため，軟骨が残存したまま後方のプレートを設置すると予定の回旋角度との誤差が生じる．そのため，半月板を処理する際に内側型膝 OA であれば，プレートが当たる範囲の大腿骨外側後顆の軟骨を鋭匙などで切除しておく（図 9）．

後顆の変形が存在する場合，特に外側型膝 OA で大腿骨外顆の低形成が存在する場合は SEA に加え，前後軸（Whiteside line）[9] に直交する線も参照し，回旋を決定する．カッティングガイドを固定し，内側の骨切除量が多くなることを確認する（図 10）（第 3 章 3 高度外反膝も参照）．後顆の骨切り時に MCL を損傷しないようにエレバトリウムなどで保護する．やむなく前方を骨切りする時にノッチを形成しそうになった場合は，ボーンソーをインプラントが接触する部分まででとどめておき，近位部はヤスリやボーンソーでなだらかにしておくことでノッチの形成を避けることができる．回旋が適正であれば，通常前方の骨切り面はグランドピアノ状となる．Dependent cut 法では，大腿骨のサイズと回旋は大腿骨遠位と脛骨を骨切り後に骨棘切除や軟部組織の解離を行い，伸展ギャップを整えてから，スペーサーブロックやテンサーを用いて，屈曲ギャップを伸展ギャップと合わせた状態で，骨切りガイドを設置する．この時点で，SEA より内旋位になるようであれば，膝蓋骨トラッキングが不良となる危険性があり，SEA を指標としたほうが良い．

3　脛骨の骨切り

骨切りを行う前に脛骨関節面を露出する．まずレトラクターを脛骨後方に膝窩動脈を損傷しないようにかけた後に膝を伸展位にして，コッヘルで内外側半月板の後節を把持し，引き出しながら深屈曲位にする．外側関節包と

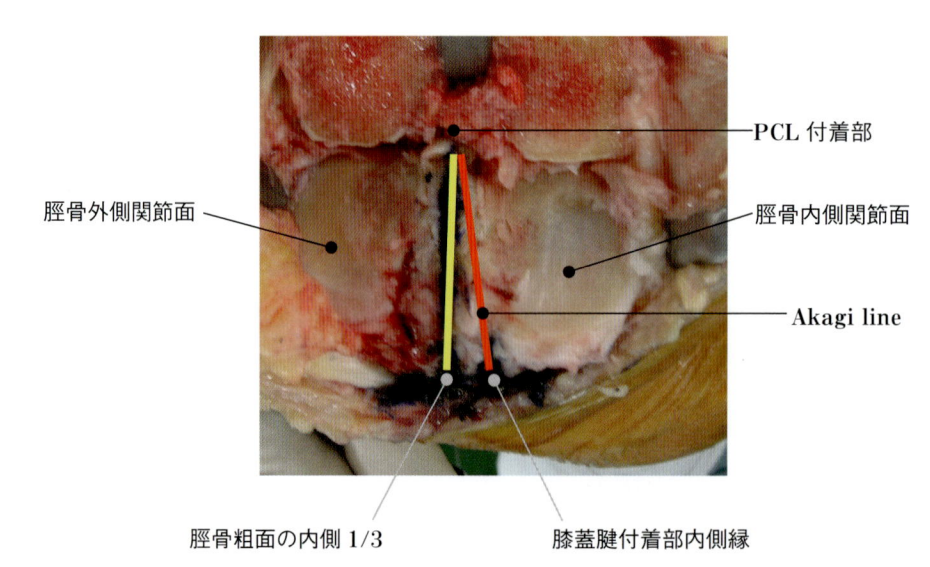

脛骨外側関節面 ・・・ PCL 付着部
脛骨内側関節面
Akagi line
脛骨粗面の内側 1/3　　膝蓋腱付着部内側縁

図 11　脛骨回旋軸

脛骨外側顆の間にエレバトリウムを挿入し，半月板を露出させ，残存する中後節部分を尖刃などで切離する．また，内側の骨切りする予定の高さまで MCL 深層を脛骨内側顆から剥離しておく．外側縁は関節包付着部をエレバトリウムの入る部分だけ尖刃などで解離し，挿入すると脛骨外側顆縁がしっかりと露出でき，後の脛骨プレートの設置が正確に行える．

脛骨の骨切り法には髄外法と髄内法があり，両者で明らかな精度の違いはないとされている[10]．髄外法ではロッドを用いて解剖学的ランドマークを総合的に参照しながらガイドを設置するため，術者の慣れが影響すると考えられる．髄内法では骨軸と機能軸が変わらない場合は特に正確に骨切りガイドを設置できるが，脂肪塞栓のリスクがあり脛骨の変形により使用が困難な場合がある[11]．

脛骨の回旋は従来，脛骨粗面の内側 1/3 から PCL 付着部を結ぶ線を脛骨回旋の前後軸として用いられてきた（図 11）．Akagi らは脛骨粗面の膝蓋腱付着部内側縁と PCL 付着部を結ぶ線（Akagi line）が SEA と直行する再現性が高いとして前後軸として推奨している[12]．過外旋もよくないが脛骨の内旋設置は術後成績が低下することが示されており，Akagi line より内旋設置となるのは避けるべきである．脛骨の回旋軸を電気メスなどでマーキングしておくと良い．

Point

回旋軸を決定してから内外反の調整に移ることが重要である．外旋位に設置されると後傾の分だけ内側が予定より深く骨切ることになり内反となり，内旋位ではその逆となる．

内外反のアライメントについては機能軸に垂直に合わせる方法として従来，ロッドの近位部を脛骨粗面の膝蓋骨付着部内側 1/3 に遠位部を足関節中心や第 2 中足骨に合わせる方法が用いられてきたが，足関節正面は脛骨近位部の正面より外旋しており，個人差も

あるため足関節を正面に見た状態で中心に合わせるとロッド遠位部が不規則に外側に寄ることになり，内反で骨切りされてしまう危険性がある[13, 14]．脛骨前縁の近位 1/3 と遠位 1/3 を結ぶ線や脛骨粗面の膝蓋骨付着部内側 1/3 と脛骨遠位 1/4 の部分の前縁を結んだ線が機能軸として再現性が高くよい指標となる[15]（図 12）．

後傾については矢状面で腓骨頭と外果を結ぶ線を矢状面の機能軸としてロッドを調整する（図 13）．後傾角度については，インプラントデザインにより至適角度が設定されていたり，髄外ガイドにビルドインされていたりしてそれに従ってよいが，基本的に posterior stabilized（PS）型では屈曲ギャップが大きくなる後傾角度は小さくなる傾向がある．

骨切りの高さについては，脛骨は内側型膝 OA であれば健常である外側関節面中央に 10 mm タブのスタイラスを接触させ，内側にリセクションガイドをあて，内側の切除量が作図どおりであるかを確認する．この状態では，最小 10 mm のインサートでタイトとなり追加骨切りを要することがあり，ガイドを 1〜2 mm 下げて 10 mm か 12 mm のインサートが入るよう調整してもよい．しかし内反が強く骨切り後に内側の解離を要するような症例ではギャップがさらに大きくなる可能性があり，下げすぎないようにする．

一旦伸展位に戻し，アライメントが良好であることを確認する．再度深屈曲位にし，レトラクターとエレバトリウムを挿入する．エレバトリウムを内側脛骨骨切り面にあてがい MCL をレトラクトする．膝蓋腱を損傷しないように，外側の切除の際には小筋鉤などでよけておく（図 14）．

幅広のノミで切除面を起こし切除した脛骨が動くことを確認する．骨切りが不足している場合はノミもしくはボーンソーで追加骨切りする．切除した脛骨関節面を内側からコッヘルで把持し，外旋させながらメスで周囲の軟部組織から切離する．脛骨外側の Gerdy

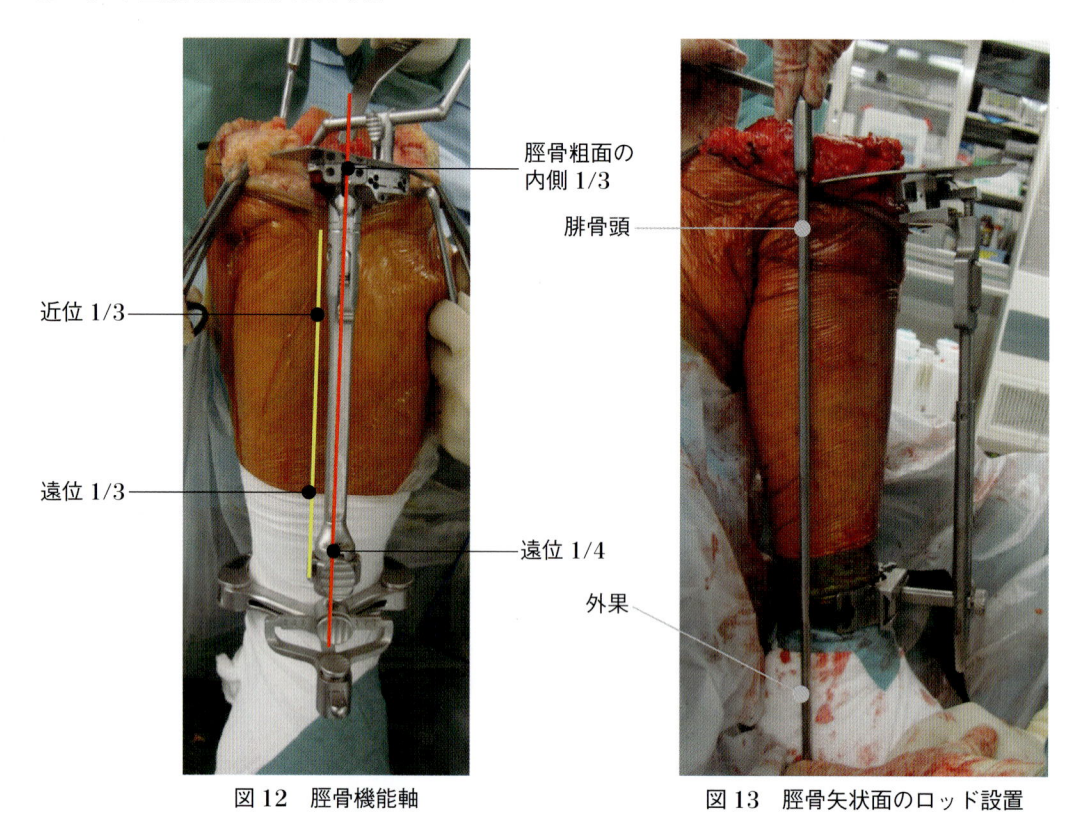

図 12　脛骨機能軸

脛骨粗面の内側 1/3

近位 1/3

遠位 1/3

遠位 1/4

腓骨頭

外果

図 13　脛骨矢状面のロッド設置

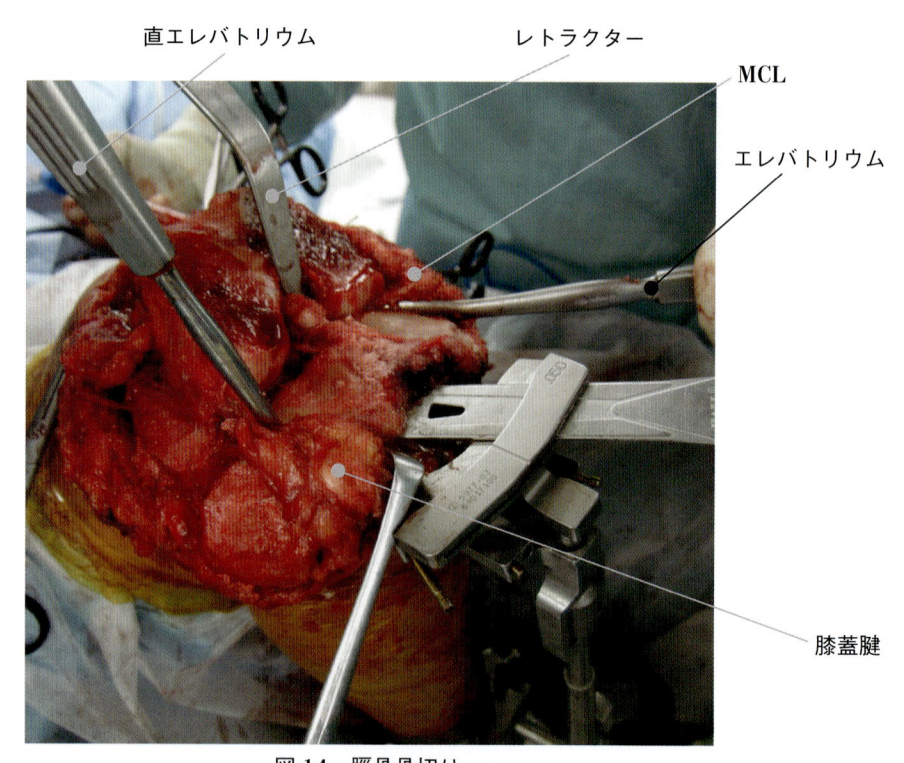

直エレバトリウム

レトラクター

MCL

エレバトリウム

膝蓋腱

図 14　脛骨骨切り

結節部は完全に切除することが困難であり，プレートの正確な設置のためにリウエルなどで切除し，平坦にする．

4 膝蓋骨の骨切り

膝蓋骨を置換するかどうかについては議論のあるところである．置換しない場合においても，膝蓋骨周囲の解離と骨棘を含めた辺縁の切除を行う（patelloplasty）．特に外側を切除する．膝蓋骨コンポーネントのサイズは近位遠位の長さで決定し，central ridge を中央とするため，骨切り面の内側寄りに設置する．膝蓋骨の厚みをノギスで計測し，最低 12 mm は膝蓋骨の厚みを残すようにし，元の膝蓋骨の厚さと同じとなるようにする．12 mm 以下となるような膝蓋骨では骨折の危険性が高くなるために置換せずに，patelloplasty を考慮する．スロット付きの骨切りガイドを用いてボーンソーで骨切りするか，もしくはリーマーを用いて骨切りを行う．

参考文献

1）Bellemans J, et al: The Chitranjan Ranawat award: is neutral mechanical alignment normal for all patients? The concept of constitutional varus. Clin Orthop Relat Res. 2012;470:45-53.

2）Kanekasu K, et al: Axial radiography of the distal femur to assess rotational alignment in total knee arthroplasty. Clin Orthop Relat Res. 2005; 434:193-197.

3）Jiang CC, et al: Effect of rotation on the axial alignment of the femur. Pitfalls in the use of femoral intramedullary guides in total knee arthroplasty. Clin Orthop Relat Res. 1989;248: 50-56.

4）Oswald MH, et al: Radiological analysis of normal axial alignment of femur and tibia in view of total knee arthroplasty. J Arthroplasty. 1993;8:419-426.

5）Yoshino Y, et al: Computed tomography measurement of the surgical and clinical transepicondylar axis of the distal femur in osteoarthritic knee. J Arthroplasty. 2001;16: 493-497.

6）Cates HE, et al: Intramedullary versus extramedullary femoral alignment systems in total knee replacement. Clin Orthop Relat Res. 1993; 286:32-39.

7）Mahaluxmivala J, et al: The effect of surgeon experience on component positioning in 673 Press Fit Condylar posterior cruciate-sacrificing total knee arthroplasties. J Arthroplasty. 2001; 16:635-640.

8）Matsumoto T, et al: Joint gap kinematics in posterior-stabilized total knee arthroplasty measured by a new tensor with the navigation system. J Biomech Eng. 2006;128:867-871.

9）Arima J, et al: Femoral rotational alignment, based on the anteroposterior axis, in total knee arthroplasty in a valgus knee. A technical note. J Bone Joint Surg Am. 1995;77:1331-1334.

10）Teter KE, et al: Accuracy of intramedullary versus extramedullary tibial alignment cutting systems in total knee arthroplasty. Clin Orthop Relat Res. 1995;321:106-110.

11）Maestro A, et al: Influence of intramedullary versus extramedullary alignment guides on final total knee arthroplasty component position: a radiographic analysis. J Arthroplasty. 1998; 13:552-558.

12）Akagi M, et al: Variability of extraarticular tibial rotation references for total knee arthroplasty. Clin Orthop Relat Res. 2005;436: 172-176.

13）Nagamine R, et al: Medial torsion of the tibia in Japanese patients with osteoarthritis of the knee. Clin Orthop Relat Res. 2003;408:218-224.

14）Mizu-uchi H, et al: The effect of ankle rotation on cutting of the tibia in total knee arthroplasty. J Bone Joint Surg Am. 2006;88:2632-2636.

15）Fukagawa S, et al: Anterior border of the tibia as a landmark for extramedullary alignment guide in total knee arthroplasty for varus knees. J Orthop Res. 2011;29:919-924.

7 可動域向上のための工夫

はじめに

　正常膝関節は medial pivot 運動であり，深屈曲には適切な roll back が必要である．

　人工膝関節置換術（TKA）後の膝関節の可動域（ROM）は，患者因子（術前の拘縮程度，術後の後療法とその意欲など）が大いに関与している．また TKA の手術手技では膝伸展機構の短縮や緊張，後方要素の拘縮があれば屈曲制限をきたす．このため正確な骨切りと良好な靭帯バランスの獲得は基本である．さらに ROM 向上のためには人工関節の機種選択と手術手技の工夫が必要である（表1）．

1 人工関節の機種選択

　深屈曲を可能にさせるためにデザインされた機種として深屈曲対応型がある[1]．通常型との比較では ROM の改善が得られたが臨床的には差がない[2]，ROM も有意差がなかった[3]との報告もある．また後十字靭帯（PCL）を切除する posterior stabilized（PS）型の使用は PCL を温存する cruciate retaining（CR）型より屈曲ギャップが増大するが[4]，広がりすぎた屈曲ギャップはよくない．深屈曲対応型の CR 型と PS 型の ROM の比較では重要な差がなかったとの報告もある[5]．PS 型はポストとカムで roll back を強制する

表1　人工関節の機種選択と手術手技の工夫

			手技	
人工関節の機種選択	大腿骨コンポーネント		深屈曲対応型	
		PCL	切除（PS 型）	
		後顆	薄い機種	
手術手技の工夫	骨切り	大腿骨	遠位	joint line 上昇させない
			後方	骨棘・骨突出部の切除
				PCO（posterior condylar offset）確保する
			前方	少なすぎない
			前・後	基準位置で変化する
		脛骨	近位	後方傾斜角度大きく
				内側後方の骨棘切除
		膝蓋骨	厚さ	少なすぎない
	軟部組織の剥離	前方	大腿骨側	膝蓋大腿関節の剥離
			大腿骨側	関節包の剥離・切離
		後方	脛骨側	PCL 付着部の剥離（CR 型）
				内反膝で内側後方剥離
	人工関節の設置	大腿骨コンポーネント	前後	基準　　前方，後方
				サイズ　大きい，小さい
				挿入方向　屈曲位
		脛骨コンポーネント	回旋	内旋避ける
	創閉鎖		屈曲位で施行	

104

デザインだが，CR 型は屈曲に伴い PCL を中心に roll back を誘導させる．1 mm の大腿骨の後方移動は屈曲が 1.4°増加するとの報告がある[6]．CR 型は PS 型と比較して有意に roll back が少ないが，roll back と ROM との間で相関がなかったとの報告もある[7]．すべての骨切り終了後に後方の緊張が残存した場合，大腿骨後顆のみを通常型より 2 mm 薄くした機種（NexGen CR 型マイナスコンポーネント：Zimmer 社）の使用は PCL の処置を追加せず伸展バランスに影響なく後方の緊張が緩和され有用であるが，PCO（posterior condylar offset，大腿骨骨幹部後方の骨皮質から大腿骨後顆部までの距離）[8]は減少する．

2 手術手技の工夫

1. 骨切り・骨切除

大腿骨遠位の骨切り量はコンポーネントの厚さ分として，joint line を上昇させないことが重要である．近位に骨切り量を増やすと joint line が上昇し結果として膝蓋骨低位となり，また PCL や内側側副靱帯（MCL）が過緊張し屈曲制限の原因となる．屈曲ギャップが増大した際の対策として施行される大腿骨遠位での追加骨切りは注意が必要である．また大腿骨後方の骨棘・骨突出部を切除すると大腿骨後方に間隙をつくり，インサートとの衝突がなくなり屈曲角度が増す．深屈曲時に脛骨が内旋するため，内側後方で有用である（**図 1 a**）．PCO を確保する[8]ことは重要とされ，PCO が大きいと屈曲時に後方で大腿骨とインサートの衝突が生じにくくなり屈曲角度が増す．逆に PCO が小さいと屈曲時にインサートが大腿骨後方で衝突しやすく屈曲角度が減少する．コンポーネントが大きいと PCO が大きくなり，小さいと PCO が小さくなる．CR 型は PS 型より PCO の影響をうけやすく，CR 型で PCO の 1 mm 減少は可動域が平均 6.1°減少すると報告されている[8]．大腿骨前方の骨切り量は少ないとコンポーネントの厚みが前方に増して伸展機構が緊張し屈曲障害の原因となるため，少なすぎないようにする．

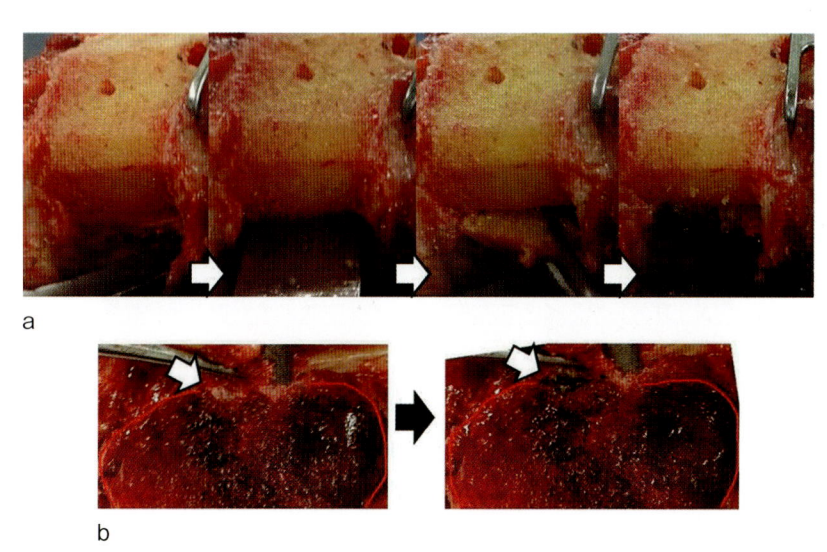

a

b

図 1　後方の処置

a：大腿骨後方内側の骨棘切除（⇨ノミで切除）　　b：脛骨 PCL 付着部の剥離（⇨電気メスで切除）

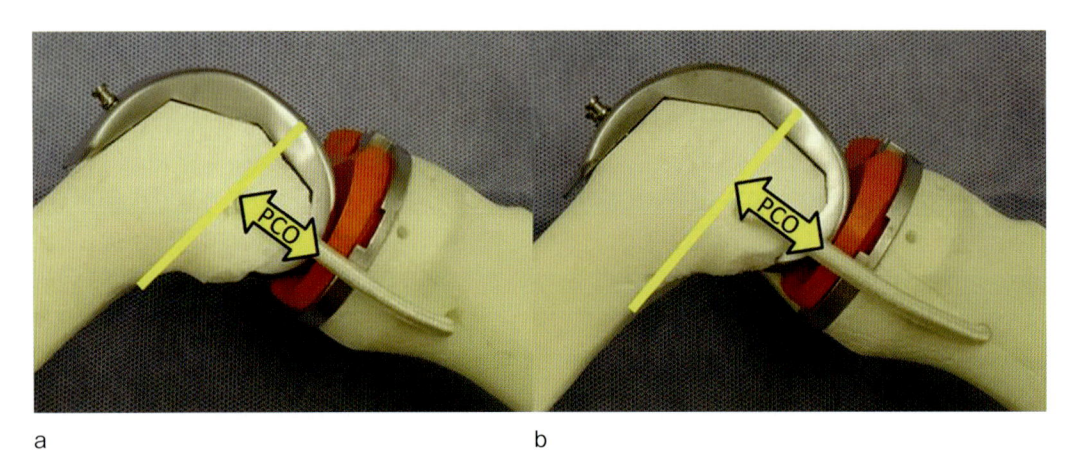

a　　　　　　　　　　　　　　　　　　　b

図2　CR 型大腿骨コンポーネントのサイジング（サイザーが 4 と 5 の中間サイズを示した場合）

a：前方基準ならば小さい 4 番を設置　　　b：後方基準ならば大きい 5 番を設置

PCO は a で小さく b で大きくなる

また大腿骨コンポーネントのサイジングにおいてサイザーが中間サイズを示した場合，anterior reference 法，posterior reference 法の基準設定の違いで骨切り量とサイズが異なるので注意を要する（**図2**）．Anterior reference 法を選択（**図2a**）した場合は小さいサイズを選択し PCO は小さくなる．ノッチ形成を防止するために骨切りラインを前方移動させる操作は前方では緊張が増強し，後方では骨切り量が多くなりゆるみが増強して PCO が小さくなる．CR 型で屈曲ギャップを大きくしすぎると大腿骨が屈曲で前方移動し，屈曲が減少する．一方，posterior reference 法を選択（**図2b**）した場合は大きいサイズを選択するが，後方骨切り量はコンポーネントの厚さ分となるため後方の緊張は強くなる

が，PCO は確保できる．しかし大きいコンポーネントの使用は前後径が大きくなるため，痛みや後方関節包の緊張をまねき伸展制限をきたす可能性もある．

最近の機種として，Persona® （Zimmer Biomet 社）は大腿骨コンポーネントの前後径が 2 mm 間隔で種類も 12 サイズと豊富なため，前後の緊張を回避するかもしれない．また本機種の大腿骨コンポーネントの後方顆部は内外側の曲率が非対称であり roll back 時の回旋を誘導する機種となっている．さらに脛骨は内外非対称で内旋設置を回避するように考慮されている．

脛骨の後傾角度の増加は CR 型で屈曲ギャップを広げる[9]．適切な後傾は PCL の緊張を維持し，良好な大腿骨の roll back を

表2　各会社のインサートと脛骨コンポーネントの後方傾斜角度

会社名		Zimmer Biomet			S&N	Stryker		Depuy	MicroPort	帝人ナカシマ
機種名		NexGen	Persona	VANGURD	LEGION	Scorpio NRG	Triathron	Attune	EVOLUTION	FINE
後方傾斜角度（度）	インサート	0	0	0（PS）3（CR）	4（PS）5（CR）	0	0	0	3	0
	脛骨コンポーネント	7	5	0	3	0	0	0	0	5

誘導し屈曲を増加させる．しかし過剰な後傾は脛骨コンポーネントの前方脱臼やインサート後方部の摩耗の増加につながる危険があり，過剰な roll back は屈曲で後顆が衝突し ROM 制限をきたす．機種によってはインサートにも後傾がついており注意が必要である（**表2**）．また内反膝では脛骨内側後方の骨棘切除は軟部組織の緊張が緩和され有用である．

膝蓋骨コンポーネントの置換において膝蓋骨の骨切り量が少なすぎると骨切り前より厚みが増し，伸展機構が緊張し屈曲障害の原因となる．このため骨切り量は少なすぎない注意が必要である．

Point

PCO を確保する，joint line をあげない.

2. 軟部組織の剥離

重度の拘縮膝には膝蓋大腿関節周囲の癒着の剥離や四頭筋の延長などが必要となる．

大腿骨後方顆部の関節包の十分な剥離・後方関節包の切離は後方の柔軟性を獲得し，屈曲角度が増す．しかし後方関節包の剥離操作により出血し瘢痕組織となり，かえって癒着を作る可能性があるため癒着剥離の効果は一過性で持続せず，すべての症例には推奨されない[10]．よって後方の剥離は個々症例に応じて必要最小限にとどめるべきである．

CR 型で後方がきつい場合には脛骨側 PCL 付着部で若干の PCL 剥離を行う（**図1b**）（第2章5. p92，第2章8. PS 型 TKA 手術手技参照）．PCL 付着部分の脛骨後方の骨組織で V 字骨切りする方法も施行されている．内反膝で後方の緊張が強ければ脛骨内側後方で骨膜下に MCL の深層，半膜様筋の部分剥離などを段階的に行う．ただし深屈曲時に脛骨は内旋するため，内側の軽度の緊張は medial pivot 運動に有効であり許容できる．

3. 人工関節の設置

大腿骨コンポーネントのサイジングは前方基準か後方基準か，これにより前後の骨切り量とサイズが異なる．小さいコンポーネントの選択や前方設置は後方の緊張を緩和させる．大腿骨の髄内ロッドはやや屈曲位で挿入すると屈曲に有利である．脛骨コンポーネントの内旋設置は避ける．

4. 屈曲位での創閉鎖

屈曲位では大腿四頭筋を元通りに開創しやすいため，術後に屈曲が無理なく可能となりやすい．皮下，皮膚も駆血帯をはずして最大屈曲位で縫合するとよいとされる．

まとめ

TKA の手術手技で良好な ROM を獲得するには適切な人工関節の機種選択を行い，骨切り，軟部組織の剥離，コンポーネントの設置で joint line を保ちながら良好な靱帯バランスと roll back を獲得する必要がある．過度な骨切りや軟部組織剥離は不安定な膝となり不具合を生じるため注意が必要である．

参考文献

1) Wang Z, et al: Comparison of High-Flexion and Conventional Implants in Total Knee Arthroplasty: A Meta-Analysis. Med Sci Monit. 2015;21:1679-1686.
2) Li C, et al: Patients achieved greater range of movement when using high-flexion implants. Knee Surg Sports Traumatol Arthrosc. 2015;23:1598-1609.
3) Li C, et al: Do patients really gain outcome benefits when using the high-flex knee prostheses in total knee arthroplasty? A meta-analysis of randomized controlled trials. J Arthroplasty. 2015;30:580-586.
4) Kadoya Y, et al: Effects of posterior cruciate ligament resection on the tibiofemoral joint gap. Clin Orthop Relat Res. 2001;391:210-217.
5) Zhang Z, et al: High-flexion posterior-substituting versus cruciate-retaining prosthesis in total knee arthroplasty: functional outcome, range of

motion and complication comparison. Arch Orthop Trauma Surg. 2015;135:119-124.

6) Banks S, et al: Knee motions during maximum flexion in fixed and mobile-bearing arthroplasties. Clin Orthop Relat Res. 2003;410:131-138.

7) Carvalho LH Jr, et al: Relationship between range of motion and femoral rollback in total knee arthroplasty. Acta Orthop Traumatol Turc. 2014;48:1-5.

8) Bellemans J, et al: Fluorscopic analysis of the kinematics of deep flexion in total knee arthro-

plasty. Influence of posterior condylar offset. J Bone Joint Surg. 2002;84Br:50-53.

9) Bae DK, et al: Comparative study of tibial posterior slope angle following cruciate-retaining total knee arthroplasty using one of three implants. Int Orthop. 2012;36:755-760.

10) Hanratty B, et al: A randomised controlled trial investigating the effect of posterior capsular stripping on knee flexion and range of motion in patients undergoing primary knee arthroplasty. Knee. 2011;18:474-479.

8 CR型TKA

はじめに

後十字靱帯（PCL）は膝関節で最大の靱帯であり，後方安定性のみならず，側方安定性にも second stabilizer として寄与している．Cruciate retaining（CR）型人工膝関節置換術（TKA）においては，温存された PCL が術後の膝にもたらす安定性が最大の魅力であり，荷重伝達を分担することで骨とインプラント間での応力が低減される利点がある．加えて，膝関節屈曲に伴って緊張する PCL が roll back motion をある程度誘発することが知られており，術後の生体内動作解析でも示されている[1]．また，レバーアームが長くなり伸展筋力の効率が向上して階段昇降に有利であるとの報告[2]や，固有位置覚に関与する[3]など，PCL を温存することによる多くの利点が期待される．さらに，CR 型の方が，PCL を切除する posterior stabilized（PS）型よりも，術後の日常生活動作に困難を感じていない患者の割合が高いとの報告[4]もある．

しかしながら，これらの利点は PCL が生理的機能を果たすことが必要条件であり，臨床成績や術後のキネマティクスは手術手技に依存し，術者間でばらつきが出やすい[5]．PCL 機能を最大限に発揮するためには，joint line を再現するなど解剖学的アプローチによる手術手技が理論上好ましく，解剖学的ランドマークを参考に骨切りする measured resection technique が原則である．

CR 型 TKA の適応には PCL が存在する症例の全てがなり得るが，その機能を発揮させるための適応については議論の余地があろう．PCL は屈曲 120°程度で機能している[6]こと

から，筆者は，術前屈曲角度が約 120°以上ある膝が比較的よい適応であると考えている．

1 術前計画

正確なインプラント設置が良好な術後長期成績に必要である[7]ことは言うまでもないが，特に解剖学的アプローチである CR 型 TKA ではこれがもっとも重要な手術目標となる．その目標に向けて，綿密な術前計画は必須であり，冠状面，矢状面，回旋それぞれにおけるインプラントの設置目標をあらかじめ計画し，骨切りのイメージを術前から明確にしておくことが手術成功への鍵である．術前 X 線は通常の 3 方向（正面，側面，膝蓋骨軸射）にて，膝のアライメントのみならず，骨質や，骨棘の位置および大きさも確認する．加えて，立位下肢全長正面，大腿骨および下腿の側面像にて下肢全体の骨形態を十分に把握する．また，内外反のストレス撮影は靱帯の状態を反映し，もう一つの手術目標である適切な軟部組織バランスを得るための参考として重要である．大腿骨回旋の評価には上顆軸撮影[8]や CT が有用である．また，可能であれば MRI も撮像し，軟骨や PCL の状態を把握しておくことが望ましい．

> **Point**
>
> Measured resection technique が原則であり，綿密な術前計画が必須である．

1．冠状面

手術目標は，術後下肢機能軸が膝関節の中央を通りコンポーネントに直交することが，現時点におけるコンセンサスである．大腿骨の骨切りを，術後の機能軸に対して垂直に行うが，機能軸と遠位解剖軸から遠位骨切りの際の外反角を決定しておく．また，髄内ロッドの刺入点，骨切りの高さ[9]，予想骨切り厚も記載する（図1a）．脛骨側も術後機能軸に垂直に骨切りする．骨切りラインの高さは，内側型変形性膝関節症（膝OA）であれば外側関節面中央から10 mmを目安とし，その際の内側縁および顆間中央の骨切り厚（13 mm前後となることが多い）も計測しておく（図1b）．

2．矢状面

大腿骨遠位解剖軸に垂直に骨切りする．この側面像でコンポーネントサイズを決定するが，その際，コンポーネントの伸展，屈曲によって予定サイズが変化するので注意を要する（図2）．脛骨の後方傾斜は，PCLの適切な緊張を保つために最も重要な要素の一つであり，患者個々に合わせて後方傾斜角度を設定し，脛骨の骨軸や脛骨前縁，腓骨などからの角度を計測しておく（図3）．

3．回旋

大腿骨の回旋は膝屈伸の中心となる解剖学的上顆軸（surgical epicondylar axis: SEA）が指標となる．上顆軸撮影やCTを用いて，後顆軸からの角度 posterior condylar angle を計測しておく（図4）．また，大腿骨遠位前面の接線とSEAとのなす角も回旋位の参考になる[10]．

2　手術の実際

以上の術前計画に基づき，measured resection technique で手術することが原則である．近年は，ナビゲーションなど種々のコンピュータ支援手術によって骨切り精度の向上が図られているが，この項では，一般的な器具を用いた手術の実際を，筆者が日頃行っている方法に準じて，最も頻度が高い内側型膝OAを想定して述べていきたい．

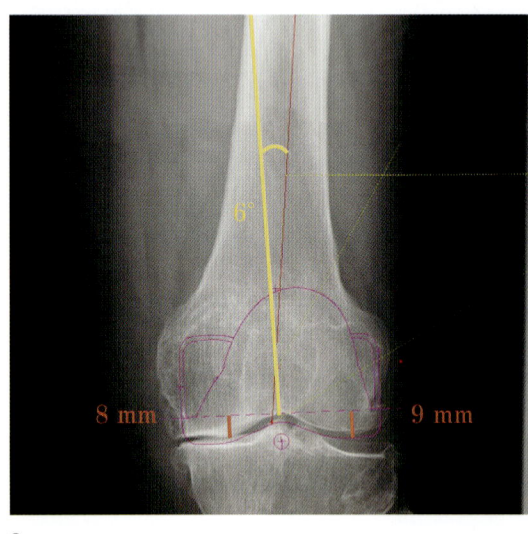
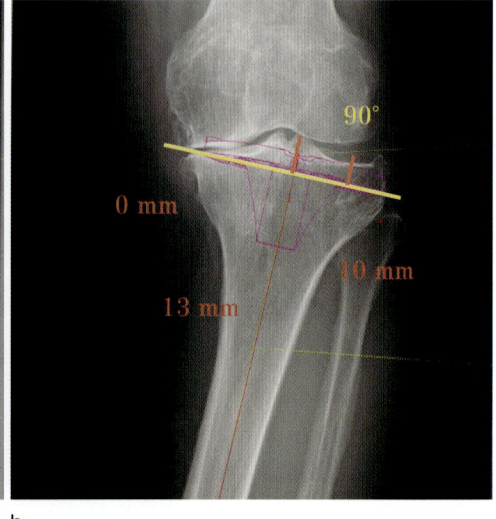

a　　　　　　　　　　　　　　b

図1　冠状面の術前計画

大腿骨（a），脛骨（b）の骨切りラインと，軟骨を含めた予想骨切り厚を計測しておく．

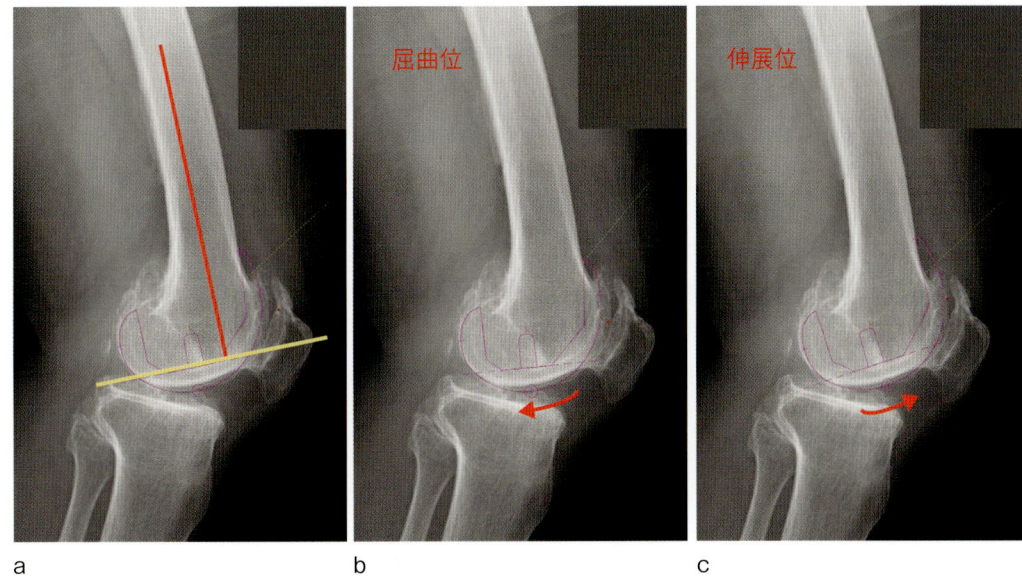

図2 大腿骨矢状面の術前計画

正確な側面像で，遠位骨軸に垂直に骨切りする（a）．前方指標で大腿骨コンポーネントの予定サイズを決定するが，屈曲位（b）ではサイズが小さく，伸展位（c）では大きくなる．

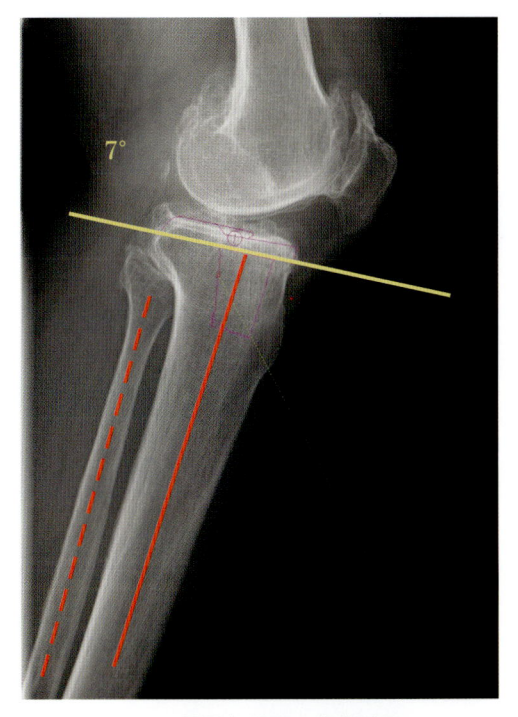

図3 脛骨矢状面の術前計画

脛骨の後方傾斜は，PCL の適切な緊張を保つために最も重要な要素の一つである．個々の後方傾斜に合わせて設定し，脛骨骨軸や脛骨前縁，腓骨などからの角度を計測しておく．

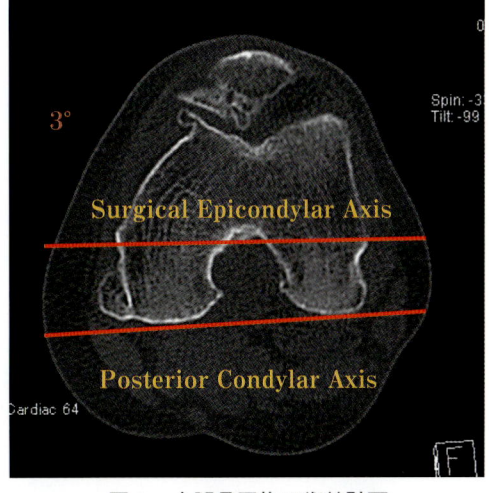

図4 大腿骨回旋の術前計画

膝屈伸の中心となる解剖学的上顆軸が指標となる．CT などを用いて後顆軸となす角度（posterior condylar angle）を計測しておく．

1. 皮膚切開

正中縦切開にて行うが，術後のひざまずき動作の妨げとならないように，脛骨粗面を避けてやや内側寄りにしている．血行温存の観点から deep fascia の下まで一気に切開し，皮下組織の剥離は最小限とする．

2. 関節の展開

　様々な展開法のうち，medial parapatellar approach など慣れた方法で行ってよい．膝蓋下脂肪体は膝蓋腱の血流や膝蓋骨の滑動などに関与しているので極力温存する．内側半月板を前角で横切し，関節包ごと骨棘から剥離していく．内側半月板はほとんどの症例で中節部にて断裂しており，この段階で半月板を関節包から切離しておくと視野の妨げにならず，内側側副靱帯（MCL）も確認しやすい．MCL の剥離は深層までに留め，脛骨内側の骨棘を切除する（図5a）．外側半月板を前角で横切し，関節包を Gerdy 結節から後方にかけて，関節面から 10 mm 程（予定骨切り）の深さまで，鋭的に剥離しておく．

　膝蓋上嚢の滑膜を切除し，脂肪はコンポーネントが入る分だけの除去に留める．MCL の大腿骨付着部に十分注意し，骨棘を前方から内側後方までノミやリウエルで切除する．ここまでの段階で，内反変形はかなり改善される．

　外顆や膝蓋骨の骨棘も切除し，膝蓋骨を外側にシフトさせ膝関節 90° 屈曲位とする．前十字靱帯（ACL）を切除後，大腿骨顆間の骨棘を PCL に注意しながら切除する．PCL の緊張度および脛骨に対する大腿骨の前後の相対位置を確認し（図5b），すでに PCL 不全が無いかを確認すると共に，術後の大腿骨と脛骨の相対位置の参考にする．

3. 大腿骨遠位骨切り

　前額面では機能軸に垂直，矢状面では遠位骨軸に垂直を原則とする．Whiteside line と SEA を参考に回旋を規定し，術前計画で予定した外反骨切り角を設定した髄内ロッドを，PCL 付着部の約 1 cm 近位，術前計画から決定した位置より刺入する．髄外ロッドを用い，術前に X 線透視でマーキングした大腿骨頭中心を参照してアライメントを確認する（図6a）．Joint line を再現するために，リセクションガイドなどで顆間の sulcus を確認し[9]，大腿骨遠位端の骨切りはコンポーネントと同

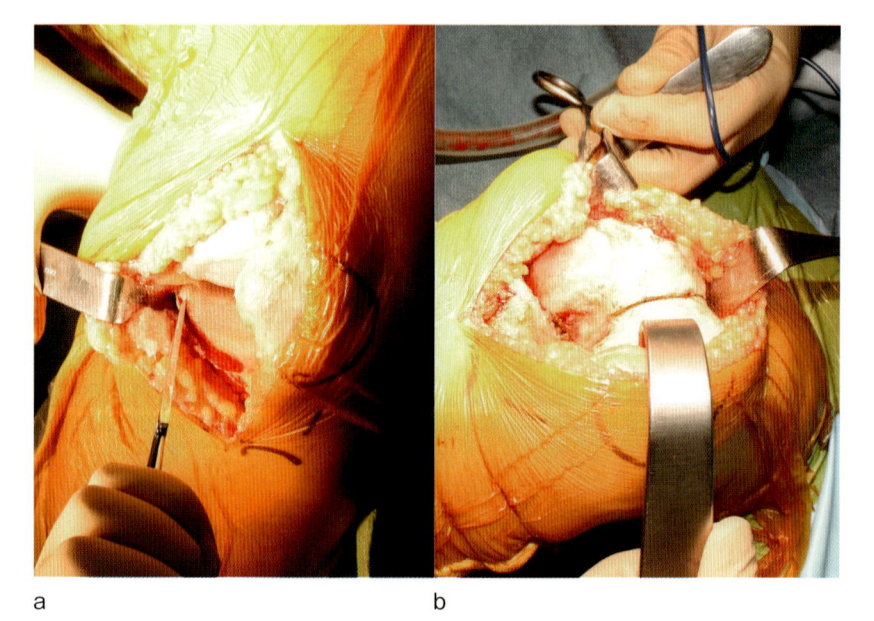

a　　　　　　　　　　　　b

図5　関節の展開

MCL の剥離は深層までに留め，脛骨内側の骨棘を切除する（a）．大腿骨の内外顆および顆間の骨棘を切除後，膝関節 90° 屈曲位にて PCL の緊張度および脛骨に対する大腿骨の前後の相対位置を確認しておく（b）．顆間の線は Whiteside line を示す．

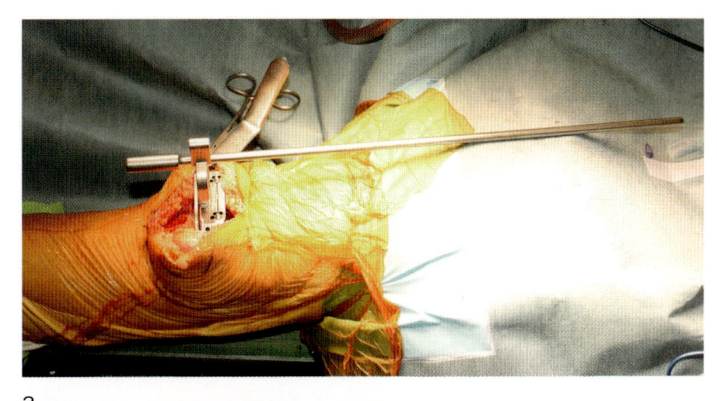

a

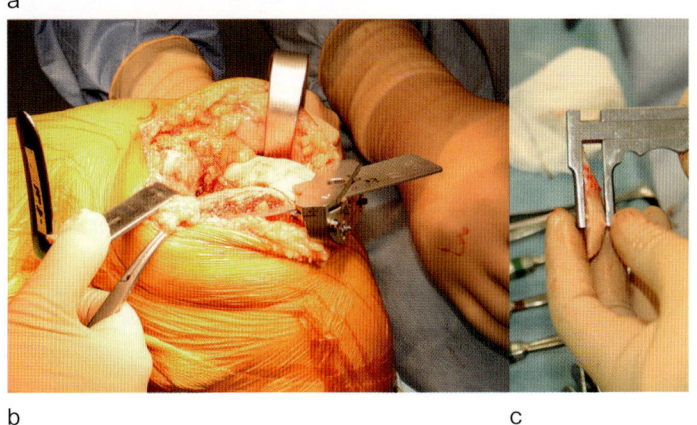

b   c

図6　大腿骨遠位骨切り

術前に X 線透視でマーキングした大腿骨頭中心を参照してアライメントを
確認する（a）．骨切りはコンポーネントと同じ厚さだけ行うことを原則と
し（b），切除した骨の厚さを計測して確認する（c）．

じ厚さだけ行うことを原則とする（**図6b**）．
また術前計画での大腿骨遠位端の内外側それ
ぞれの厚さとそれらの差は，骨切りの高さや
外反角の参考となる．軟骨がすでに無い場合
はそれらを加味して骨切り厚を決定し，決し
て厚く切らないようにする．

　実際の骨切りの際には，膝蓋骨，MCL，
膝窩筋腱，脛骨などを切らない様に保護する．
この際，骨硬化が強い場合にボーンソーが反
ることがあるので，再度骨切りして骨切り面
を平らにする．切除した骨は厚さを計測し
（**図6c**），術前計画と矛盾が無いか必ず確認
する．引き続き，前後面の骨切りを行っても
よいが，伸展ギャップも参考にするために，
先に脛骨近位の骨切りを行う．

4．脛骨骨切り

　原則として，前額面では術後の脛骨機能軸
に垂直に，矢状面では患者個々の後方傾斜に
合わせて骨切りする．内外側に各種鈎を挿入
し，PCL の横に鈎を入れてできるだけ脛骨
を前方へ引き出す．骨切りガイドの設置に際
しては，まずは Akagi line[11] に合わせて回
旋を決定し，髄外ガイドを設置する．脛骨正
面では脛骨前縁の近位 1/3 および遠位 1/3
を参考にして[12]（**図7a**）脛骨機能軸に垂直
に，後方傾斜は，脛骨前縁や腓骨軸などを参
考に（**図7b**），関節面の後方傾斜に合わせる
（**図7c**）．最後に予定される骨切り厚を，外
側関節面および顆間にて計測する．PCL 付
着部の周辺にノミを入れ付着部を島状に温存
し（**図8**），膝窩部の神経血管に十分に注意

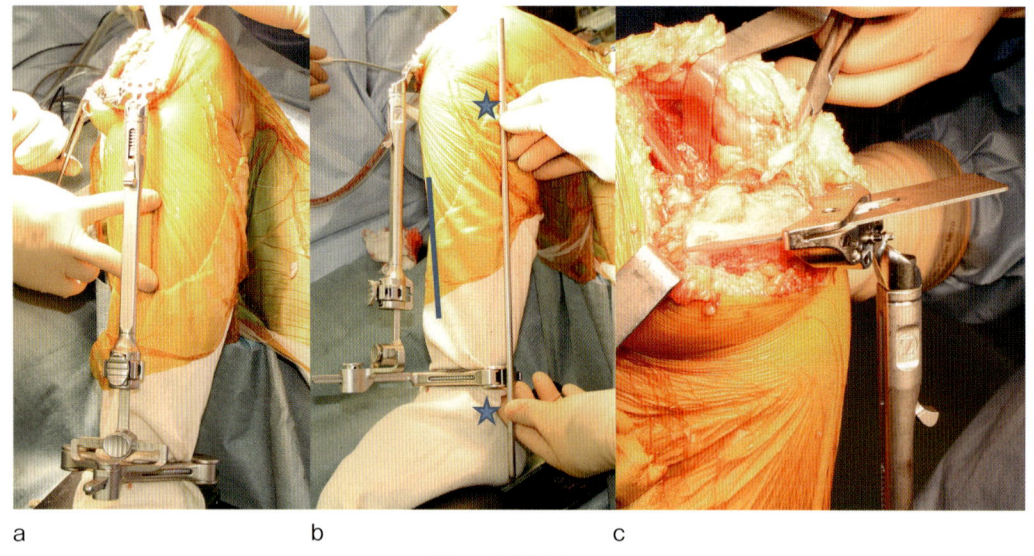

a　　　　　　　　　b　　　　　　　　　c

図7　脛骨骨切り

正面では脛骨前縁の近位1/3および遠位1/3を参考にして（a）脛骨機能軸に垂直に，後方傾斜は，脛骨前縁や腓骨軸（星印は腓骨頭と外果）などを参考に（b），関節面の後方傾斜に合わせる（c）.

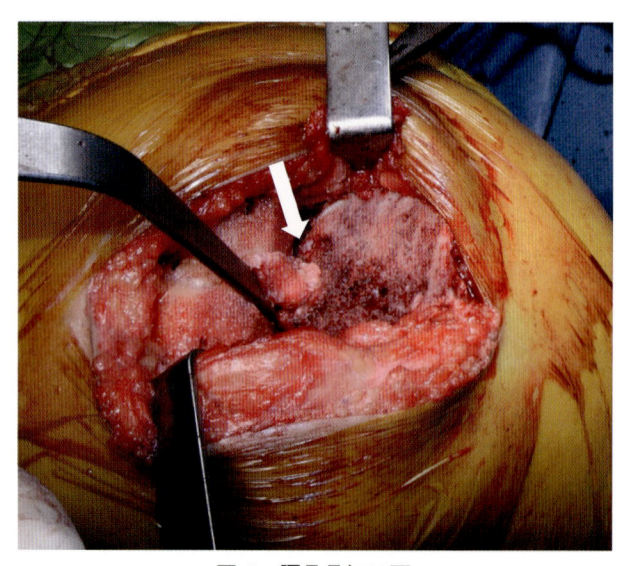

図8　脛骨骨切り面

PCL付着部の周辺にノミを入れ付着部を島状に温存する（矢印）.

して骨切りを行う.

5. 伸展位のアライメント確認

　10 mmのスペーサーが入ることと，下肢全体のアライメントおよび内外反のバランスが概ね良好であることをチェックする（図9）.この際，後方の骨棘切除や軟部組織剥離が終了していないので，多少の内側過緊張は許容し過度の内側剥離の追加は行わない.

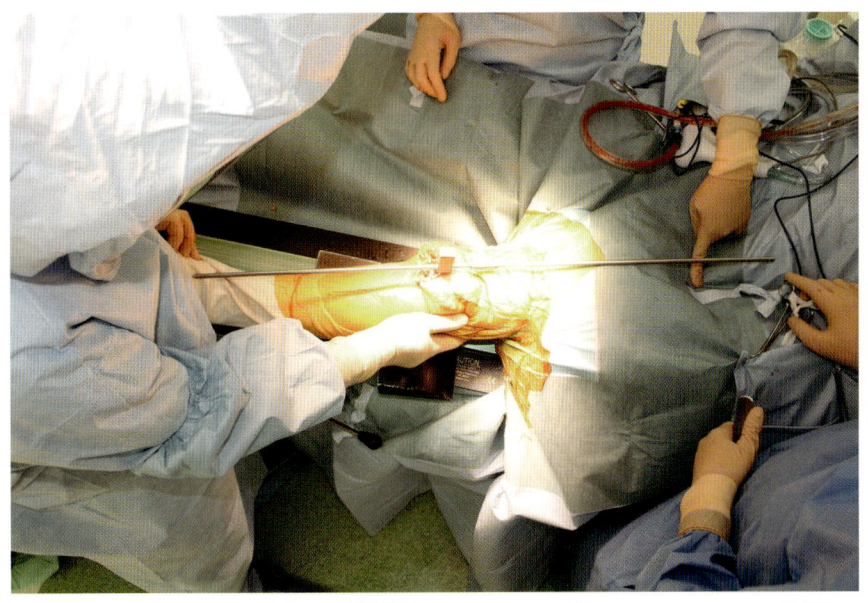

図9　伸展位のアライメント確認

10 mm のスペーサーが入ること，下肢全体のアライメントおよび内外反のバランスが概ね良好であることをチェックする．

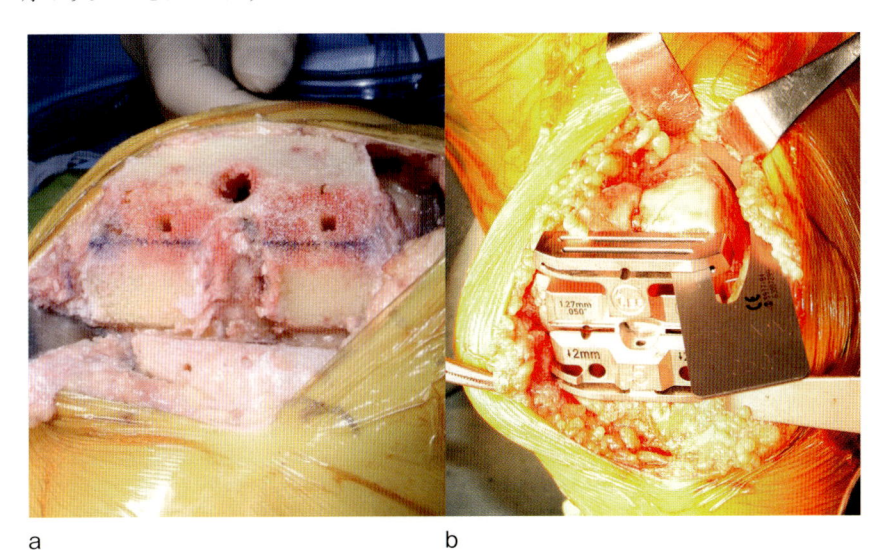

a　　　　　　　　　　　　　　b

図 10　大腿骨前後の骨切り

解剖学的上顆軸（a）を回旋の指標とする．骨切り前に大腿骨遠位前面にノッチが出来ないことをリセクションガイドで確認する（b）．

6. 大腿骨前後の骨切り

大腿骨内側上顆の sulcus 中央および外側上顆の骨性隆起頂点を再度触知して SEA を引き（**図 10 a**），大腿骨コンポーネント回旋の指標とする．この際，術前計画で計測した posterior condylar angle も参考にする．前方指標で AP サイズを決定するが，計測値と同じ，あるいは中間サイズの場合は小さい方のコンポーネントを選択する．これは，PCLを温存した場合，屈曲ギャップが狭小化することが多いためである．しかし，大腿骨後顆（PCO: posterior condylar offset）が術前よ

り過度に小さくなると，術後の屈曲角度に悪影響を及ぼす[13]ので注意を要する（第2章7参照）．また，骨切り前にテンサー等を使って予測される屈曲ギャップの大きさを参考にすることもできるが，膝蓋骨の位置に影響される[14]ことや，関節引き離し力によってPCLの走行が立って脛骨が大腿骨より相対的に前方になる[15]ので，本来のギャップよりも大きく出る（コンポーネントを入れた際には屈曲がきつくなる）ことを念頭に置いておく必要がある．骨切り前に大腿骨遠位前面にノッチが出来ないことをリセクションガイドで確認後（**図10b**），MCL，PCL，膝窩筋腱などを保護しながら骨切りする．大腿骨遠位前方の外側の方の多く切れる grand-piano sign になっていることや，後顆の骨切り量と内外差，屈曲ギャップの内外側バランスも，大腿骨骨切りの回旋位が正しいかどうかの参考になる．

7.　後方クリアランスの確保

残存する半月板の切除，後方関節包の剥離，大腿骨後顆の後方（**図11**），および内側後方のPCL周囲の骨棘，脛骨後方の骨棘を切除し，深屈曲の際に重要な後方クリアランスを確保する．

> **Point**
>
> 大腿骨後方の骨棘切除と後方軟部組織の処理が重要．

8.　大腿骨コンポーネントを設置し軟部組織バランスの評価

ここまでの過程で多くの症例で軟部組織バランスは合うが，大腿骨のトライアルコンポーネントを設置し膝蓋骨を整復して，テンサーなどを用いて伸展および屈曲ギャップを評価する[16]（**図12a**）．伸展および屈曲ともに狭い場合は脛骨近位の骨切りを追加する．伸展のみが狭い場合は，後方関節包剥離の追加や，脛骨コンポーネントの被覆を確認して内側後方の余剰骨を切除することも有用である．屈曲のみが狭い場合，まずは脛骨の後方傾斜を確認し，不足であれば追加切除を考慮する．PCLの緊張度への影響は脛骨後方傾斜2°アップと大腿骨後顆の2mmサイズダウンが同等と言われている[17]が，前述した

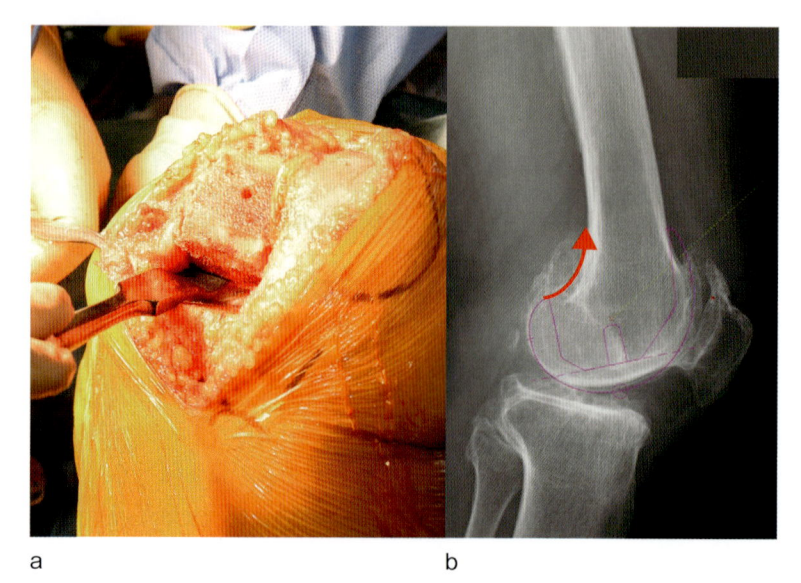

a　　　　　　　　　　　　b

図11　後方クリアランスの確保

大腿骨後顆後方の骨棘をノミで切除し（a），後方関節包を剥離する（b）．

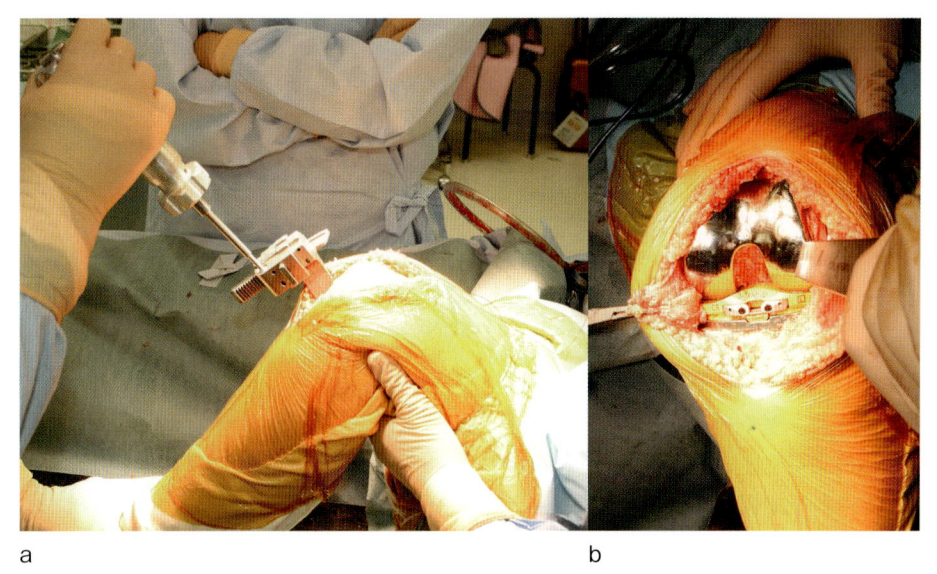

a   b

図 12　軟部組織バランスの評価
大腿骨トライアルコンポーネントを設置し膝蓋骨を整復して，テンサーにて関節ギャップを評価する（a）．また，脛骨と大腿骨の相対位置，POLO test，PCL触知などから，PCLの緊張を確認する．

ように，過度の大腿骨後顆のサイズダウンは術後屈曲角度に悪影響を及ぼすことを念頭に置いておく．

内外側のバランスが均等でない場合は，大腿骨と脛骨の内側から後方にかけての骨棘が確実に切除されているかを再度確認する．それでも内側の緊張が強い場合は半膜様筋腱や鵞足の剥離を行うことがあるが，そのような症例は少ない．なお，屈曲位でのある程度の外側弛緩性はむしろ生理的であり，内側の過度の剥離は内側支持性の破綻をきたす可能性があるため避けるべきである．

9.　脛骨の仕上げ

脛骨コンポーネントは内旋位に設置しやすいので，骨切り前に設定したAkagi lineや骨切り部中央と脛骨粗面内側1/3を結ぶ線などを参考にして回旋を決定する．また，対称性のコンポーネントの場合，正しい回旋位では脛骨内側後方が被覆されないことが多い．

10.　トライアルコンポーネントの設置

大腿骨と脛骨のトライアルコンポーネント

とインサートを設置し，関節可動域の確認，全可動域にわたる内外側のバランス，PCLの緊張度を確認する．脛骨と大腿骨の相対位置，POLO（pull-out lift-off）test[18]，PCLの触知などから（図12b），PCLが過緊張と判断した場合には，脛骨側や大腿骨側での剥離，緊張している線維の切離，V shape osteotomy[19]などを考慮するが，前述した適応症例ではほとんど必要ない．

11.　膝蓋骨の処置

膝蓋骨置換の必要性については議論の余地があるが，軟骨が摩耗している場合は置換が望ましいと考える．元来の厚さを再現すべく，コンポーネントの厚さと同じだけ切除し，コンポーネントの頂部がセントラルリッジと同じになるよう（通常は骨切り面の内側）に設置する．膝蓋骨トラッキングはno thumb techniqueなどで確認する．大腿骨コンポーネントと脛骨コンポーネントの回旋位が正しければ，通常外側支帯解離は必要ない．

12. コンポーネント設置

CR型TKAではPCLが荷重伝達の一部を担うことから，コンポーネントの固定はセメント固定，セメントレス固定のどちらでも対応可能である．コンポーネント設置後，膝蓋下脂肪体，関節包を可及的に縫合し，膝を屈伸させ緊張を確認しながら層ごとに閉創する．

まとめ

CR型TKAは，強靱なPCLを温存することで，術後の膝安定性や高い活動性が期待される．一方，術後成績は手術手技にある程度左右されるため，その手技の習熟が大切である．手術では，温存したPCL機能を発揮するためjoint lineを保つことが重要であり，解剖学的指標を基準として，コンポーネントの厚さの分だけ切除することを目標とする．特に，良好な屈曲角度を得るためには，脛骨の後方傾斜や後方クリアランスの確保が重要な手技となる．最後に，CR型TKA成功の最も重要な鍵は，綿密な術前計画であることを再度強調したい．

参考文献

1) Horiuchi H, et al: In vivo kinematic analysis of cruciate-retaining total knee arthroplasty during weight-bearing and non-weight-bearing deep knee bending. J Arthroplasty. 2012;27: 1196-1202.

2) Andriacchi TP, et al: The influence of total knee-replacement design on walking and stair-climbing. J Bone Joint Surg Am. 1982;64: 1328-1335.

3) Warren PJ, et al: Proprioception after knee arthroplasty. The influence of prosthetic design. Clin Orthop Relat Res. 1993;297:182-187.

4) Condit MA et al: The PCL significantly affects the functional outcome of total knee arthroplasty. J Arthroplasty. 2004;19:107-112.

5) Nozaki H, et al: Observations of femoral roll-back in cruciate-retaining knee arthroplasty. Clin Orthop Relat Res. 2002;404:308-314.

6) Höher J, et al: In situ forces in the human posterior cruciate ligament in response to muscle loads: a cadaveric study. J Orthop Res. 1999;17: 763-768.

7) Fang DM, et al: Coronal alignment in total knee arthroplasty: just how important is it? J Arthroplasty. 2009;24:39-43.

8) Kanekasu K, et al: Axial radiography of the distal femur to assess rotational alignment in total knee arthroplasty. Clin Orthop Relat Res. 2005; 434:193-197.

9) Kuriyama S, et al: Is a "sulcus cut" technique effective for determining the level of distal femoral resection in total knee arthroplasty? Knee Surg Sports Traumatol Arthrosc. 2014;22: 3060-3066.

10) Watanabe H, et al: Femoral anterior tangent line of the osteoarthritic knee for determining rotational alignment of the femoral component in total knee arthroplasty. J Arthroplasty. 2011; 26:268-273.

11) Akagi M, et al: An anteroposterior axis of the tibia for total knee arthroplasty. Clin Orthop Relat Res. 2004;420:213-219.

12) Fukagawa S, et al: Anterior border of the tibia as a landmark for extramedullary alignment guide in total knee arthroplasty for varus knees. J Orthop Res. 2011;29:919-924.

13) Bellemans J, et al: Fluoroscopic analysis of the kinematics of deep flexion in total knee arthroplasty. Influence of posterior condylar offset. J Bone Joint Surg Br. 2002;84:50-53.

14) Gejo R, et al: Joint gap changes with patellar tendon strain and patellar position during TKA. Clin Orthop Relat Res. 2008;466:946-951.

15) Heesterbeek P, et al: Posterior cruciate ligament recruitment affects antero-posterior translation during flexion gap distraction in total knee replacement. An intraoperative study involving 50 patients. Acta Orthop. 2010;81: 471-477.

16) Matsumoto T, et al: The intra-operative joint gap in cruciate-retaining compared with posterior-stabilised total knee replacement. J Bone Joint Surg Br. 2009;91:475-480.

17) Kuriyama S, et al: Posterior tibial slope and femoral sizing affect posterior cruciate ligament tension in posterior cruciate-retaining total knee arthroplasty. Clin Biomech. 2015;30:676-681.

18) Scott RD, Chmell MJ: Balancing the posterior cruciate ligament during cruciate-retaining fixed and mobile-bearing total knee arthroplasty: description of the pull-out lift-off and slide-back tests. J Arthroplasty. 2008;23:605-608.

19) Lombardi AV Jr: Soft tissue balancing of the knee-Flexion. Callaghan JJ (ed.), The Adult knee. pp1223-1232, Lippincott Williams & Wilkins, 2003.

9 PS 型 TKA

はじめに

Posterior stabilized（PS）型人工膝関節置換術（TKA）は，前十字靱帯/後十字靱帯（ACL/PCL）切除型である total condylar 人工膝関節の可動域と前後方向の不安定性を改善するために，J. Insall と A. Burstein によって開発された．最初の機種である I/B total condylar knee system（Zimmer 社）には，total condylar 人工膝関節のポリエチレンの曲率半径を後方へずらし，前方のリップを高くし，7° の後方傾斜をつけた I 型，post-cam 機構を追加して屈曲時の脛骨コンポーネントの後方移動を防止し，前後方安定性を改善させ，120° までの屈曲を可能にした II 型，post-cam 機構を大きくすることで，大腿骨コンポーネントの大腿骨脛骨コンポーネント間の内外反 3° まで・内外旋 5° までの拘束性を持たせた III 型がある（図 1）．I/B total condylar knee system の II 型 が，PS 型 TKA の起源である．

PS 型は，post-cam 機構によって可動域が良好であること，前後方向の安定性があること，安定した中長期成績があることから，様々な機種が市販されるようになった．

PS 型 TKA の手術手技に関しては，

- ACL，PCL を切除すること
- Post-cam 機構があること

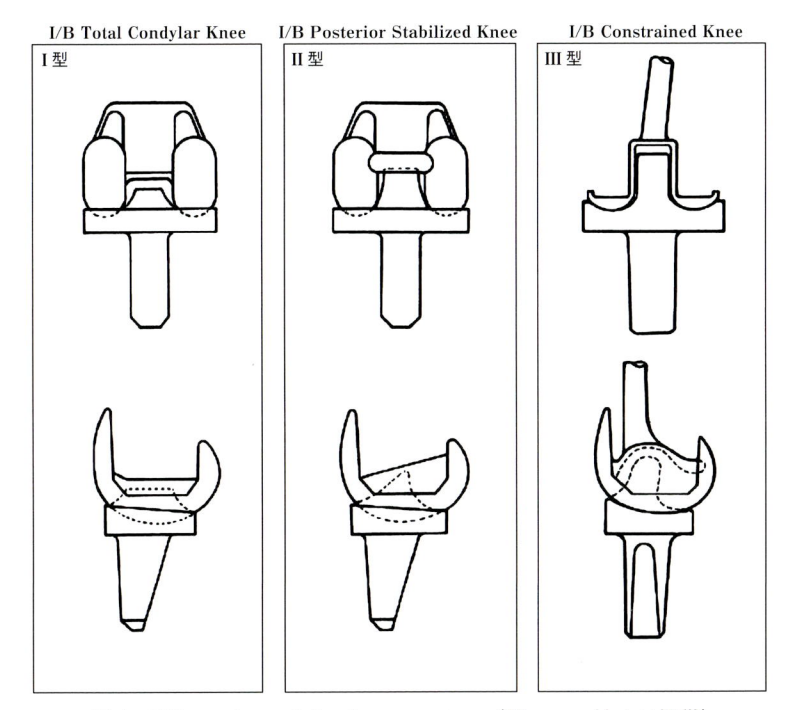

I/B Total Condylar Knee　　I/B Posterior Stabilized Knee　　I/B Constrained Knee

I 型　　　　　　　　　　II 型　　　　　　　　　　III 型

図 1　I/B total condylar knee system（Zimmer 社より提供）
I/B total condylar knee system の II 型が，PS 型 TKA の起源である．

を考慮する必要がある．

1 PS 型 TKA に特有の手術手技

1.　骨切り

　目標とする下肢アライメントは基本的に他の機種と同じである．

　冠状面アライメントに関しては，近年の人工関節は，デザインとマテリアルが改善したことから機能軸の outlier に対する許容が広くなったという報告もある[1]．しかし人工膝関節は，大腿骨・脛骨コンポーネントともに機能軸に垂直に設置することを前提に設計されている．人工膝関節の材料学的な観点，活動性の高い若年者への適応が増加している現状を考慮すると，大腿骨・脛骨とも機能軸に垂直に骨切りすることを目標するべきである．

　矢状面アライメントに関しては，明らかなエビデンスは未だ無い．大腿骨コンポーネントを伸展位に設置すると大腿骨前方皮質ノッチを引き起こす．大腿骨前方皮質ノッチは大腿骨顆上骨折の危険因子となるために[2]，大腿骨コンポーネントは屈曲位に設置されやすい傾向にある．脛骨コンポーネントに関しては，CR 型では PCL の緊張が強い場合，あえて屈曲位に設置する外科医も多い．PS 型でも屈曲位に設置されやすい傾向にある．しかし，大腿骨・脛骨コンポーネントがともに過度の屈曲位に設置されると，膝伸展時に大腿骨・脛骨コンポーネント間が相対的に過伸展となり，脛骨 post の前方インピンジメントをきたす（図 2）．前方インピンジメントは post の摩耗・折損の一因となる可能性があるため[3]，大腿骨・脛骨コンポーネントの過度の屈曲位設置は避けるべきである．前方インピンジメントを引き起こさない大腿骨・脛骨コンポーネント間の過伸展許容角度は機種により異なる（7〜15°）．脛骨コンポーネントには後傾角がコンポーネント自身にビルトインされている機種と，そうでない機種があ

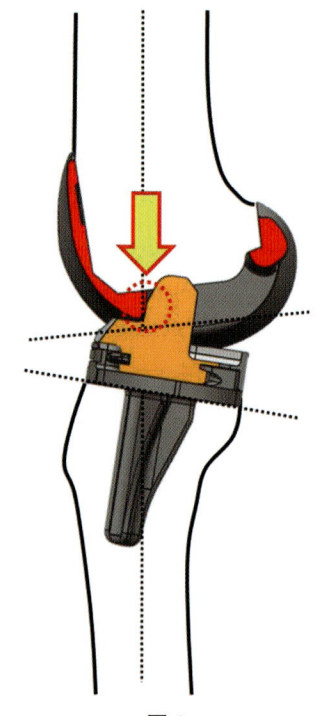

図 2

大腿骨・脛骨コンポーネントを過度に屈曲位設置すると，膝伸展時に大腿骨・脛骨コンポーネント間が相対的に過伸展となる．デザインの許容範囲を超えると脛骨 post の前方インピンジメントをきたす．

る．したがって，脛骨コンポーネントの推奨後傾角は機種によって異なる（0〜7°）．それぞれ使用する機種の設計特性を事前にチェックしてから手術に臨むことが望ましい．

2.　靱帯バランス

　内外反の靱帯バランスを調整するには，CR 型 TKA では 3 つの要素（PCL・内側軟部組織・外側軟部組織）を同時に調整する高度な技術を要する．しかし，PS 型では 2 つの要素（内側・外側軟部組織）の調整だけで済むのでより簡単で画一的である．

　しかし，PS 型 TKA では PCL 切除の影響を考慮する必要がある．ACL 切除は，屈曲ギャップをあまり開大させないが，伸展ギャップを大きく開大させる[4]．したがって，PCL を温存する CR 型 TKA では屈曲ギャップが狭くなる傾向がある．PCL 切除は，伸

展ギャップをあまり開大させないが，屈曲ギャップを大きく開大させる（3〜4 mm）[4, 5]．屈曲ギャップがゆるいと，大腿骨コンポーネントのリフトオフや，ポリエチレン摩耗の増加をきたす．PS 型 TKA では屈曲ギャップ開大へ対応できる手術手技が必要である．大腿骨と脛骨を解剖学的ランドマークに従ってコンポーネントを同じ厚みだけ先に骨切除した後に靱帯バランスを整える手術手技（measured resection technique）では，大きくなってしまった屈曲ギャップへの対応が困難になる．したがって，屈曲ギャップ開大への対策としては，靱帯バランスに合わせて骨切除量を調節する手術手技（modified gap technique）が有効である．

3．膝蓋骨置換

　ほとんどの PS 型 TKA の膝蓋骨グルーブは，膝蓋骨コンポーネントとの接触面積を大きくする round 形状のため native な膝蓋骨関節面形状に一致しない，大腿骨コンポーネントの膝蓋骨グルーブには post を収めるボックスの角がある，など膝蓋骨非置換を想定して設計されていない．オーストラリアの national registry でも，PS 型 TKA では膝蓋骨非置換群の再置換率は膝蓋骨置換群より高いことが示されている[6]．したがって，PS 型 TKA では膝蓋骨置換を行うことが強く推奨される．

　PS 型 TKA 特有の合併症として，patellar clunk syndrome がある．Insall らが膝蓋骨周囲の滑膜増生について報告し，Hozak らが病態を解明し "patellar clunk syndrome" という言葉を提唱した．膝蓋骨コンポーネント上縁に形成された滑膜の塊が，深屈曲につれてボックスの中に滑らかにはまり込む．その状態から膝を伸展すると，ボックスの角と滑膜の塊が挟まり "ばね指" のように礫音を生じる．Fukunaga らは "intercondylar box ratio" と定義し（**図 3**），これが大きいと patellar clunk syndrome の発生率が高いことを明

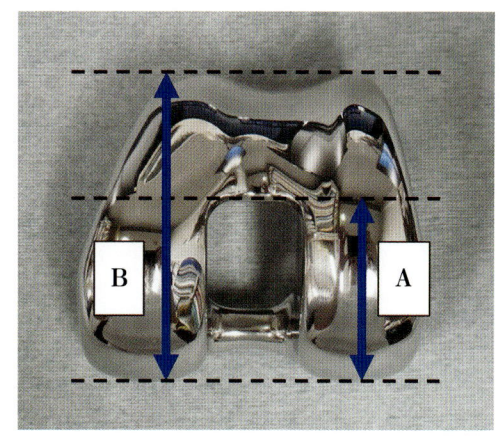

図 3　intercondylar box ratio

A/B 比が intercondylar box ratio である．これが大きいと相対的にボックスが長くなり，小さいと短くなる．ボックスが長いと，より小さな屈曲角度でも膝蓋骨上縁に形成された滑膜の塊がボックスの中に入り，patellar clunk syndrome の発症率を増加させると考えられている．

らかにした[7]．Intercondylar box ratio が 0.6 以下である機種であれば，発症率は極めて低い．術中に膝蓋骨上方の滑膜切除し電気メスで凝固しておくと発症を低減できる．最近の機種では，intercondylar box ratio が小さく，またボックスの角も丸く削られているため，発症率は低くなってきている．術後 1 年以内の発症が多く，疼痛を伴う場合は関節鏡視下滑膜切除の適応となる．関節鏡視下滑膜切除術後の再発率は低く，有効な方法である．

4．セメント固定

　CR 型とは異なり，PS 型では post-cam 機構により屈曲時には大腿骨コンポーネントの cam 機構が脛骨インサートの post を前方へ押すため，脛骨コンポーネントの骨－インプラント界面には下方だけでなく前方へのストレスもかかる．実際，前方へのメカニカルストレスを考慮して，短いペグや短いキールしかない脛骨コンポーネントの PS 型への使用はメーカーが推奨していないケースが多い．脛骨コンポーネントの長期固定性を考慮する

と，PS型TKAでは脛骨トレイ部分だけのsurface cementationよりも，ステム・キール周囲にもセメントを付けるfull cementationが望ましいと考えられる．

深屈曲位では，大腿骨コンポーネントの骨－インプラント界面に大きなメカニカルストレスがかかる[8]．深屈曲対応PS型大腿骨コンポーネントの場合，骨切り面にセメントを塗布してもコンポーネント側へのセメントを塗る面積が少ないと，早期にゆるみをきたしたという報告もある[9]．骨切り面・コンポーネントともに十分にセメントを塗布して固定する事が望ましい．

2　Modified gap techniqueの実際

PS型TKAにおけるmodified gap techniqueについて，各ステップ毎に分けて述べる．

1. 脛骨骨切り

冠状面での脛骨近位骨切り角度は伸展ギャップだけでなく，屈曲ギャップにも大きな影響を与える．Modified gap techniqueにおける靱帯バランスの基準面は，脛骨近位骨切り面である．大腿骨コンポーネントの回旋は，脛骨骨切り面に平行になるように設定される．脛骨骨切り面が内反してしまうと大腿骨コンポーネントは内旋位に，脛骨骨切り面が外反してしまうと大腿骨コンポーネントは外旋位に設置されてしまう．したがって，modified gap techniqueを行う場合，冠状面での脛骨近位骨切り角度は正確に行う必要がある．脛骨近位骨切り後にアライメントロッドなどで慎重に確認し，冠状面アライメントが適切でない場合は，再度骨切りを行って修正するべきである．

2. 大腿骨遠位骨切り

冠状面での大腿骨骨切りは，機能軸に影響を与える．大腿骨遠位骨切りの方法として，髄内ロッド・髄外ロッド・ナビゲーションシステム・メカニカルナビゲーションデバイス・カスタムカッティングデバイス・ロボッ

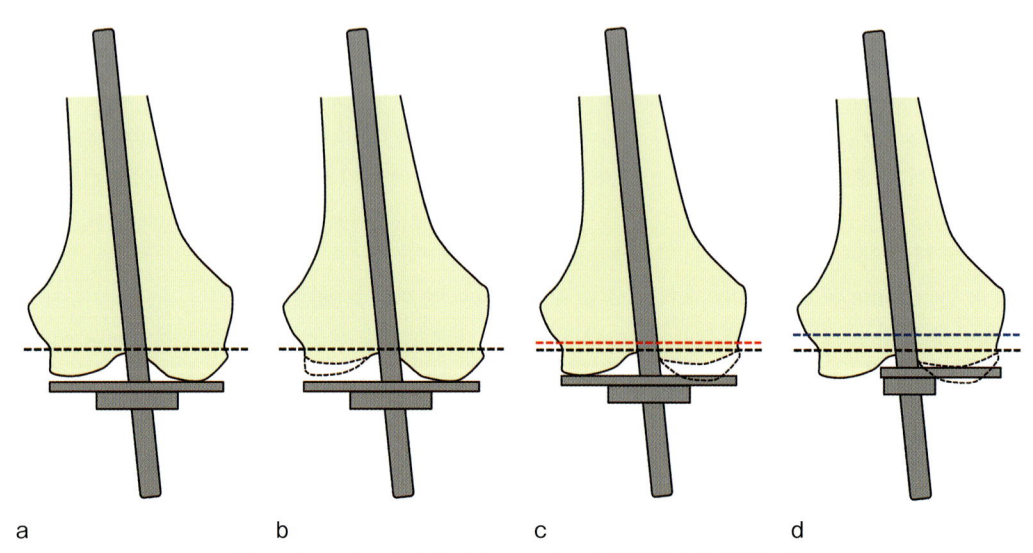

a　　　　　　　b　　　　　　　c　　　　　　　d

図4　髄内ガイドを使用するときの大腿骨遠位部骨切り量

健常膝では，大腿骨関節面は機能軸の垂線より外反していることが多い．そのため，機能軸に垂直に骨切りすると髄内ガイドの遠位部は内側に当たり，大腿骨遠位部骨切り量は内側の方が多くなる（a）．外反膝では外顆が（b），内反膝では内顆が摩耗している（c）．したがって，内反膝ではjoint lineが上昇しやすい（赤線）．また内側reference のMIS器械で内反膝を手術するとjoint lineは更に上昇する（d）（青線）．

ト等がある．どの方法もピットフォールがあるため，その構造・機能を理解して使用すべきである．大腿骨遠位部骨切り量に関しては，内反膝では内側顆が，外反膝では外側顆が摩耗していることを考慮して決定する必要がある（図4）．

3. 伸展ギャップの作製

軟部組織解離を行う前に可能な範囲で大腿骨・脛骨内側骨棘切除を行う（図5）．骨棘切除を行った後に伸展ギャップの計測を行う．測定方法は，スペーサーブロック・ラナワットブロック・ラミナスプレッダー・テンサー

デバイス等がある．スペーサーブロック・ラナワットブロックは，簡便であるが，主観的な評価方法になり角度や数値として表示されない．テンサーデバイスは再現性のある正確な計測値が得られるが，引き離しには一定の見解がない．どの方法もピットフォールがあるため，その利点・欠点を理解して使用すべきである．

内反膝で内側軟部組織の緊張が強い場合は，内側の軟部組織解離を行う．靱帯バランスに関与する内側軟部組織は，内側側副靱帯（MCL）浅層，MCL深層，後斜靱帯，後内側関節包，半膜様筋，半腱様筋，縫工筋があ

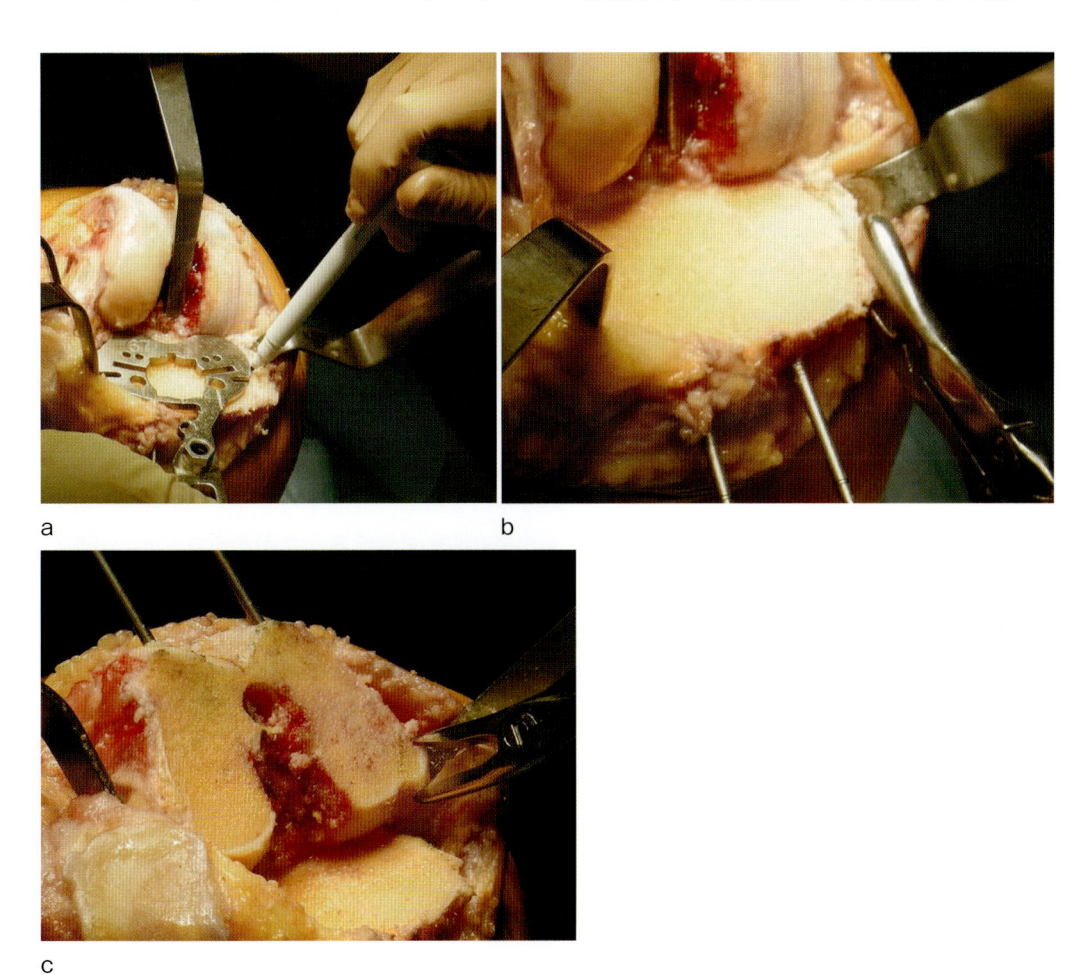

a

b

c

図5　軟部組織解離を行う前に行うべき処置
伸展ギャップを計測する前に骨棘切除を行っておく．脛骨側は，脛骨骨切り面に脛骨コンポーネントトライアルを当てて，コンポーネントがからはみ出る部位をマーキングし（a），切除しておく（b）．大腿骨顆部の骨棘も切除しておく（c）．

る．軟部組織剥離の順番・程度・方法（遠位側剥離・近位側剥離・中央部での pie crust 法）に関しては，未だ明らかなエビデンスがなく術者の経験に依存するところが大きいため，今後エビデンスレベルの高い研究が期待される[10]．しかし，"過度の内側軟部組織解離は術後の不安定性を引き起こすため必要最小限にとどめておくべきである"ということは近年の文献ではコンセンサスが得られている[10]．筆者は，MCL 深層の脛骨付着部，後内側関節包の脛骨側付着部の順に伸展ギャップが整うまで剥離を行う．高度内反膝では MCL 浅層の脛骨付着部，半腱様筋と縫工筋脛骨付着部（鵞足）を部分剥離するが，半膜様筋は屈曲位での内側弛緩性が出現することがあるので温存し，残存した伸展ギャップの内反は許容している．高度内反膝では脛骨ダウンサイズ（1 サイズ小さな脛骨コンポーネントを脛骨骨切り面の外側に設置して，はみ出した内側の脛骨を骨切除する）[11]も有効である．

　この段階での伸展ギャップの目標は長方形にすべきではない．その後に続く手順である大腿骨後顆部骨切り・後方クリアランスの作製にて伸展ギャップは約 1° 外反し[12]，骨切り後コンポーネントの設置により更に約 1° 外反する[13]からである．したがって，伸展ギャップを作製する際は，軽度（約 2〜3°）の内反を残したまま，次のステップ（後顆部骨切り・後方クリアランスの作製など）に進むのが良いと考えられる．

> **Point**
>
> ポイントは，骨棘切除をできる限り行い，過度の内側軟部組織の解離は避けることである．

4. 屈曲ギャップの作製

　Modified gap technique の鍵になる重要なステップである．

　まず，伸展ギャップと後顆部骨切り前の屈曲ギャップを測定して，その差を算出する．大腿骨遠位・後顆部，脛骨近位部の骨切り量を調整することで，伸展・屈曲ギャップの相対的なバランスを調整する．スペーサーブロック・ラナワットブロック・テンサーデバイスなどを用いる方法がある（図6）．

1）屈曲ギャップの大きさ

　PS 型 TKA では ACL・PCL をともに切除するため，屈曲ギャップが大きくなる傾向がある[4,5]．したがって，ゆるくなりがちな屈曲ギャップに対して，骨切り量の調節でいかに対処するかが鍵となる．

　骨切り量と伸展・屈曲ギャップとの関係は以下の 3 つにまとめられる．

1) 大腿骨遠位部の骨切り量は，伸展ギャップの大きさに影響を与える．
2) 大腿骨後顆部の骨切り量は，屈曲ギャップの大きさに影響を与える．
3) 脛骨近位部の骨切り量は，伸展ギャップおよび屈曲ギャップの大きさに同じ影響を与える．

　つまり，脛骨近位部の骨切りでは，伸展ギャップと屈曲ギャップの相対関係を変えることはできず，ゆるい屈曲ギャップに対処できない．大腿骨遠位部・大腿骨後顆部の骨切りによって，伸展ギャップと屈曲ギャップの相対関係を変えることができる．

　屈曲ギャップを相対的に小さくする方法は，具体的には以下の 3 つの方法がある．

a）大腿骨遠位部の追加骨切除

　大腿骨遠位部の追加骨切除により，伸展ギャップのみを大きくすることができる（図7）．

> **Point**
>
> 大腿骨遠位部の追加骨切除は，joint line 上昇による膝蓋骨低位，post と膝蓋骨のインピンジメント[14,15]，小さな大腿骨では上顆部を損傷する危険性がある．通常約 2 mm までなら許容される場合が多い．

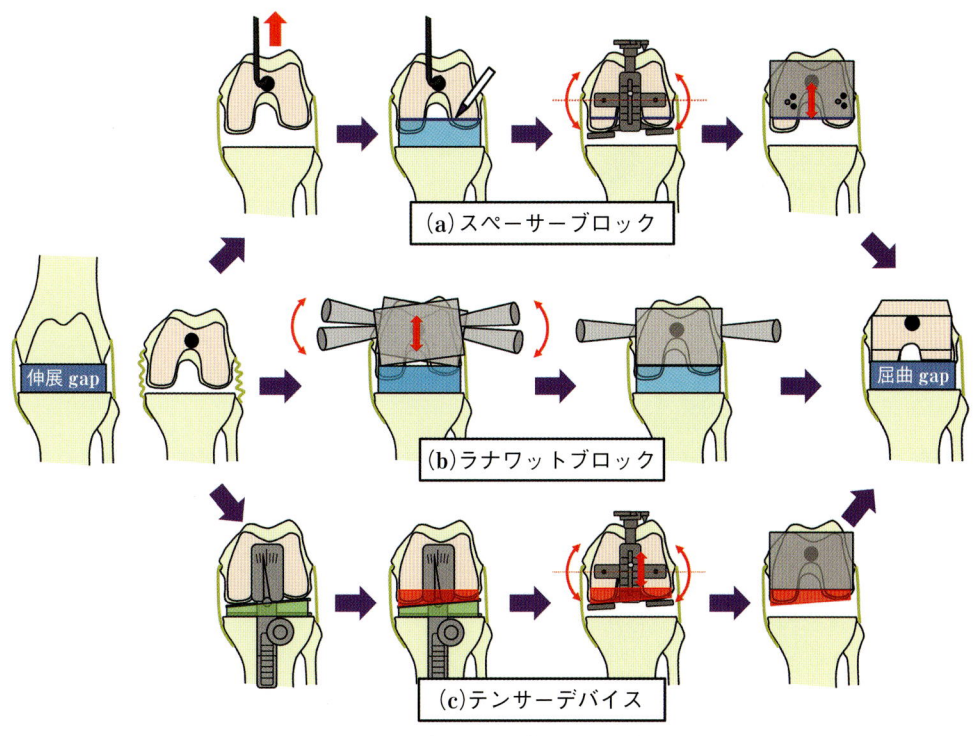

(a) スペーサーブロック

伸展 gap

(b) ラナワットブロック

屈曲 gap

(c) テンサーデバイス

図6　屈曲ギャップの作製方法

屈曲ギャップを作製する方法としては，スペーサーブロック・ラナワットブロック・テンサーデバイスを用いる方法などがある．

a）単鈍鈎などで大腿骨を持ち上げる．伸展ギャップと同じ大きさのスペーサーブロックを大腿骨遠位骨切り面に当てて，皮膚ペンなどで骨切り線予定線（紫線）をマーキングする．骨切り予定線と平行になるように AP サイザーを回旋させる．骨切り予定線と重なるように骨切りブロックのサイズ・前後位置を決定して，骨切りを行う．主観的な方法であるが，特別な手術器械は必要ない．

b）伸展ギャップと同じ大きさのスペーサーブロックを大腿骨遠位骨切り面に当てて，ラナワットブロックの回旋・前後位置を決定し，骨切りを行う．簡便ではあるが，ラナワットブロックが使用できる器械に限られる．

c）テンサーデバイスを挿入し屈曲ギャップの大きさ・角度を計測する（緑台形）．伸展ギャップの大きさとの差を計算する（赤台形）．伸展ギャップとの差の分だけ大腿骨後顆を骨切り出来るように，posterior reference sizer の設定を調節して，骨切りする．テンサーデバイスとそれに対応した設計の posterior reference sizer が使用できる器械に限られる．

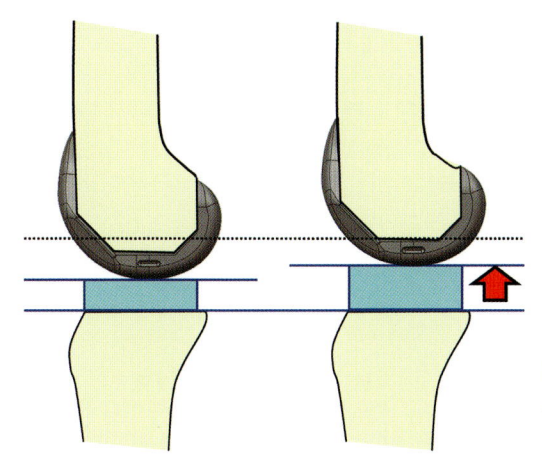

図7　大腿骨遠位部追加骨切除の効果

伸展ギャップを大きくすることで，相対的に屈曲ギャップのゆるさを回避出来る．

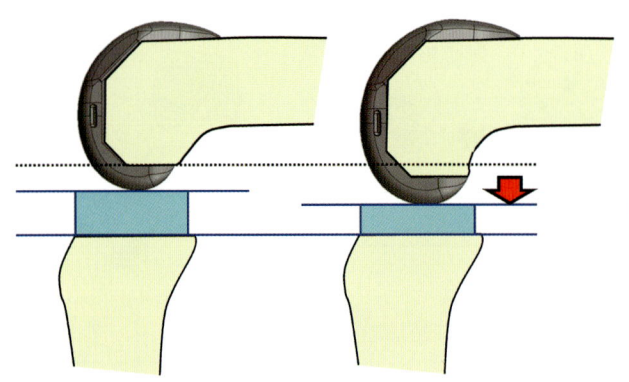

**図8　大腿骨コンポーネントのサイズ
　　　アップの効果**

大腿骨後顆骨切り量を少なくして屈曲
ギャップを小さくする．大腿骨前方皮質
ノッチを避けるために1サイズ大きなコン
ポーネントを選択する．

b）大腿骨コンポーネントのサイズアップ

　大腿骨後顆骨切り量を少なくして，1サイ
ズ大きな大腿骨コンポーネントを選択する
（**図8**）．

Point

サイズピッチが4mm以上の大きな機種で
は，ML方向にインプラントがはみ出してしま
う．サイズピッチが小さい（2mm）の機種
や，ML幅が小さい大腿骨コンポーネントのオ
プションがある機種には有効である．
通常約2mmまで屈曲ギャップを小さくする
ことができる．

c）大腿骨コンポーネントの軽度屈曲位設置

　大腿骨コンポーネントを2°屈曲位に設置
することで，屈曲ギャップを約1mm小さく
することができる[16]（**図9**）．実際には，大

腿骨遠位カッティングブロックの幅の"遊び"
の範囲内でボーンソーを屈曲位に傾けて骨切
りする，大腿骨シャンファーのカッティング
ブロックを軽度屈曲位で固定する，などの方
法がある．

Point

過度の屈曲位設置は脛骨postの前方インピン
ジメントをきたす．

2）屈曲ギャップの形状

　屈曲ギャップの形状は大腿骨コンポーネン
トの回旋設置位置によって決まる．解剖学的
ランドマークを示標にして，大腿骨コンポー
ネントの回旋設置位置を決定すると，4°以
上の屈曲ギャップoutlierが約30％の症例で
起こってしまう[17]．脛骨骨切り面と並行に
大腿骨後顆部の骨切除を行うと，長方形の屈

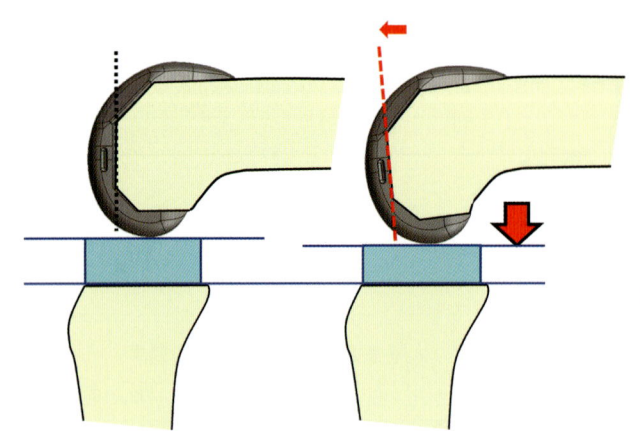

**図9　大腿骨コンポーネント軽度屈曲
　　　位設置の効果**

大腿骨を軽度屈曲位に設置することで，
大腿骨前方皮質ノッチを作らずに屈曲
ギャップを小さくすることが出来る．

曲ギャップが作製できる．しかし，大腿骨コンポーネントの回旋設置位置を解剖学的ランドマークから大きく外れて設置すると伸展位での大腿骨・脛骨コンポーネント間の回旋不適合を，大腿骨コンポーネントの過内旋位では膝蓋骨トラッキング不良を，大腿骨コンポーネントの過外旋位では大腿骨前方骨皮質のノッチ[18]を引き起こす危険性がある．大腿骨・脛骨コンポーネント間の回旋不適合は，近年導入されている medial pivot 運動を誘導する guided motion デザインでは腸脛靱帯摩擦症候群[19]などを引き起こすため，特に注意を要する．Surgical transepicondylar axis（SEA）より内旋位設置・clinical transepicondylar axis（CEA）より過度な外旋回旋位設置は避けるべきである．

　Posterior reference sizer は，大腿骨コンポーネント後顆部と同じ厚みだけ，後顆部を骨切りできる様に設計されているため，modified gap technique を行う際には便利である．後顆部からの回旋角度も任意で決められるが，回旋中心が機種によって異なる．つまり，同じ外旋角度に設定しても，posterior reference sizer の構造が異なれば，後顆骨切除量は大きく異なってしまう（図10)[20]．使用する sizer の構造を術前に把握しておく必要がある．

　CEA や SEA は関節症による骨破壊の影響を受けないが，術野で正確に同定することは熟練した外科医でも困難といわれている[21]．一方後顆軸（posterior condylar axis: PCA）は関節症による骨破壊の影響を受けるが，術野での正確な同定が可能である．術前 CT や単純 X 線上顆軸撮影などで，CEA や SEA と PCA のなす角度（condylar twist angle）を事前に計測しておき，術野での PCA を基準に大腿骨コンポーネントの回旋設置位置を確認する方法（adopted measured resection technique)[22]は有効である．しかし，1）CT や単純 X 線像は後顆部軟骨の厚みを考慮出来ないため術前画像の PCA と術野での PCA は 1〜2°解離すること[23,24]，2）CT では，1スライスで評価する場合とレイサム像で評価する場合とでは condylar twist angle が異なること[25]，に留意しておく必要がある．

5. 後顆部骨切り・後方クリアランスの作製

　後顆部骨切り後の後方クリアランスの作製（インプラントからはみ出した後方骨棘切除）は，深屈曲時にポリエチレンインサートと後顆部のインピンジを防ぐために重要である．しかし，この手技はあらかじめ作製した伸展・屈曲ギャップを変化させてしまう[13]．

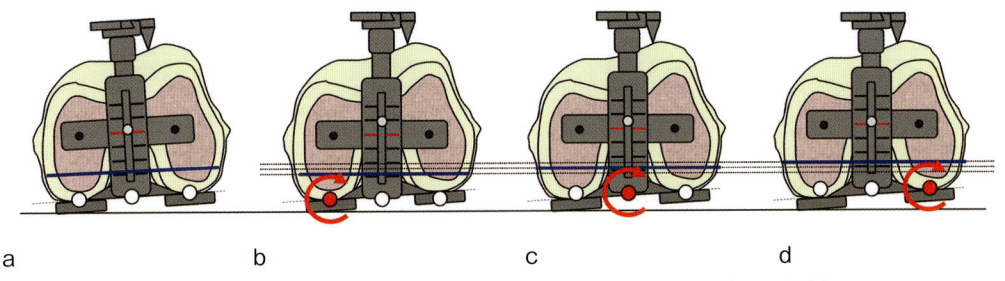

a　　　　　b　　　　　c　　　　　d

図10　**Posterior reference sizer** の回転中心と骨切除量の関係

青線が後顆部骨切り線を示す．
外旋角度が 0°の場合，後顆部骨切除量は一定である（a)．
しかし，外旋角度を設定した場合，b）内側で回旋するタイプでは，内側後顆骨切除量が一定で，外側後顆骨切り量は外旋角度により減少する．d）外側で回旋するタイプでは，外側後顆骨切除量が一定で，内側後顆骨切り量は外旋角度により増加する[20]．c）中央で回旋するタイプでは，外旋角度により内側後顆骨切除量が増加し，外側後顆骨切り量は減少する．後顆部骨切り量は，外側回転型＞中央回転型＞内側回転型となる．

PS 型では伸展・屈曲ギャップとも約 1 mm 大きくなるが，伸展ギャップと屈曲ギャップの増加量に有意差はないため，伸展・屈曲ギャップの相対的バランスという観点では影響はない．

6. コンポーネント設置後の伸展・屈曲ギャップ

　これまでは骨切り間のギャップの大きさ・形状を目標として手術手技が開発されてきた．しかし，コンポーネント設置により，伸展・屈曲ギャップのバランスが変化する可能性がある．そこで，筆者らはコンポーネントと同一形状のテンサーデバイスを作製し [26, 27]（図 11），PS 型 TKA（Vanguard RP，Biomet 社）のコンポーネント設置後のギャップを内反膝 259 膝にて測定した．コンポーネント設置によって伸展ギャップは約 1 mm 小さくなり，約 1°外反した [24]．インプラント設置後の伸展ギャップと屈曲ギャップを同じ大きさにするには，インプラント設置前の伸展ギャップを屈曲ギャップより約 2 mm 大きく作製しておくべきことが判明した [24]．また，インプラント設置後に mid-flexion 領域で弛緩性が出現してしまうこと，インプラント関節面形状を変更したり [28] 屈曲ギャップの大きさをコントロールすることで mid-flexion 領域で

弛緩性を減少させることも判明した [29]．PS 型人工膝関節における mid-flexion 領域での弛緩性を防止するためには，新しいインプラント関節面形状や手術手技の改良が望まれる．

まとめ

- PS 型 TKA に特有の手術手技について述べた．
- PS 型 TKA の利点は，簡単で画一的な手術手技，大きな術後屈曲角度，良好な長期成績，といえる．
- PCL を切除しているため屈曲ギャップが大きくなりやすく，それに対処できる手術手技が必要である．
- Post-cam 機構があるため，post の前方インピンジメント・patellar clunk syndrome・膝蓋骨置換・コンポーネントの固定性に留意すべきである．

参考文献

1) Parratte S, et al: Effect of postoperative mechanical axis alignment on the fifteen-year survival of modern, cemented total knee replacements. J Bone Joint Surg Am. 2010;92:2143-2049.
2) Zalzal P, et al: Notching of the anterior femoral cortex during total knee arthroplasty characteristics that increase local stresses. J Arthroplasty.

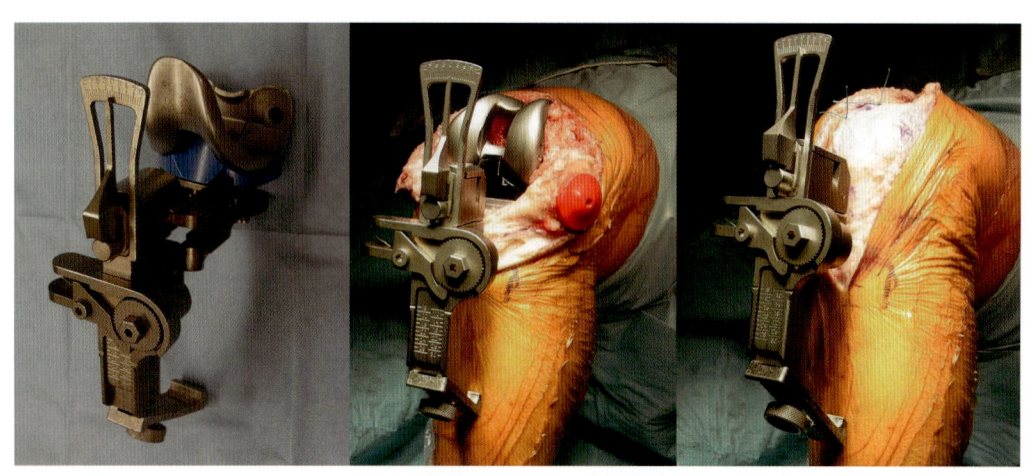

図 11　トライアルコンポーネント設置後のギャップを計測するためのテンサーデバイス

2006;21:737-743.

3) Callaghan JJ, et al: Tibial post impingement in posterior-stabilized total knee arthroplasty. Clin Orthop Relat Res. 2002;404:83-88.

4) Nowakowski AM, et al: Measurement of knee joint gaps without bone resection: "physiologic" extension and flexion gaps in total knee arthroplasty are asymmetric and unequal and anterior and posterior cruciate ligament resections produce different gap changes. J Orthop Res. 2012; 30:522-527.

5) Kadoya Y, et al: Effects of posterior cruciate ligament resection on the tibiofemoral joint gap. Clin Orthop Relat Res. 2001;391:210-217.

6) Annual report 2015–National joint replacement registry of Australian Orthopaedic Association. https://aoanjrr.dmac.adelaide.edu.au/annual-reports-2015

7) Fukunaga K, et al: The incidence of the patellar clunk syndrome in a recently designed mobile-bearing posteriorly stabilised total knee replacement. J Bone Joint Surg Br. 2009;91:463-468.

8) Zelle J, et al: Does high-flexion total knee arthroplasty promote early loosening of the femoral component? J Orthop Res. 2011;29:976-983.

9) Han HS, et al: High incidence of loosening of the femoral component in legacy posterior stabilised-flex total knee replacement. J Bone Joint Surg Br. 2007;89:1457-1461.

10) Hunt NC, et al: Lack of evidence to support present medial release methods in total knee arthroplasty. Knee Surg Sports Traumatol Arthrosc. 2014;22:3100-3112

11) Niki Y, et al: Effects of reduction osteotomy on gap balancing during total knee arthroplasty for severe varus Deformity. J Arthroplasty. 2015;30:2116-2120.

12) Minoda Y, et al: The flexion gap preparation does not disturb the modified gap technique in posterior stabilized total knee arthroplasty. Knee. 2012;19:832-835.

13) Minoda Y, et al: Decreased extension gap and valgus alignment after implantation of total knee prosthesis in primary varus knees. Knee Surg Sports Traumatol Arthrosc. 2014 Oct 14. [Epub ahead of print]

14) Verborgt O, Victor J: Post impingement in posterior stabilised total knee arthroplasty. Acta Orthop Belg. 2004;70:46-50.

15) Minoda Y, et al: Impingement of patella and tibial post after posterior stabilized total knee arthroplasty depends on the prosthetic design.

Trans ORS 2016.

16) Tsukeoka T, Lee TH: Sagittal flexion of the femoral component affects flexion gap and sizing in total knee arthroplasty. J Arthroplasty. 2012;27:1094-1099.

17) Itokazu M, et al: Anatomical landmarks of the distal femoral condyles are not always parallel to the tibial bone cut surface in flexion during total knee arthroplasty. Knee. (In press)

18) Minoda Y, et al: Theoretical risk of anterior femoral cortex notching in total knee arthroplasty using a navigation system. J Arthroplasty. 2013;28:1533-1537.

19) Luyckx L, et al: Iliotibial band traction syndrome in guided motion TKA. A new clinical entity after TKA. Acta Orthop Belg. 2010;76:507-512.

20) Minoda Y, et al: Posterior reference guides do not always maintain the size of posterior femoral condyles in TKA. Knee Surg Sports Traumatol Arthrosc. 2015 Jul 21. [Epub ahead of print]

21) Siston RA, et al: The variability of femoral rotational alignment in total knee arthroplasty. J Bone Joint Surg Am. 2005;87:2276-2280.

22) Luyckx T, et al: Is adapted measured resection superior to gap-balancing in determining femoral component rotation in total knee replacement? J Bone Joint Surg Br. 2012;94:1271-1276.

23) Asada S, et al: Effects of cartilage remnants of the posterior femoral condyles on femoral component rotation in varus knee osteoarthritis. Knee. 2012;19:185-189.

24) Tashiro Y, et al: Articular cartilage of the posterior condyle can affect rotational alignment in total knee arthroplasty. Knee Surg Sports Traumatol Arthrosc. 2012;20:1463-1469.

25) Okamoto S, et al: Two-dimensional planning can result in internal rotation of the femoral component in total knee arthroplasty. Knee Surg Sports Traumatol Arthrosc. [Epub ahead of print]

26) Matsui Y, et al: Joint gap measurement in total knee arthroplasty using a tensor device with the same articulating surface as the prosthesis. Arch Orthop Trauma Surg. 2014;134:699-705.

27) Minoda Y, et al: Intraoperative assessment of midflexion laxity in total knee prosthesis. Knee. 2014;21:810-814.

28) Noguchi T, et al: The design of the total knee prosthesis changed the intra-operative joint gap. ORS Annual Meeting, 2012.

29) Minoda Y, et al: Midflexion laxity after implantation was influenced by the joint gap balance before implantation in TKA. J Arthroplasty. 2015;30:762-765.

10 人工膝単顆置換術

はじめに

　人工膝単顆置換術（unicompartmental knee arthroplasty: UKA）は変性した単顆のみ置換する術式であり，機能を保った前十字靱帯（ACL）および後十字靱帯（PCL）を温存出来る術式である．また近年は骨切除量や膝周囲筋への侵襲が少ないことから真の最小侵襲手術（minimally invasive surgery: MIS）として認識され[1]，入院期間も人工膝関節全置換術（TKA）と比して短期間である．高齢者や全身的な合併症を有した症例に対しても，安全に施行されうることから，今後はさらに需要が拡大してくると予想される．しかしながら，安定した成績を得るためには患者選択と手術手技が重要である．本稿では UKA の適応と fixed bearing 型 UKA における手術手技について述べる．

1 UKA の適応

　UKA の登場初期には patellectomy 後や関節リウマチが含まれるなど，手術の特性を反映出来ない症例に対しても施行されたため，安定した成績が得られなかった．その後，多くの臨床例が蓄積され，UKA において安定した臨床成績を得るための手術適応（患者選択）が確立された．それが Kozinn と Scott により提唱されたいわゆる "classical indication" である[2]（表 1）．年齢は術後の患者活動性と密接に関連があると考えられるし，ACL 機能が残存している膝であれば術前の可動域や変性度にも限界があることは理解しやすい．1989 年に提唱された手術適応であるが，基本的には現在まで継承されている．現在著者らが考えている内側 UKA の適応基準の原則は 1）大腿脛骨関節の外側関節面が温存されていること，2）ACL の機能が保たれていること，3）膝蓋大腿関節（PF）に疼痛を伴う進行した OA がないこと，の 3 点である．さらに変性の程度，術前アライメントや患者の活動性および年齢，生命予後などを考慮し総合的に判断されるべきである．

1. 疾患

　単顆（内側あるいは外側）に生じた変性により疼痛などの愁訴を生じた変形性膝関節症

表 1　UKA の適応：classical indication（文献 14 より改変）

年　齢：60 歳以上
体　重：82 kg 未満
患者活動性：非常に高い活動性や重労働者は適応外
疼　痛：安静時に少なく，荷重時や歩行で増強する
可動域：90°以上で屈曲拘縮が 5°未満
変　形：15°未満（内反 10°，外反 15°未満）
ACL/PCL 機能が保たれている
非置換側と膝蓋骨に OA 変化がない
炎症性疾患は除外

（膝OA）と特発性膝骨壊死症が適応疾患となる．関節リウマチなど関節全体に波及する炎症性疾患はUKAの適応外である[2]．しかし，関節リウマチの発症初期では，滑膜炎などの特徴的所見が乏しい症例もあり判断に苦慮することもある[3]．ピロリン酸カルシウム結晶沈着症（偽痛風）に関しては，UKAの適応[4]とする考え方や適応外[5]とする考え方があり，議論されてきた．現時点ではピロリン酸カルシウム結晶沈着があっても偽痛風発作を繰り返さなければUKAの適応と考えるが，UKAの生存率が低下するとの報告があり[6]，年齢や患者活動性を考慮して慎重に判断することが望ましい．

2．変形の程度

ACLの変性がどの程度許容されるかについては未だ明確な基準は設定されていない．UKAの適応となる年齢では生理的にある程度のACL変性が存在すると考えられ，必ずしも若年者と同じ状態である必要はないが靱帯機能は保持されていることが望ましい．特に，mobile bearing型UKAではインサート（ベアリング）が大腿骨部品と脛骨部品間に挟みこまれているのみで存在しているため，インサートの脱転予防にはACL機能は必須である．一方，fixed bearing型ではどの程度ACL機能が必要であるかはいまだ明確ではない．ACL不全膝に対するUKAでは術後中期まではACL正常膝と臨床成績に差がないとの報告もあるが，それ以後の成績については不明であり[7]，長期成績を安定化させるにはfixed bearing型UKAにおいてもACL機能が存在していることが必要と考える．OA膝においてACLの状態を評価する検出法も報告されているが[8]，OAの存在下でACLの存在や変性を診察やMRIなどの画像で正確に評価するのは限界がある[9]．したがって著者らは，ACLや非置換側（外側軟骨）の評価には，後述する麻酔下の診断的関節鏡が有用であると考えている[10]．

PFの軟骨変性については臨床症状がなければ比較的寛容に対応して良いと考える．UKAの適応となる症例では，術前にPFに愁訴がある症例は少なく，しゃがみ込み動作時に膝前方痛を訴えたり，patella grinding testが陽性でなければPFの変性のみでUKAが適応外となることは少ない．単顆変性とPFに症状のある症例にはUKA＋patellofemoral arthroplastyで対応する方法もある．

> **Point**
>
> ACLや非置換側の変性について評価出来る，UKA直前の診断的関節鏡は有効である．PFについては愁訴がなければ，画像上変性があってもUKAの適応となり得る．

3．大腿脛骨角（FTA），機能軸の矯正

UKAにおける機能軸の矯正は骨棘切除と最低限の内側側副靱帯（MCL）剝離のみで得られる範囲にとどめるべきであり，自ずと限界がある．Classical indicationにあるように内反10°程度が限界であると考えられている．しかし，あくまでも角度による適応範囲はおおまかなものであり，症例ごとに検討すべきである．術前のストレス撮影が矯正可能か推測するのに有効であり，術後の冠状面アライメントも予測しうるとの報告がある[11]．また，骨棘切除後の内側関節裂隙の開大幅の予測法[12]も参考になる．

4．年齢

Marmor UKAの時代から若年者に対するUKAは再置換率が高く，現在のレジストリでも，手術時年齢が下がるごとに再置換率は高くなっている[13]．若年者に施行したUKAにおいて良好な成績も報告されているが[14]，安易に60歳以下の活動性の高い症例にUKAを行うことは推奨しない．本邦では世界に先駆けて超高齢化社会となっており，男女とも平均寿命が80歳以上になっている．患者にとっての "final surgery" とするため

の手術時年齢を具体的に設定することは容易でないが，日本では70歳以上が妥当であると考えている．一方，高齢者においては年齢のみで手術の可否を判断できない場合も多く，合併症を含めた生命予後の観点から総合的に評価するのが賢明と思われる．

Point

若年者に対するUKAの成績は不良であることは，認識すべき事実である．

2 UKAの手術手技（内側UKA）

Fixed bearing型とmobile bearing型内側UKAに共通した手術手技のポイントとして，内側の剥離操作を必要最低限にすることが挙げられる．脛骨側の剥離操作は骨棘を切除する範囲にとどめておく必要があり，過度な剥離操作や後方にまでおよぶ骨棘の切除は，MCLの弛緩をもたらす．特に，適正な靭帯バランスのみでインサートが大腿骨部品・脛骨部品間に挿入されているmobile bearing型では，MCLの弛緩を避ける必要がある．Fixed bearing型においても過度の剥離によりMCLが弛緩した場合には，適切な緊張を与えるため厚いインサートを使用することになり，結果として術後のアライメントが過外反になる．過外反では内側UKAでは外側コンパートメントの変性を助長するとともに，MCLやACLに過緊張がかかることになり避けるべきである．

術後の下肢アライメントにも関与する脛骨骨切りの目標角度については，術前の内反角度より減弱した方が長期成績は安定すると報告されており，過度な内反位設置は推奨されていない[15]．現時点では，人工関節が機能軸に垂直に設置するコンセプトで設計されており，脛骨骨切りもそれを目標として行うことが望ましいと考えている．TKAにおいて

提唱されている新しい概念[16]をUKAにどのように反映していくのかは，今後の課題であると考えている．

次項では，fixed bearing型UKAの代表的機種である，Unicompartmental Knee System（Lima社）を使用した内側UKAにおけるTension Spacer Position法（TeSP法）[17]の詳細を述べる．

3 MIS-UKAの手術手技：Tension Spacer Position法（TeSP法）

UKAではACLおよびPCL機能が保たれており，その状態で骨棘切除が必要な範囲のみMCLの解離を行えば，適切な靭帯バランスが獲得出来る．秋月はこのような適切な靭帯バランス下では，脛骨骨切り面を機能軸に垂直に行えば外科的通顆軸と平行になることを利用し，fixed bearing型UKAにおいて膝屈曲位で最も適合性の良好な位置に大腿骨部品を設置する方法：TeSP法[17]を提唱した．

1. 診断的関節鏡

麻酔下で診断的関節鏡を施行しACL，PFおよび外側関節面の変性程度などを鏡視下で最終確認を行う．シリンジに満たした100ml程度の生理食塩水を用いれば十分施行可能であり，平均3分程度で終了する．ACLや外側軟骨の状態をプロービングで確認することも出来る．

UKAやTKAが計画される膝では術前のMRIなどではACLの状態が正確に判断できないことも経験する[9]．また，部分的な外側軟骨欠損はMRIでも正確に診断することは容易ではない．したがって，より正確な適応を判断するため診断的関節鏡は有効であり，術後成績の安定化にもつながる[10]．PFに関しては軟骨変性があっても，術前に愁訴がないことを確認してあれば，診断的関節鏡の所見によりTKAに変更することはない．術前の画像評価（MRI，X線顆間撮影による骨棘

の評価など）では明らかにならない ACL 損傷が判明することもある．

2. 皮膚切開

膝蓋骨内側縁を確認したのち，内側広筋下縁から脛骨粗面の膝蓋腱内縁付近にわたり約 6〜7 cm の皮切を行う（**図1**）．皮切長にこだわることは賢明ではなく，患者の体格などにより延長することが望ましい．近位の皮膚切開が短いと大腿骨操作の際に正確な骨切りが行えない危惧が生じる．また，脛骨側の骨切りを含めたアライメントを確認するには，膝蓋腱内側縁と脛骨近位内側との関連を確認出来る範囲まで遠位部の皮膚切開を行う．

1) 関節包の展開

診断的関節鏡時に還流液として用いた生理食塩水が関節内に残存しているため，関節包切開の位置は同定しやすい．膝蓋骨内側縁において内側広筋下縁から膝蓋腱付着部にかけて関節包切開を行う．日本人では内側広筋の膝蓋骨付着部が遠位であることが多く，この関節包切開で十分な術野が得られることは少ない．したがってさらに内側広筋に沿って内側へ 1〜2 cm および正中へ 1 cm 程度切開を

行い（τ 切開）[1]，手術操作をしやすくする（**図2**）．これでも膝蓋骨が外側移動しにくい症例では，正中方向への切開を追加するとよい．切開した部位は閉創時に縫合すれば，問

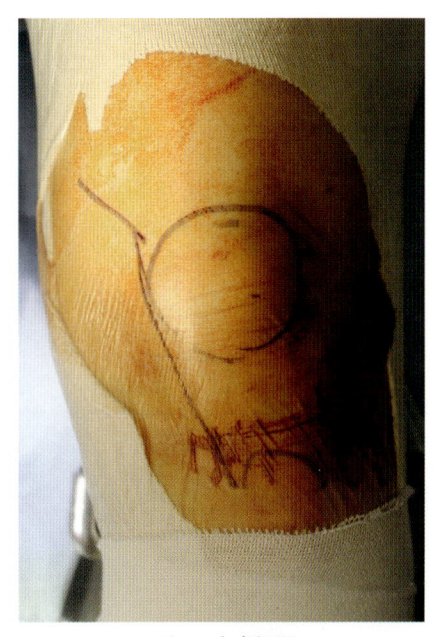

図1　皮膚切開

膝蓋骨内側縁を確認したのち，内側広筋下縁から脛骨粗面の膝蓋靱帯内縁付近わたり約 7 cm の皮切を行う．

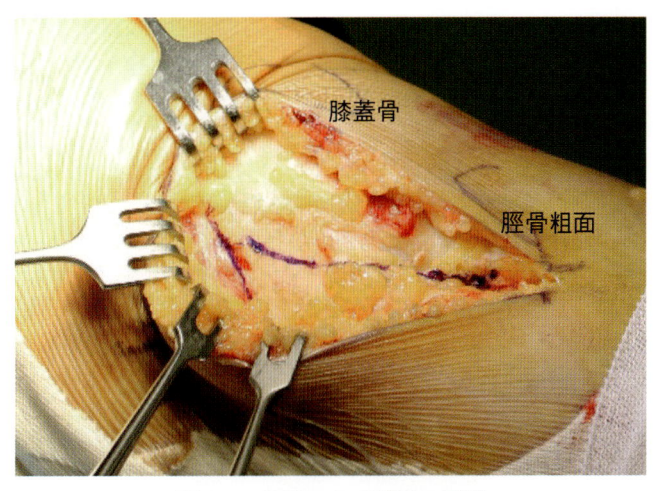

図2　τ 切開による関節の展開

膝蓋骨内側縁において内側広筋下縁から膝蓋腱付着部にかけて関節包の切開を行う．十分な視野を確保するため，さらに内側広筋に沿って，内側へ 1〜2 cm および正中へ 1 cm 程度切開を行い（τ 切開），手術操作をしやすくする．

題は生じない.

　次に，内側半月前方 1/3 を切除し脛骨近位部の解剖学的状態を確認する. 膝蓋下脂肪体は極力温存することとし，量が多く視野の妨げになるときのみ部分切除する. 膝蓋下脂肪体を切除しなくても，筋鈎で脂肪体を正中寄りにレトラクトすれば十分視野は確保出来る.

2）骨棘の切除

　大腿骨遠位内側の骨棘はリウエルやノミなどで十分に切除可能である. 脛骨側は骨棘を切除するのに必要な最低限の内側剥離に留める（図3）. 過度な内側剥離は決して行わないことがポイントである. 基本的には ACL 機能が残存していれば，前内側型関節症の状態であるはずで，後方まで骨棘切除を必要と

するような膝では，UKA は適応とならない. 脛骨内側縁を過度に解離すると MCL 不全や過矯正の危惧が生じる. UKA では ACL や PCL に解離操作を行わないため，この内側解離のみで適切な靱帯バランスを獲得することになる. 必要に応じ，顆間形成を施行する.

> **Point**
>
> 内側の剥離は必要最低限度の範囲とすることが重要である.

3）大腿骨髄内ガイド孔の作製

　大腿骨遠位骨切りを行う際の髄内ガイドを挿入するため，大腿骨髄内ガイド孔を作製する. 大腿骨顆間部 PCL 付着部から約 1 cm

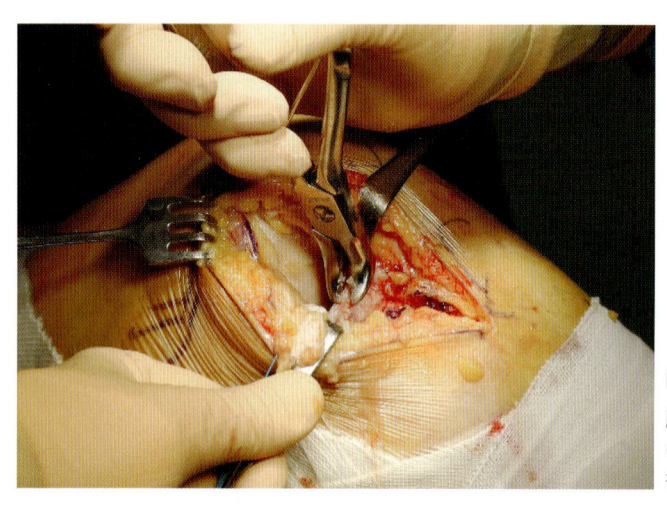

図 3　脛骨内側の骨棘切除

脛骨は骨棘を切除するのに必要な最低限の内側剥離に留め，過剰な MCL 解離は行わない.

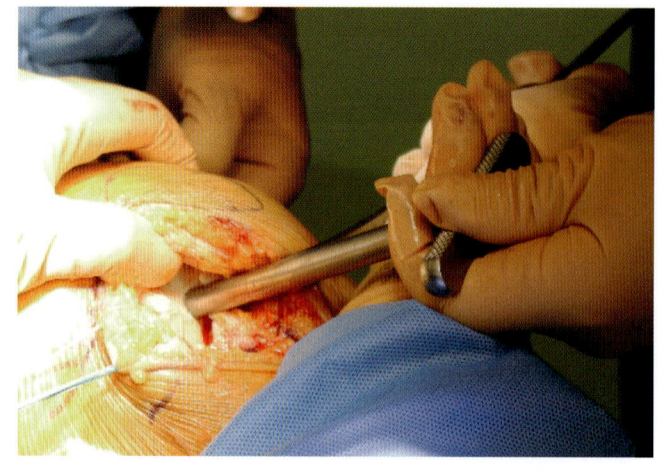

図 4　大腿骨髄内ガイド孔作製

大腿骨遠位骨切りを行う際の髄内ガイドを挿入するための，大腿骨髄内ガイド孔を作製する. 大腿骨顆間部 PCL 付着部から約 1 cm 前方で専用のジグを使用し作製するが，髄内をくり抜くことで骨軟骨片として切除可能になる.

前方に専用のジグを使用して作製するが，髄内をくり抜くことで骨軟骨片として切除可能になる（図4）．この骨孔に膝蓋骨レトラクターなどを挿入することで，この後の操作が容易になる．採取した骨軟骨片は閉創時に本来の位置に戻せば，PF の問題は起こらないし出血量も軽減できる．

4 骨切り

1. 脛骨近位部骨切り

　骨棘切除ののち，まず脛骨近位部骨切りを行う．この面が今後の手術操作の基準面となるため，最終的な部品設置や下肢アライメントの獲得に重要となる．前額面において脛骨骨軸に垂直に骨切りする．後方傾斜は術前に個々の症例ごと計測して，それに合わせた骨切りを行う（図5）．過度な後方傾斜は術後

の ACL 不全を生じやすくなり，過少な後方傾斜は屈曲角度不良や脛骨部品の前方浮き上がりをまねくことになるので，注意が必要である．

　骨切り量（厚み）は術前におよそ決定しておくが，顆間部および関節面内側縁の切除量をプランニングしておくと参考になる．骨切り量が増えると脛骨近位骨強度が落ちるので，軟骨下骨を切りすぎないことが重要である．一方，過少の骨切り厚では内側関節面が術前より上昇したり，下肢アライメントの過矯正や大腿骨コンポーネントの外旋位設置が生じやすくなる．

　切除した脛骨近位部を観察し，後方傾斜や切除量を確認する．さらにこの時点で，切除した脛骨近位部と脛骨のサイジングガイドの関係から，およその脛骨コンポーネントのサイズを推測しておくと良い（図6）．

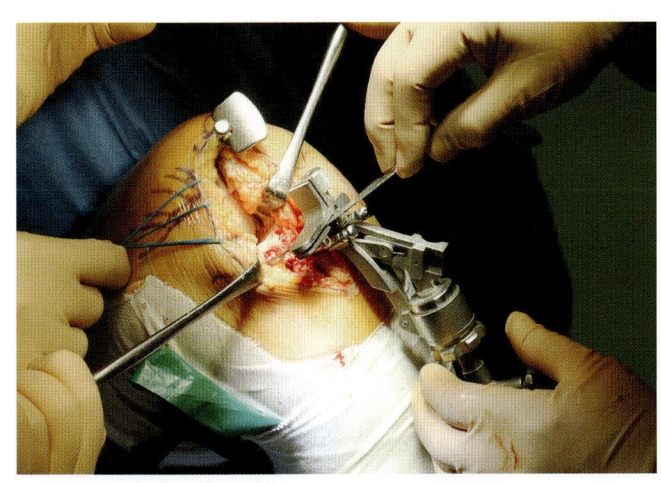

図5　脛骨近位部骨切り
脛骨近位部骨切りは前額面において脛骨骨軸に垂直になるように行う．後方傾斜は個々の症例に合わせ骨切りを行う．

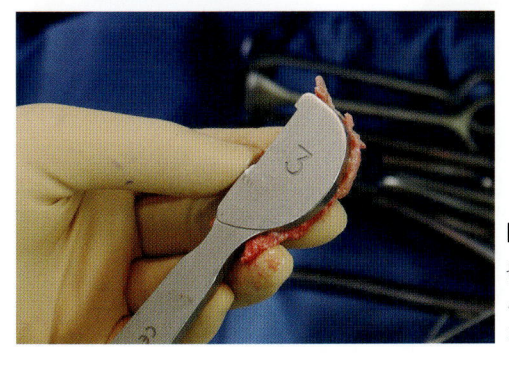

図6　脛骨近位部骨切り面の確認
切除した脛骨近位部を観察し，後方傾斜や切除量を確認するとともに，切除した脛骨近位部の大きさから最適な脛骨コンポーネントサイズや設置位置を推測する．

2. 大腿骨遠位部骨切り

　脛骨骨切り後，膝伸展位において MCL が適切な緊張を保っていることを確認する．いくつかのスペーサーを挿入し，機能軸が膝中心からやや内側を通過する（2°〜4°程度外反位．FTA では 176°〜178°程度）厚みを選択する（図7）．次いで，膝関節 90°屈曲位として伸展位で選択したスペーサー（最終的に使用するインサート厚にあたる）を内側に挿入する．あらかじめ作製しておいた大腿骨孔に大腿骨骨切りガイドを挿入して大腿骨遠位骨切り面の位置を決定する．この際に挿入したスペーサーに平行となるようにガイドの回旋を決定すれば SEA に平行となる（図8）．大腿骨遠位前方は round 形状であり，ボーンソーの刃が弾かれやすいので，厚みが想定

より薄くなりやすい．ボーンソーの種類や骨切りの仕方を工夫し適切な骨切除が出来るようにする．

3. 大腿骨後顆の骨切り

　膝関節 90°屈曲位で，使用予定に相当するインサート厚と同じスペーサーから骨切りガイドの後方の厚みである 2 mm を除したスペーサー（使用予定 10 mm なら 8 mm）を挿入した状態で，骨切りガイドを挿入する（図9）．この状態では適切な靱帯バランス下であると考えられ，脛骨近位骨切り面と平行に大腿骨コンポーネントを設置すれば回旋は SEA と平行になると想定される．大腿骨コンポーネントは大腿骨遠位骨切り部上縁に約 2 mm 程度余剰部分を有するサイズとする

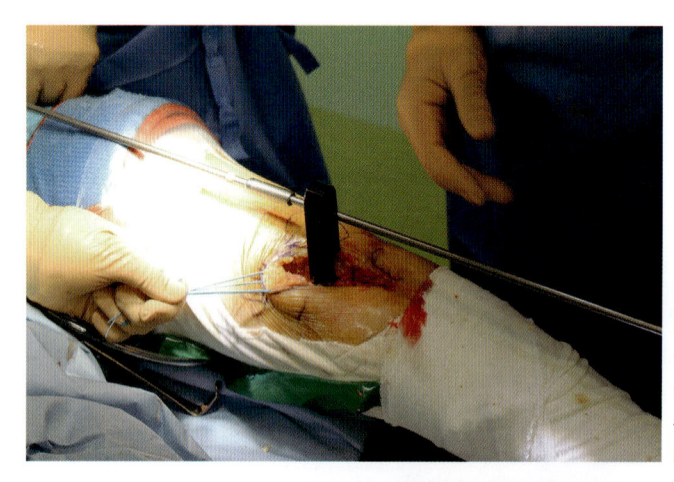

図7　前額面アライメントの確認

いくつかのスペーサーを挿入し，機能軸が膝中心からやや内側を通過する（2°〜4°程度外反位．FTA では 176°〜178°程度）厚みを選択する．

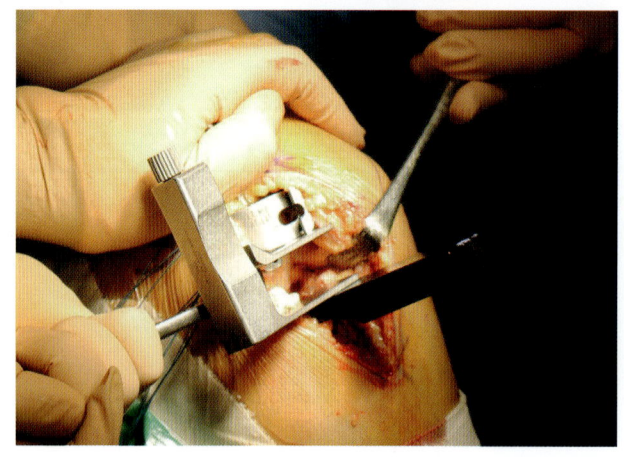

図8　TeSP 法による大腿骨部品の回旋位決定

膝関節 90°屈曲位として伸展位で選択したスペーサー（最終的に使用するインサート厚）を内側に挿入する．あらかじめ作製しておいた大腿骨孔に大腿骨骨切りガイドを挿入して大腿骨遠位骨切り面の位置を決定する．この際に挿入したスペーサーに平行となるようにガイドの回旋を決定すれば SEA に平行となる（TeSP 法）．

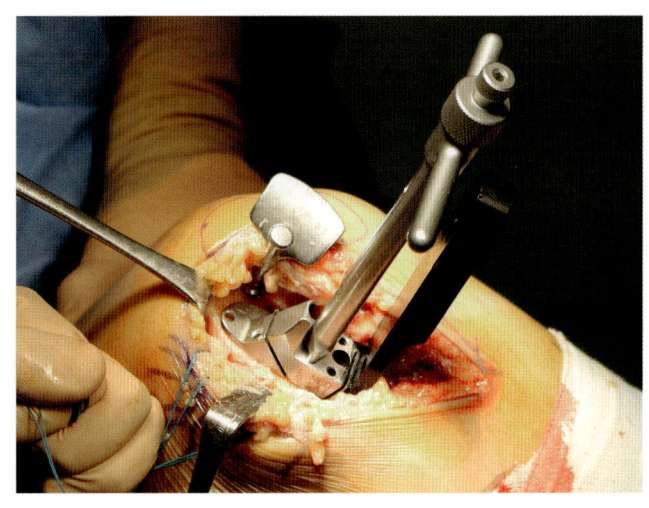

図9 大腿骨部品のサイズおよび位置決定

膝関節90°屈曲位で，使用予定に相当するインサート厚と同じスペーサーから骨切りガイドの後方の厚みである2 mmを除したスペーサー（最初8 mmなら6 mmとなる）を挿入した状態で，骨切りガイドを挿入する．大腿骨コンポーネントは大腿骨遠位骨切り部上縁に約2 mm程度余剰部分を有するサイズとする．

（図9）．骨切り面を超えるサイズを使用するとpatella impingementなどPFの問題が生じやすくなる．

　スクリューピンなどを用いガイドを固定したのち，骨切りを行う．後顆骨切りの際にはMCLを損傷しないことに加え，ボーンソーを後方に過度に進めて関節包などを損傷しないことが重要である．骨切りののち，大腿骨側にトライアルを挿入し設置位置を確認するとともに，膝関節最大屈曲位で後方の余剰骨

切除を行う．術後に良好な可能域を得るために重要な操作である．

4. 伸展・屈曲ギャップおよびアライメントの確認

　大腿骨トライアルを挿入した状態で，選択したスペーサーを用い靱帯バランスおよび下肢アライメントを確認する．その際，予定のインサート厚に相当するスペーサーを挿入したのちにも，伸展・屈曲ともに2 mmの遊び

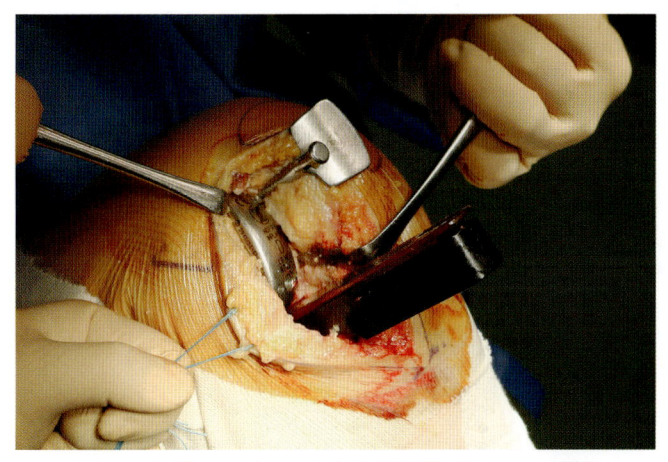

図10 下肢アライメントと軟部組織バランスの確認

大腿骨トライアルを挿入した状態で，選択したスペーサーを用い伸展・屈曲位でのギャップおよび下肢アライメントを確認する．その際，予定のインサート厚に相当するスペーサーを挿入した際に，伸展・屈曲ともに2 mmの遊びがある状態が望ましい．

がある状態が望ましい（**図10**）.

5. 脛骨コンポーネントのトライアル

　脛骨コンポーネントのトライアルを用いサイズ決定を行う．術後の沈下を防ぐため脛骨前方から前内側皮質にコンポーネントの前縁が一致する設置位置が望ましい．一方，脛骨内側縁からコンポーネントが突出すると術後に内側痛を生じる恐れがある．したがって，前後径に比して横径幅が足りない場合は顆間部を追加骨切りし至適サイズのコンポーネントが設置できるようにする．

6. 骨移植

　脛骨骨切り面，特に顆間部は垂直方向と水

平方向に骨切りが行われており，ボーンソーによる切込みが双方に形成されている．この部分は強度が低下し，特に垂直部分に入った骨切り部は術後骨折の危惧がある．したがって，この部分を中心にあらかじめ余剰骨から採取した海綿骨による自家骨移植を行い，母床の強度を高めることを推奨している（**図11：a, b**）.

> **Point**
>
> 脛骨の母床強度を高めるために，余剰骨を用いた骨移植が有用である．

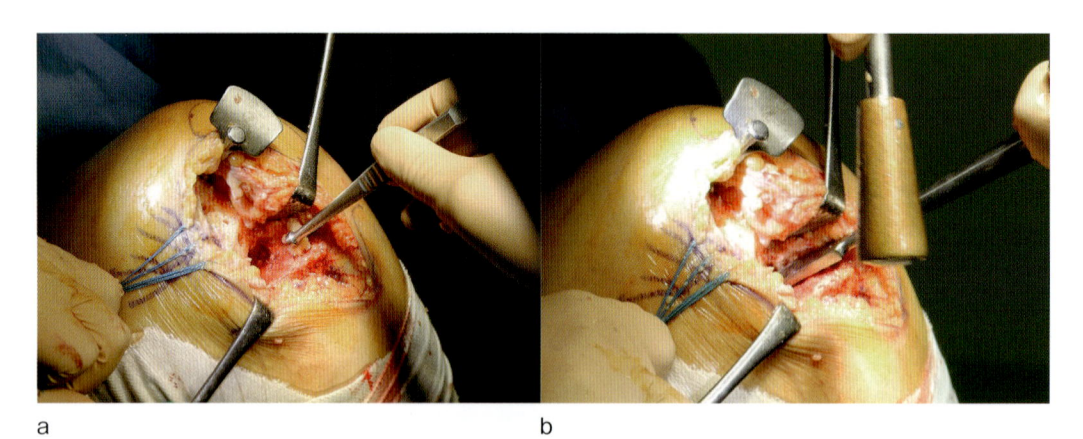

a　　　　　　　　　　　　b

図11　脛骨骨切り面の骨移植

脛骨顆間部を中心にあらかじめ余剰骨から採取した海綿骨を用いた骨移植を行い，母床の強度を高めることでコンポーネントの固定性を確実にする．

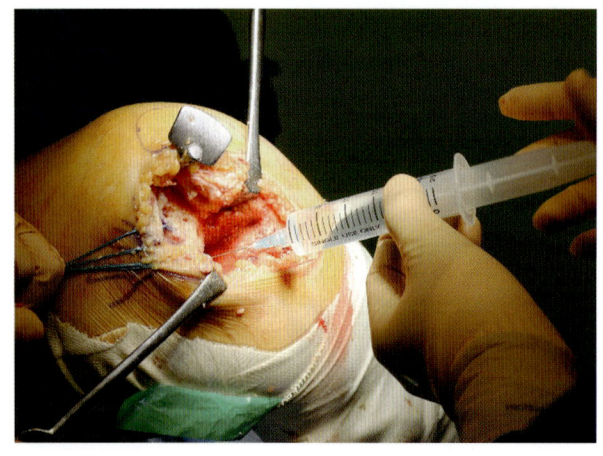

図12　関節内局所ブロック注射による術後疼痛対策

後方関節包や鵞足付近に局所麻酔薬を含むカクテルを注射することで，術後疼痛対策とする．

7. 関節内注射による術後疼痛対策

硬膜外麻酔, 神経ブロックおよび局所注射などの術後疼痛対策も麻酔科医と相談して, 症例ごとに施行している. カクテルを関節内局所投与する場合は, 人工関節設置以前に後方関節包周囲に局注しておく (図12).

8. セメント固定

2つのペグ穴を作製したのち, 後方にガーゼを詰めてセメントの流出を防ぎ, 脛骨・大腿骨コンポーネントをセメント固定する. 後方の余剰セメントを確実に除去することが重要である (図13). 一期的操作に慣れない場合は, 二期的にセメント固定する方法も推奨される. また, セメントが硬化する前にインサートを挿入して圧をかけても良いし, トライアル (予定インサート厚より2mm薄いも

の) を用いて圧をかけ硬化させてから, 余剰セメントを再度確認しインサートを挿入しても良い.

9. 閉創

洗浄後, 採取した骨軟骨片を戻したのち (図14), ドレーンを留置する. 滑膜や膝蓋骨下脂肪体を可及的に修復し術後の癒着を予防する. あらかじめ切開した部分は強固に縫合して修復する. 平均手術時間は約60〜70分で両側例でも同日に行っている.

5 後療法

ドレーンは術翌朝には抜去して, 直後から全荷重を許可し歩行訓練を行っている. 合わ

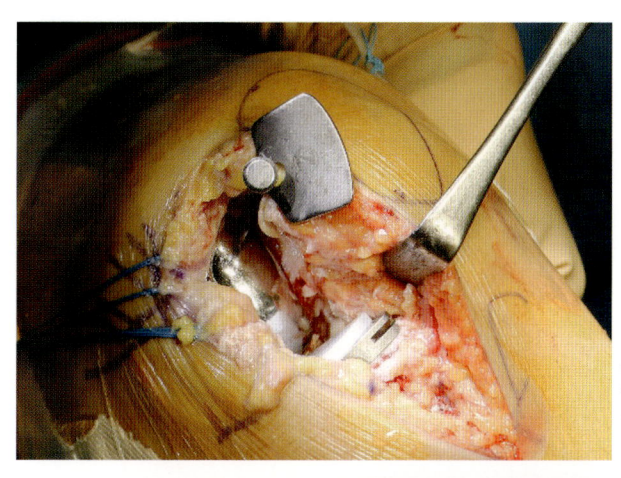

図13 セメント固定
脛骨部品の沈下を防ぐため脛骨前方から前内側皮質にコンポーネントの前縁が一致する位置が望ましい. 余剰セメントを確実に除去することが重要である.

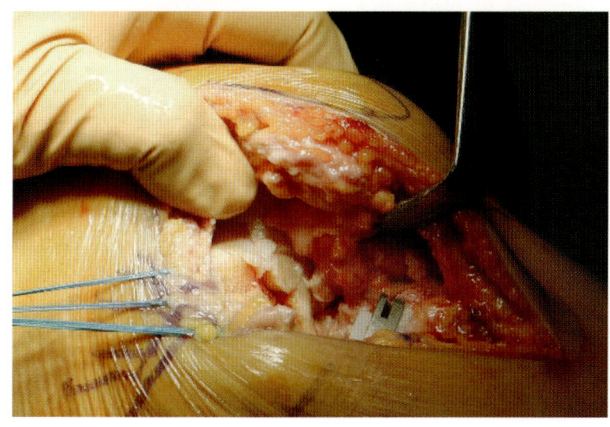

図14 骨軟骨片を骨孔に戻す
骨孔作製時に採取した骨軟骨片を骨孔に戻すことで, 骨髄内からの出血を防止するとともに, PF関節面の変性を防止する.

せて可動域訓練も開始するが，腫脹の消退する術後2週までには目標角度に到達する．入院期間は施設の方針等に従い決定されているのが現状である．

6 UKAにおける課題

　良好な長期成績が報告される一方で，各国のレジストリからはTKAと比して術後早期からUKAの再置換術が高率であることが報告されている[18]．若年者に対するUKAで再置換術が多いことや[13]，症例数の少ない施設での成績が不良であることが要因となっている[19]．Oxford UKAに関してはUKAの占める割合が症例の10%以下である術者での再置換術が高率であり，20%以上UKAを行う術者であれば再置換術が低いとの報告もある[20]．しかし，症例数の多い施設で経験ある術者が行っても，一定頻度で再置換術がおこるためUKA自体を懐疑的にとらえる考えもある[21]．

　繰り返しになるがUKAの成績を安定させるためには1）患者選択，2）機種選択，3）手術手技が重要と考える．UKAの適応（患者選択）に関してはすでに述べたように，歴史的事実を踏まえほぼ確立されてきたと考えているが，mobile bearing型UKAではfixed bearing型UKAより確実に靱帯機能が残存していることが望まれる．機種選択については，現在使用されている機種に関してはデザインが改良されており，その特徴を理解し手術を行えば問題は生じにくい．手術手技の安定には，術者がUKAに関する知識を増やし経験を積むことが重要であるが，手技を安定させる手段としてナビゲーションやpatient specific instrumentation（PSI）およびロボット手術が登場している．UKAにおけるナビゲーションの効果については，部品設置精度や術後のアライメントの向上は得られるものの，可動域や術後10年までの再置換術には

ナビゲーション非使用との差はみられていない[22]．今後長期経過観察期間を伸ばした報告が待たれる．PSIについては短期成績の検討ではあるが，アライメントや臨床成績において従来法との差は見られず，その有効性は明確になっていない[23]．骨切りを正確に行うという目的でロボット手術は推奨されるが[24]，臨床例において設置精度などに効果を示すかは，見解がわかれている[24, 25]．しかし，費用の面などからロボット手術が一般化する可能性は少ないと思われる．

　UKAは可動域を含めた術後の膝機能がTKAと比して良好な術式である．そのため近年では，UKA後であっても仕事に従事したりスポーツを楽しみたいと希望する患者も多い[26]．しかし，膝への負荷が大きいスポーツ（スキー，テニスなど）の競技中にインプラント品の破損が生じれば重篤な外傷に繋がる恐れがあり，許容範囲を超えた危険性がある．UKAにおいて，安定した長期成績を担保しつつ，スポーツを含めた術後の活動性がどの程度許容されるかを明らかにしていくことも今後の課題と考える．また，UKA後の生体内動作解析の蓄積でインプラントデザインなどの進歩がもたらされることが期待されている[27]．

おわりに

　今後さらに顕著化する高齢化社会において，術後の回復が速やかで合併症の少ない低侵襲手術であるUKAはその役割がより高まってくる．しかも，UKAは術後の後療法が容易な点や良好な可動域が獲得できるなど患者側からしても利点の多い手術である．しかし，長期成績を安定させるためには，手術適応が重要でありその背景には歴史的事実の積み重ねがあることも認識すべきである．一方，各国のレジストリデータからはTKAと比して高い再置換術が報告されており，いかに成績を安定させるか術者自身が思考することが求

めB られている．克服すべき課題も多いが，今後さらに発展の余地が十分残っている UKA は，関節外科医にとって魅力的な術式であると考える．

参考文献

1) 秋月　章：MIS-UKA 最少侵襲人工膝単顆置換術. J MIOS, 2005;35:44-50.
2) Kozinn SC, Scott R: Unicondylar knee arthroplasty. J Bone Joint Surg Am. 1989;71:145-150.
3) van Venrooij WJ, et al: Anti-CCP Antibody, a Marker for the Early Detection of Rheumatoid Arthritis. Ann N Y Acad Sci. 2008;1143:268-285.
4) Hernigou P, et al: Does primary or secondary chondrocalcinosis influence long-term survivorship of unicompartmental arthroplasty? Clin Orthop Relat Res. 2012;470:1973-1979.
5) Barrett WP, Scott RD: Revision of failed unicompartmental knee arthroplasty J Bone Joint Surg Am. 1987;69:1328-1335.
6) Kumar V, et al: Comparison of outcomes after UKA in patients with and without chondrocalcinosis: a matched cohort study. Knee Surg Sports Traumatol Arthrosc. 2015. [Epub ahead of print]
7) Engh GA, Ammeen DJ: Unicondylar arthroplasty in knees with deficient anterior cruciate ligaments. Clin Orthop Relat Res. 2014;472:73-77.
8) 中村恒一，他：膝関節症での骨極顆間比計測による前十字靱帯存否の予測方法．中部整災誌. 2002;45:455-456.
9) Johnson AJ, et al: The ACL in the arthritic knee: how often is it present and can preoperative tests predict its presence? Clin Orthop Relat Res. 2013;471:181-188.
10) Lloyd JM, et al: Medium term results of per-operative knee arthroscopy in confirming suitability for unicompartmental arthroplasty. Knee. 2012;19:908-912.
11) Tashiro Y: The coronal alignment after medial unicompartmental knee arthroplasty can be predicted: usefulness of full-length valgus stress radiography for evaluating correctability. Knee Surg Sports Traumatol Arthrosc. 2014;22:3142-3149.
12) 秋月　章：UKA（松野誠夫：人工膝関節置換術—基礎と臨床—）．医学書院．pp296-301, 2005.
13) W-Dahl A, et al：Unicompartmental knee arthroplasty in patients aged less than 65. Acta Orthop. 2010;81:90-94.
14) Pennington DW, et al：Unicompartmental knee arthroplasty in patients sixty years of age or younger. J Bone Joint Surg Am. 2003;85-A:

1968-1973.
15) Collier MB, et al：Patient, implant, and alignment factors associated with revision of medial compartment unicondylar arthroplasty. J Arthroplasty. 2006;21 (6 Suppl 2):108-115.
16) Howell SM, et al：Does a kinematically aligned total knee arthroplasty restore function without failure regardless of alignment category? Clin Orthop Relat Res. 2013;471:1000-1007.
17) 秋月　章：UKA（人工膝単顆置換術）− TeSP method による位置，バランスの獲得−. OS NOW Instruction 5, pp172-184. メジカルビュー社, 2008.
18) Liddle AD, et al：Adverse outcomes after total and unicompartmental knee replacement in 101,330 matched patients: a study of data from the National Joint Registry for England and Wales. Lancet. 2014;384:1437-1445.
19) Baker P, et al：Center and surgeon volume influence the revision rate following unicondylar knee replacement: an analysis of 23,400 medial cemented unicondylar knee replacements. J Bone Joint Surg Am. 2013;95:702-709.
20) Murray DW, et al：Unicompartmental knee arthroplasty: is the glass half full or half empty? Bone Joint J. 2015 (10 Suppl A):3-8.
21) Schroer WC, et al：The Oxford unicompartmental knee fails at a high rate in a high-volume knee practice. Clin Orthop Relat Res. 2013; 471:3533-3539.
22) Song EK, et al：Comparison of Outcome and Survival After Unicompartmental Knee Arthroplasty Between Navigation and Conventional Techniques With an Average 9-Year Follow-Up. J Arthroplasty. 2016;31:395-400.
23) Ollivier M, et al：No Functional Benefit After Unicompartmental Knee Arthroplasty Performed With Patient-specific Instrumentation: A Randomized Trial. Clin Orthop Relat Res. 2016;474:60-68.
24) Lonner JH, et al: Robotic arm-assisted UKA improves tibial component alignment: a pilot study. Clin Orthop Relat Res. 2010;468:141-146.
25) Hansen DC, et al: Robotic guidance does not improve component position or short-term outcome in medial unicompartmental knee arthroplasty. J Arthroplasty. 2014;29:1784-1789.
26) 原　一生, 他：人工膝関節単顆置換術後の農業とスポーツ活動：TKA と比較して. 日本関節病学会誌. 2015;34:159-164.
27) Akizuki S, et al：In vivo determination of kinematics for subjects having a Zimmer Unicompartmental High Flex Knee System. J Arthroplasty. 2009;24:963-971.

11 リハビリテーション

はじめに

人工膝関節置換術（TKA）は良好な臨床成績が得られる手術である．しかし，術後に筋力低下・機能障害が残ることも事実である．このことから2003年に出されたNational Institute of Health によるTKAに関するconsensus statement では「リハビリテーションはTKAの周術期管理の重要な要素の一つである」としている．しかしまた「どのようなリハビリテーションがいいかというエビデンスがない」ともしており[1]，実際はそれぞれの施設で異なった方法がとられているのが現状である．ここでは一般的なTKAに関するリハビリテーションについて解説する．

1 術前リハビリテーション

術前に可能であれば外来でリハビリテーションを行うことは有効であるが，通常は困難である．したがって入院当日に術前オリエンテーション・評価を行うことが重要となる．

1. 術前オリエンテーション

図1は当院で患者に配布しているクリニカルパスである．退院を術後4週間に設定し，リハビリテーション内容と目標を記載している．この中に設定している目標の一つは屈曲角度とTUGテスト（timed up & go test）の所要時間である．これは術前評価の結果をもとにしておりそれぞれの患者で変えている．もう一つの目標は一日の歩数が3,000歩というものである．これは当院での研究結果から得られたもので，術後の歩行能力が改善するために必要な一日の歩数である[2]（図1）．

> **Point**
>
> 術後のリハビリテーションの内容，またクリニカルパスがあればその経過について説明することで術後リハビリテーションが順調にすすむ．クリニカルパスはそれぞれの施設の状況にあったものを作成し，全ての医療従事者が把握しておくべきである．

2. 術前評価

術前評価は，術後リハビリテーションの進行・また術後回復の予後予測に必要となる．先に述べたように可動域やTUGテストは目標設定に利用している．術前の可動域は術後可動域と最も相関するとされており，患者自身にも理解させておくとよい．また筋力が弱ければ早急なリハビリテーションは転倒の危険を伴う可能性もある．

2 術後入院リハビリテーション

術後早期は1. 静脈血栓塞栓症の予防，その後2. 可動域訓練，3. 筋力訓練，そして退院に向けての4. 歩行・日常生活訓練となる．

具体的なリハビリテーションは理学療法士が行うことになるが，日々の指導は医師が直接行う必要がある．

人工膝関節置換術 リハビリプログラム　　　　　　　　入院日＿＿年＿月＿日

日程		病棟での生活	リハビリ	目標	目標到達度	
入院	手術前日	オリエンテーション 検査や手術の説明	手術前検査 運動機能のチェック・血栓予防の運動指導を行います	チェック欄	歩数記入欄	
手術日	1日目	ギャッジアップ	血栓予防運動（14日目までは必ず毎日実施） アイスパック（退院まで毎日実施）	血栓予防が出来ている		
	2日目	車いす移乗、車いすトイレへ	全荷重許可			
	3日目	リハビリ室にてリハビリ開始	平行棒内または歩行器で歩いて行きます 膝を伸ばしたり曲げる運動を開始します			
	4日目	歩行器歩行開始		歩行器で歩ける		
	5日目		歩行器で病棟内を歩いて下さい タオルを使って、膝を曲げる（屈曲）運動を行います	膝屈曲運動が出来ている		
	6日目					
	7日目		杖で歩く練習を開始します			
2週目	8日目		万歩計を持参して、活動目標に向かって歩きましょう	3000歩以上歩いている		歩
	9日目		（毎日3000歩以上、歩ければチェック欄に○を付ける）	（毎日歩数を記録する）		歩
	10日目					歩
	11日目	杖歩行開始		杖で歩ける		歩
	12日目		杖で病棟内を歩いて下さい			歩
	13日目					歩
	14日目					歩
3週目	15日目	抜糸・医師許可のもとシャワー開始	自転車エルゴメーターを開始します 日常生活動作（段差昇降）の練習を行います	屈曲角度：（術前値の85%）		歩
	16日目					歩
	17日目					歩
	18日目					歩
	19日目		杖で病棟内を歩いて下さい			歩
	20日目					歩
	21日目					歩
4週目	22日目	退院調整	日常生活動作（入浴・床上動作）の練習を行います	日常生活動作自立		歩
	23日目					歩
	24日目					歩
	25日目		退院時評価 歩行や筋力のチェック	TUG所要時間：（術前値と同様） 屈曲角度：（術前値と同様）		歩
	26日目					歩
	27日目					歩
退院	28日目			自宅退院		

滋賀医科大学医学部附属病院リハビリテーション部

図1　人工膝関節置換術　リハビリテーションプログラム

1. 静脈血栓塞栓症の予防

　足関節の自動運動は合併症がなく有効であることが証明されており，ガイドラインでも推奨されている[3]．術直後からベッドサイドで行うことが重要である．しかし術後の疼痛のある状態では十分に運動をしてくれないため，予防効果があることを術前から患者に十分説明しておかなければならない．

2. 可動域訓練

　従来，理学療法士による他動訓練が行われてきたが，疼痛・恐怖感から防御性筋収縮を招きうまく進まないことがある．現在は自動介助または自動運動が中心となっている．自動運動であれば病棟でも自主トレーニングが可能であり，その方法を主治医自ら説明すると良い．

　Continuous passive motion（CPM）については過去に多くの報告があるが，2014年に出た Cochrane review によると麻酔下にマニピュレーションを必要とするリスクは少なくなるが，自動屈曲角度に対する臨床的に重要な効果は見られなかったとしている[4]．漫然と使用せず，症例を選んで必要期間のみ使用する必要がある．

3. 筋力訓練

　大腿四頭筋訓練が重要である．まずベッドサイドでは straight-leg-raising（SLR）訓練を指導する．その後いわゆる筋力増強訓練を行う．神経筋電気刺激（NMES）は電気刺激で筋を刺激し収縮させることにより筋力増強・筋萎縮の予防に効果があり，systematic review でも術後早期から使用することが推奨されている[5]．また関節運動が困難で伸展不全が存在するような症例には，筋電図バイオフィードバック療法も有効である[6]．筋の収縮の有無を，筋電図を用いて視覚的または聴覚的に確認することで筋力訓練を行うことができる．

4．歩行・日常生活訓練

離床後は転倒に注意しながら歩行器歩行，杖歩行と進めていく．歩行が自立出来れば階段昇降訓練を行う．低い段差で，手すりを使い２足１段の昇降訓練から開始し，実際の階段練習を行う．

術後は椅子・ベッドを使用してのいわゆる洋式の生活が勧められるが，高齢者は和式の生活習慣に慣れている患者が多い．また最近では日常生活で床上動作が必要ない患者もいるが，転倒した場合などには起き上がり動作が出来なければ困ることになる．したがって退院前には床へ座る方法と床から立ち上がる方法を指導する必要がある．

近年 multimodal pain management（多角的鎮痛法）という考え方が広がっている．様々な種類の鎮痛薬を組み合わせることで副作用を軽減しながら最大の効果を得ることを目的としている．具体的には，従来のアセトアミノフェン・非ステロイド性消炎鎮痛薬のみでなく，トラマドール・プレガバリン・オピオイドなどを組み合わせるのがよい[8]．

> **Point**
>
> 十分な疼痛コントロールにより術後リハビリテーションが早く進むことが分かっている[7]．

3　退院後リハビリテーション

近年 TKA の入院期間が短縮されており入院期間のみのリハビリテーションでは十分とは言いがたい．したがって退院後のリハビリテーションの重要性が増している．入院中に行っていた上記の訓練を積極的に行うように指導するが，その際パンフレットを渡すなどの工夫をするとよい．また可能であれば通院リハビリテーションを行う．通院リハビリテーションの長期の有用性についてエビデンスはまだ確立していないが，少なくとも短期の有効性は systematic review にて確認されている[9]．

おわりに

TKA 術後のリハビリテーションは実際には理学療法士に任せてしまっているのが実状である．しかし医師がその重要性を認識することが大事である．

参考文献

1) Rankin EA, et al: NIH consensus statement on total knee replacement December 8-10,2003. J Bon Joint Surg Am. 2004;86:1328-1335.
2) Taniguchi M, et al: Physical activity promoted gait improvement in patients with total knee arthroplasty. J Arthroplasty. 2015.（in press）
3) 肺血栓塞栓症/深部静脈血栓症（静脈血栓塞栓症）予防ガイドライン．メディカルフロント インターナショナル リミテッド．2004.
4) Harvery LA, et al: Continuous passive motion following total knee arthroplasty in people with arthritis. Cochrane Database Syst Rev. 2014; 2:CD004260.
5) Pozzi F, et al: Physical exercise after knee arthroplasty: a systematic review of controlled trials. Eur J Phys Rehabil Med. 2013;49:877-892.
6) Lepley AS, et al: Effects of electromyographic biofeedback on quadriceps strength: a systematic review. J Strngth Cond Res. 2012;3:873-882.
7) Tali M, Maaroos J: Lower limbs function and pain relationships after unilateral total knee arthroplasty. Int J Rehabil Res. 2010;33:264-267.
8) Parvizi J, et al: Multimodal pain management after total joint arthroplasty. J Bone Joint Surg Am. 2011;93:1075-1084.
9) Artz N, et al: Effectiveness of physiotherapy exercise following total knee replacement: systematic review and meta-analysis. BMC Musculoskelet Disord. 2015;16:15.

第3章

困難例に対する
人工膝関節置換術

1 展開困難例に対するアプローチ

はじめに

　術前の膝可動域不良症例に人工膝関節置換術（TKA）を行う場合，通常の展開法では十分な視野が確保できず手術操作が困難になるのみでなく，手術中に膝蓋腱が脛骨粗面付着部で剥離したり，脛骨近位部に骨折を生じる危惧がある．また，感染例を含む再置換術においても既存の部品を抜去する際，特に脛骨にステムが使用されている症例などでは，合併損傷の防止を念頭に置いた展開法を選択しておく必要がある．このような展開困難例を多く経験している卓越した術者は少ないと推察するため，術中所見で最適な展開方法を選択することは容易ではない．したがって，拘縮膝や再置換術においては術前の膝可動域や膝蓋骨高位などを総合的に考慮し，展開法について十分な検討を行う必要がある．

　本項では再置換術を含む，TKA における展開困難例に対する術式の特徴を述べる．

1 Quadriceps snip

　Gravin と Insall によって発表された方法である[1]．再置換術や屈曲不良症例などの展開が困難な症例に対して行われる．通常は medial parapatellar approach を延長する形で，大腿四頭筋の筋腱移行部におよそ 45° をつけて切開を延長する（図1a）．この手技により拘縮膝でもほとんどの症例で膝蓋骨は反転出来るようになる．Quadriceps snip を行っても展開や膝蓋骨の翻転が困難な場合は，膝蓋骨周囲に瘢痕などが形成されていること

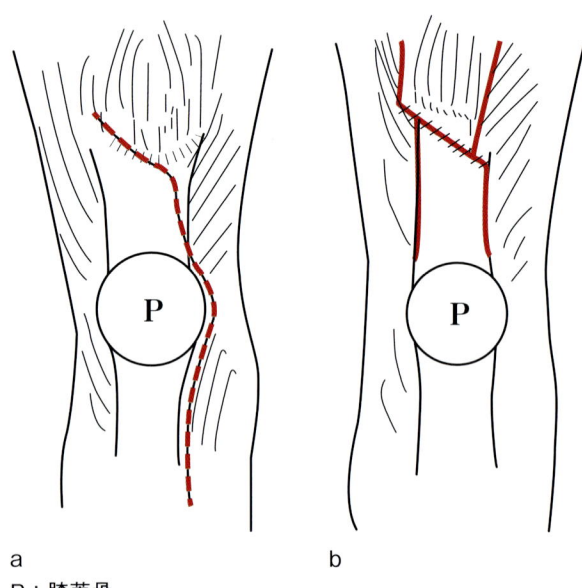

a
b
P：膝蓋骨

図1　Quadriceps snip

Medial parapatellar approach の近位を外側に45°の角度をつけて切り上げる．このことにより，膝蓋骨が翻転でき展開が容易になる（a）．この方法で大腿四頭筋の延長を試みる場合は，切開部をずらして縫合し，間隙を周囲の筋組織で覆うと良い（b）．

があるので，外側膝蓋支帯解離術を加える．特に，感染例や再置換術ではコンポーネント周囲に瘢痕形成がなされている症例が多いので，quadriceps snip に加えて外側の操作が必要となることもある[2]．

Quadriceps snip は特別な器具を要さず，通常の medial parapatellar approach を延長する形で行える点が，優れている．さらに膝蓋骨外側の操作を加えない場合は，外側膝蓋動脈損傷による血流障害が発生する危惧もない．切開した四頭筋を強固に縫合可能であるため，術後の後療法を変更する必要がないことも，この術式の優れた点である．この術式で展開しても伸展筋力に関して medial parapatellar approach と差がないと報告されている[1,3]．

著者らは閉創時に大腿四頭筋を若干延長する目的で，quadriceps snip を改変し切開部をずらして縫合することもある（**図1b**）．欠損となった部位には周囲筋を縫合することで，術後の四頭筋力は維持できると考えている．

Quadriceps snip は medial parapatellar approach から追加することで対応可能であり，TKA において展開が困難な症例に対してまず考慮すべき方法であると考える．

2 V-Y Quadricepsplasty

Coonse らが 1943 年に報告した展開方法であるが[4]，その後 Insall が改良法を示し[5]，これまでにいくつかの臨床成績が報告されている[3,6,7]（**図2**）．屈曲不良膝に対しての展開および伸展機構の延長に有用な方法である．近位に凸の形状で大腿四頭筋腱を切開するこ

とで，縫合時に必要に応じて V-Y 形成を行えば大腿四頭筋の延長がはかれる．このことにより，術前に強直ないしは高度屈曲不良例であっても TKA 術後に屈曲角度の改善が期待できるとされる．しかし，V-Y Quadricepsplasty を行ってもかえって術後の可動域不良を認めたとの報告もある[7]．

V-Y 形成により四頭筋腱の延長を行った場合は，非吸収糸で強固に縫合する必要がある．また，早期からの可動域訓練は縫合不全を引き起こす恐れがあるため，症例によっては荷重時期や可動域訓練開始時期を遅らせる必要がある．術後に大腿四頭筋筋力が低下する[3,7]との報告と筋力低下は見られない[6]との報告がある．当科でも，V-Y Quadricepsplasty を行い，大腿四頭筋を延長した症例で，ROM は改善したものの術後数ヵ月は四頭筋筋力の低下を生じた経験がある．この術式を選択する場合は術前に術後一時的に膝伸展筋力が低下する可能性について認識しておくことと，術後の訓練についてきめ細やかな配慮が必要である．

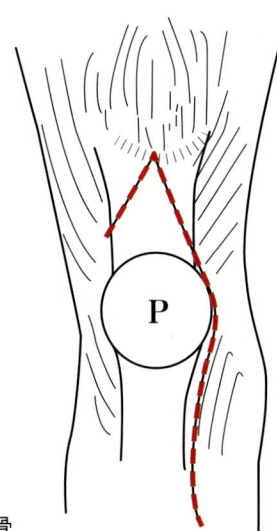

P：膝蓋骨

図2　V-Y Quadricepsplasty

Medial parapatellar approach の近位端を近位に凸となるように外側下方に切り下げる．このことにより，膝蓋骨は外側に翻転可能となる．縫合時に V-Y 法により四頭筋の延長が可能となる．

3 脛骨粗面骨切り術

Dolin により 1983 年に報告され[8]，その後 Whiteside により改良法が示された[9,10]（図3）．この方法の利点は，骨切り部をスクリューなどで強固に固定でき骨性癒合が期待できること，膝蓋腱を含む伸展筋力を温存できることなどが挙げられる[10]．しかし，骨切り部の近位への移動，骨切り部痛や脛骨粗面の剥離骨折，癒合不良，偽関節や付着部での膝蓋腱損傷，脛骨骨幹部骨折，侵襲が大きいことによる感染などの合併症が比較的多く発生するとの報告もある[11,12]．また，骨癒合が得られるまでは可動域訓練を含む後療法を慎重に行うことが推奨される．固定方法としてはスクリューがワイヤーよりも優れているとする報告があるが[3,11]，母床を考えるとこの術式で骨切り部をスクリュー固定することは容易ではない．

この方法が適しているのは，TKA 再置換術の際にステム付き脛骨部品を抜去する際である．ステムを抜去するときに予期せぬ骨折を生じることも多いが，脛骨粗面骨切り術を行うと骨切り部からステム抜去の操作が行える点が優れている[13]．

4 Medial epicondylar osteotomy

1999 年に Engh によって提唱された展開方法である[14]（図4）．強直膝を含む屈曲不良膝に対して TKA 時に手術操作を可能とする術野を確保する目的で行われる．まず，膝90°屈曲位もしくは90°屈曲出来ない場合は最大屈曲位とする．内側上顆を確認したのち，およそ1cmの厚みで長軸方向に片刃のみを用いて骨切りを行う．この時の骨切り面はおよそ4cm程度になる．骨片はヒンジとして前方を開く形で後方へ展開する．この操作により後方関節包も直視可能となり十分な術野が確保出来る．大腿骨および脛骨部品を設置したのちに，膝伸展位で本来の位置に骨片を戻す．Engh の方法では数本の非吸収糸で2つの骨片を縫合するのみで固定可能としている．骨切り部は線維性癒合になることも多いが，骨切り部の不安定性は生じにくいとされている．しかし，縫合糸のみでの固定に不安があるならば，スクリューを用いた固定も有効である．この方法の対象となる症例では，術後の可動域も90°程度と見込まれるため，骨切り部の安定性が得られやすいと推察している．

この方法の利点は，関節包を温存できるため TKA 術後の膝安定性が確保出来ることである．Engh は良好な成績を報告している

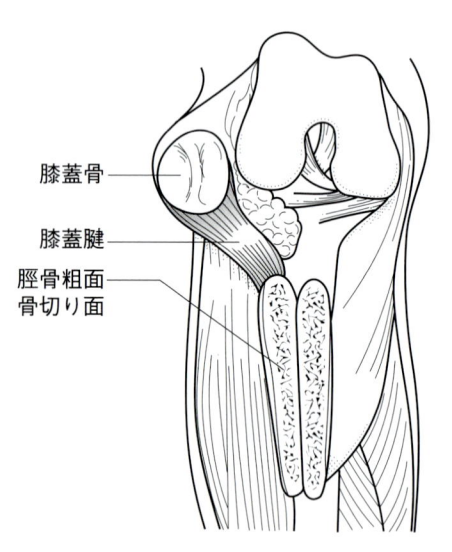

膝蓋骨
膝蓋腱
脛骨粗面
骨切り面

図3　脛骨粗面骨切り術

骨片の骨折を防止するため，脛骨粗面を5〜7cmの長さで，少なくとも1cmの厚さで骨切りを行う．再置換術で既存の脛骨部品にステムが使用されている場合は，ステム長に応じて骨切り長を延長する．骨片の固定にはスクリューやワイヤーが用いられる．

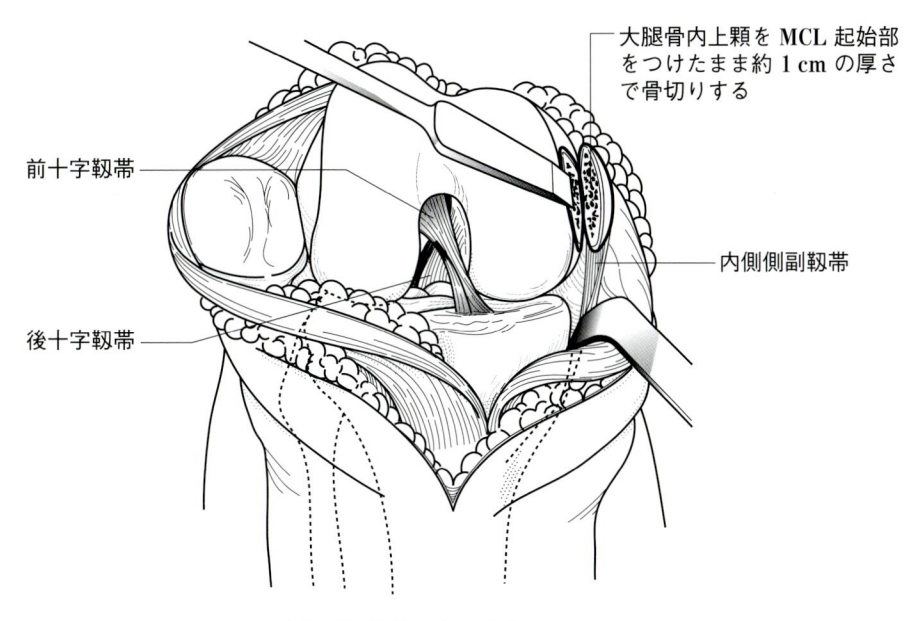

大腿骨内上顆を MCL 起始部
をつけたまま約 1 cm の厚さ
で骨切りする

前十字靱帯

内側側副靱帯

後十字靱帯

図 4　Medial epicondylar osteotomy

片刃ノミを用いて内側上顆を厚み 1 cm で骨切りし，前方をヒンジで開くことで後方の視野
が確保出来る．手術中愛護的操作を心がければ，骨切り時と同じ状態で再固定出来る．

が[14]，その他の施設からのまとまった報告
はなされていない．著者らは 2 例の強直膝
に対する TKA に medial epicondylar osteot-
omy を行った経験があるが，2 例とも術前は
ROM がほぼ 0° であったが，術後は屈曲 90°
程度に改善した．骨切り部は Engh らの報告
に従い，1 号糸で縫合したのみであるが骨性
あるいは線維性癒合が得られた．強直膝に対
して TKA を行う際には選択肢になり得る展
開方法である．

> **Point**
>
> 強直膝に対する TKA には medial epicondylar os-
> teotomy も選択肢の 1 つとなる．

5　V shape osteotomy with cancellous bone graft（VOCG）

　Cruciate retaining（CR）型 TKA を選択す
る場合，後十字靱帯（PCL）の過緊張により
展開不良や適切な軟部組織バランスが獲得出

来ない症例では，他の方法と併用して V shape
osteotomy with cancellous bone graft（VOCG）
を行うと良い[15]（図 5）．VOCG は PCL 脛骨
付着部を V 字に骨切りし，その間隙に骨移
植することで機能を保ちながら PCL の過緊
張を解離する方法である．骨切りの際に，後
方の骨膜を温存することがポイントである．
PCL 実質に操作を加える方法だと，過度な
解離により術後に靱帯機能不全を生じる危惧
がある．しかし，この方法では拘縮の状態に
より PCL 付着部の移動量が自ずと決定され
るので解離しすぎて機能不全に陥ることはな
い．また，骨癒合したのちは PCL 付着部は
安定するため適切な靱帯機能を長期間確保し
得る．

> **Point**
>
> CR 型 TKA で展開困難な場合は VOCG が有効で
> ある．骨切り部に骨移植を行い，骨性癒合を
> 得ることがポイントである．

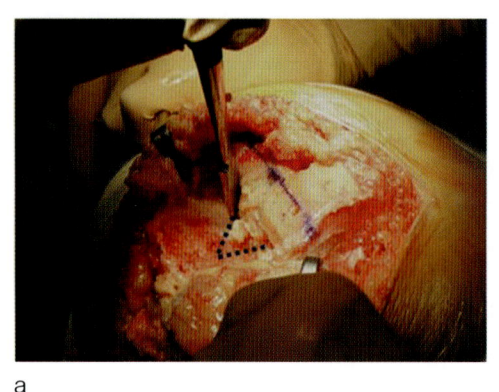

a

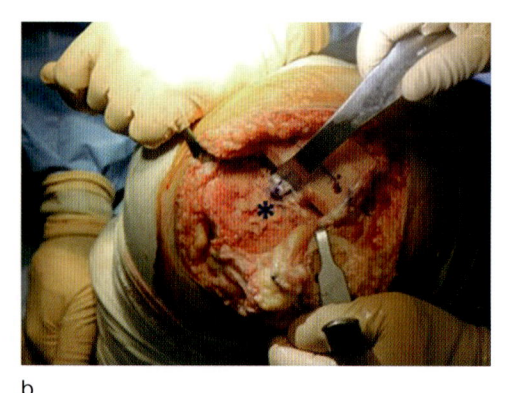

b

図5　V shape osteotomy with cancellous bone graft

ノミを用いて PCL の脛骨付着部を V 字に骨切りを行う．この際に後方の骨膜は温存することが肝要である（a）．PCL の移動量は拘縮によって自ずと決定されるので，術者が解離量を調節する必要がない点が優れている．骨切りした間隙には，あらかじめ準備しておいた自家海綿骨を移植（＊）し，骨性癒合を得るようにする（b）．

まとめ

　強直膝や可動域不良膝に対する初回 TKA や再置換術では，その膝の状態を考慮した適切な展開法が必要となる．通常の medial parapatellar approach の延長で行える quadriceps snip が第1選択になる．quadriceps snip で対応が困難と判断した場合は，大腿四頭筋の状態や再置換術であれば既存の脛骨部品にステムが使用されているかなどを考慮した術式選択が望まれる．CR 型 TKA で展開が不良な場合や適切な軟部組織バランスが得られない症例では VOCG が有効である．いずれにしろ，詳細な術前計画が重要である．

参考文献

1) Garvin KL, et al: Evolution of the quadriceps snip. Clin Orthop Relat Res. 1995;321:131-137.
2) 秋月　章：伸展位拘縮膝に対する TKA の手術．OS NOW Instruction No.24，安田和則編．メジカルビュー．2012.
3) Barrack RL, et al: Comparison of surgical approaches in total knee arthroplasty. Clin Orthop Relat Res. 1998;356:16-21.
4) Coonse K, Adams JD: A new operative approach to the knee joint. Surg Gynecol Obstet. 1943;77:344-347.
5) Insall JN: Surgical Approch. In Insall JN, Windsor RE, ScottWN, Kelly MA, Aglietti (eds). Surgery of the knee. Ed. 2, Vol. 1. Churchill Livingstone pp135-148,1993.
6) Trousdale RT, et al: V-Y quadricepsplasty in total knee arthroplasty. Clin Orthop Relat Res. 1993;286:48-55.
7) Hsu CH, et al: Total knee arthroplasty in patients with stiff knees. J Arthroplasty. 2012;27:286-292.
8) Dolin MG: Osteotomy of the tibial tubercle in total knee replacement. A technical note. J Bone Joint Surg Am. 1983;65:704-706.
9) Whiteside LA, Ohl MD: Tibial tubercle osteotomy for exposure of the difficult total knee arthroplasty. Clin Orthop. 1990;260:6-9.
10) Whiteside LA: Exposure in difficult total knee arthroplasty using tubercle ostetotomy. Clin Orthop. 1995;321:32-35.
11) Ritter MA, et al: Tibial shaft fracture following tibial tubercle osteotomy. J Arthroplasty. 1996;11:117-119.
12) Zonnenberg CB, et al: Tuberositas osteotomy for total knee arthroplasty: a review of the literature. J Knee Surg. 2010;23:121-129.
13) 秋月　章：Metal wedge modular TKA system を利用した再置換術．新 OS NOW No.6，高岡邦夫編，pp186-194，メジカルビュー．2000.
14) Engh GA, Ammeen D: Results of total knee arthroplasty with medial epicondylar osteotomy to correct varus deformity. Clin Orthop Relat Res. 1999;367:141-148.
15) 秋月　章：高度外反変形膝に対する人工膝関節置換術—後十字靱帯温存（CR）型の利点とバランス獲得の手術法—．人工関節会誌．2004;34:1-2.

2 高度内反膝

はじめに

本邦において人工膝関節置換術（TKA）の適応として最も頻度の高い一次性変形性膝関節症（膝OA）は内反変形となりやすい。日本人の解剖学的特徴から膝関節内側に荷重が集中しやすく，加齢と長年にわたる力学的負荷異常によって膝OAは進行する。膝OAの末期では内側コンパートメントの軟骨のみならず，骨の摩耗も生じて高度な内反変形が生じることがある。二次性膝OAにおいても骨壊死に伴う骨欠損や膝関節内骨折に伴う変形，骨系統疾患による変形などによって高度内反膝が生じた場合，TKAの適応となる。

高度内反膝では屈曲拘縮を伴うことが多く，内側側副靱帯（MCL）の拘縮と短縮が生じやすい。また，外側側副靱帯（LCL）が相対的に弛緩していることがあり不安定性を認めることもある。

手術では術前の画像検査を基に三次元的な変形を把握し，骨欠損の程度を評価することが重要である。また，理学所見と画像検査から軟部組織バランスも評価する必要がある。

1 術前計画

高度内反膝ではアライメントに加え骨欠損の評価が術前に必要である。骨切り量と骨欠損の関係から骨移植の適応，コンポーネントの選択を検討する必要がある。

1. 術前画像評価

膝関節に加えて下肢全長のX線撮影が必要である。膝関節は正面，側面，軸射像の他に荷重撮影や内外反ストレス撮影を必要に応じて行う。外反ストレスによる矯正の程度を確認し，MCLの拘縮の状況を推測する。下肢全長撮影では内反変形の程度を評価する。大腿骨や脛骨骨幹部での弯曲に伴い，内反変形が増加していることがある。下肢外旋位にてX線撮影された場合，屈曲拘縮によって見かけの内反変形が強まることがある。正確なX線正面像による評価が必要である。内側の骨棘は切除が必要なため，大きさを評価しておく。上顆軸撮影により大腿骨後顆軸と上顆軸の評価が可能である。大腿骨後方やMCL付着部の骨棘の評価も行う。

CTは解剖学的ランドマークが明瞭に描出されるため，大腿骨後顆軸と上顆軸の評価が行いやすい。また，骨棘の位置と大きさを三次元的に評価しやすい。さらに，骨欠損の部位と程度を三次元的に評価することができるため，術前画像評価としてCTは有用である。

MRIはCT同様に三次元的な骨形態評価が可能な他，骨や靱帯の質的評価が可能なため，二次性膝OAの評価に有用なことがある。

> **Point**
> CTは骨欠損の部位と程度を三次元的に評価できる。

2. 骨切りライン

大腿骨遠位は大腿骨機能軸に垂直，脛骨近位は脛骨機能軸に垂直に骨切りラインを決定する。脛骨内側に骨欠損がある場合，脛骨内側顆は骨切りされないことが多い。脛骨骨切り量の追加は脛骨コンポーネント設置部の力

学的強度に不安が生じ，脛骨コンポーネント
の沈下や早期ゆるみの原因となり得る．15
mm を超える脛骨骨切りを要する場合は，骨
切りを 15 mm 以内にとどめ，骨欠損に対して
はセメント補填，骨移植，metal augmenta-
tion のいずれかの方法を選択する[1]．

　大腿骨回旋アライメントに関しては大腿骨
上顆軸を参考とし，後顆軸，Whiteside line[2]，
骨棘などをランドマークとして術前計画を立
てる．

3. 軟部組織バランス評価

　外反ストレスを加えてバランスを確認する
が，高度内反膝ではあまり矯正されないこと
が多い．内側に大きな骨棘がある場合，骨棘
を十分に切除することで内外反バランスが整
えられる．骨棘切除量の術前評価は脛骨コン
ポーネントのサイズ選択において参考となる．
小さいサイズの脛骨コンポーネントを選択し，
内側顆を追加切除する方法も術前計画に加え
ることがある．しかし，内側軟部組織に対す
る処置の必要性については術前評価のみでの
判断が難しい．

4. コンポーネントの選択

　Cruciate retaining（CR）型 と posterior sta-
bilized（PS）型の両コンポーネントの選択肢
がある．屈曲拘縮を伴い，後方関節包と後十
字靱帯（PCL）を含めた後方支持組織全体の
拘縮がある場合には，PCL を切除して PS 型
を選択することがある．不安定性を伴う場合
には側方安定性のある constrained 型インプ
ラントの使用も計画に加える．骨欠損部が大
きく骨移植や metal augmentation を行う場合
には，脛骨コンポーネントの支持性を高める
ためにステム付きインプラントを用意する．

2 手術手技

　高度内反膝では内側アプローチが推奨され

る．骨切りは measured resection technique[3]
と gap technique[4, 5] のいずれかが選択され
るが，modified gap technique[6] を中心とし
た両法の組み合わせ手術が広く用いられてい
る．本項では modified gap technique につい
て述べる．

1. 皮切と関節の展開

　皮切は正中縦皮切とする．変形の強い症例
は十分な展開ができるように皮切を加え，最
小侵襲手術（MIS）にこだわらない．Mid-vas-
tus approach か内側傍膝蓋アプローチが一般
的である．膝蓋骨は翻転もしくは外側にスラ
イドさせ，関節全体において十分な視野を確
保する．内側軟部組織は，脛骨近位関節包を
関節面から 10 mm 程度遠位まで骨棘の処置
が可能な範囲で剥離する．

2. 骨切り

　大腿骨遠位骨切りを術前計画にあわせて行
う．髄内ロッドを用いて解剖軸を指標とし，
機能軸に垂直に骨切りする．大腿骨弯曲が強
く髄内ロッドの正確な挿入が困難な場合は，
髄外ガイドやナビゲーション，patient spe-
cific instrument（PSI）の使用も考慮される．
大腿骨コンポーネントの厚みにあわせて骨切
りを行う．

　脛骨近位骨切りも術前計画にあわせて行う．
髄外ロッドもしくは髄内ロッドを用いて機能
軸に垂直に骨切りする．脛骨コンポーネント
（インサート）の厚みにあわせて骨切りを行
う．骨欠損の程度によっては追加骨切りを行
う場合がある．

　骨切り後に骨棘を切除する．大腿骨と脛骨
の内側（図 1, 2），大腿骨の後顆部の骨棘は
全て切除する．

3. 軟部組織解離とギャップの確認

　骨切りと十分な骨棘切除によって伸展
ギャップが獲得されていることを確認する．
長方形型ギャップが理想とされるが，内側の

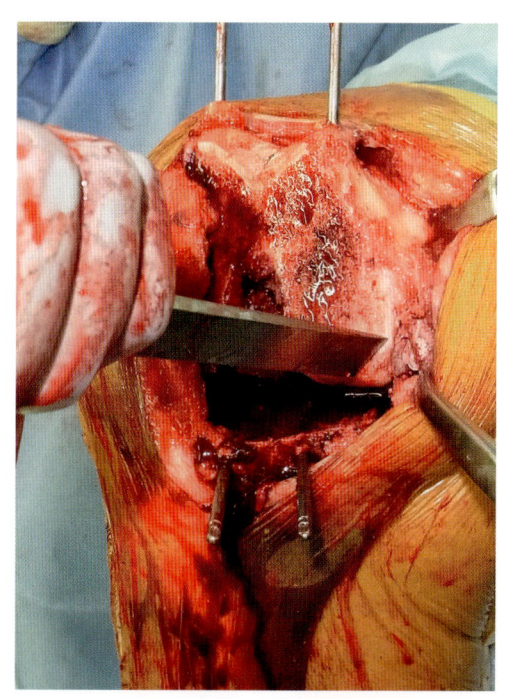

図1　大腿骨内側の骨棘切除

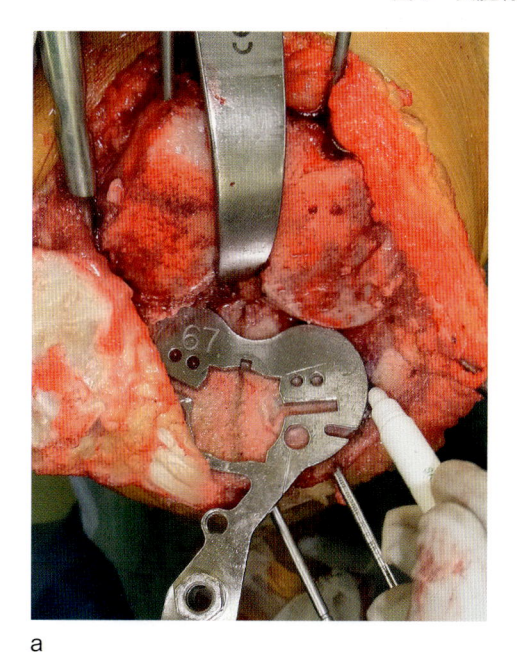

a

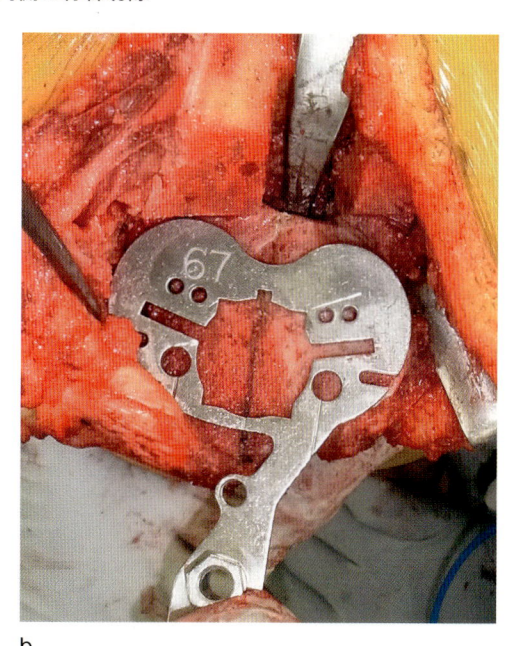

b

図2　脛骨内側の骨棘切除

a：内側の骨棘をマーキング　　b：骨棘切除後

緊張はある程度許容される．内側の緊張が強く，長方形型ギャップが獲得できない場合は内側軟部組織解離を段階的に行うことがある（Clayton法）（**表1**）[7]．前述の骨棘切除と同

時にMCLの深層の剥離を行う．後方関節包の切離も有効である．それでも内側の緊張が強い場合は半膜様筋腱の剥離や，骨膜下にMCL浅層の剥離を加えることになるが，

表 1　内側軟部組織の段階的解離法（Clayton 法）

stage 1：脛骨近位関節包と MCL 深層を関節面から 10 mm 程度遠位まで骨膜下に剥離し，骨棘を切除する．
stage 2：MCL 浅層を関節面の遠位 5〜6 cm まで骨膜下に剥離する．後方は関節包，半膜様筋腱付着部まで剥離し，periosteal tube を形成する．
stage 3：骨膜下に鵞足前方付着部の剥離を行う．
stage 4：骨膜下に MCL を大腿骨から剥離する．

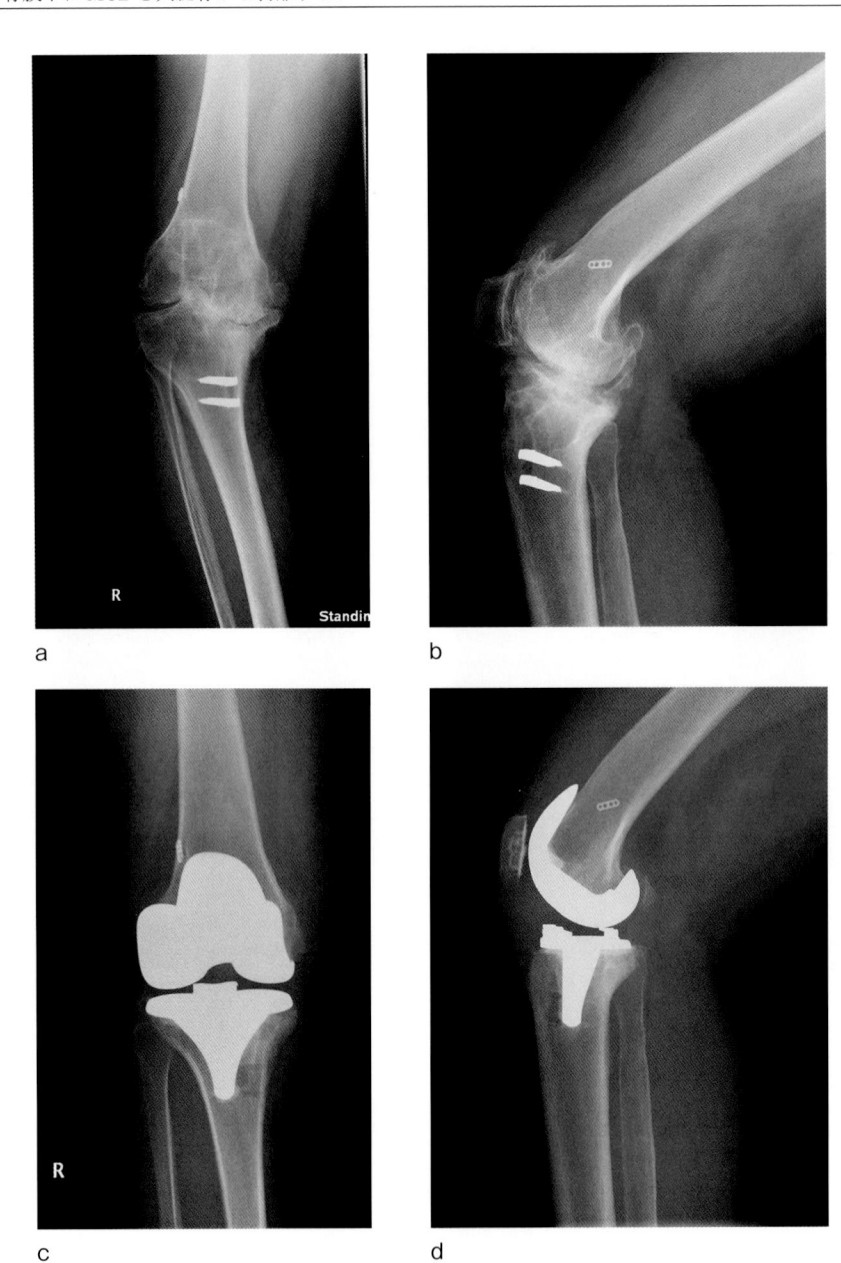

a　　　　　　　　　　　b

c　　　　　　　　　　　d

図 3　高度内反を呈した前十字靱帯再建術後の二次性変形性膝関節症

a：術前 X 線正面像
b：術前 X 線側面像
c：術後 X 線正面像
d：術後 X 線側面像

MCL 浅層まで剥離が必要になる症例は少ない．さらなる剥離が必要な場合は骨膜下に鵞足の前方付着部の剥離を追加する．

伸展ギャップ獲得後に同様な屈曲ギャップが獲得できるよう，膝屈曲 90°にて大腿骨後方の骨切りを行う．スプレッダーやテンサー，コンピュータナビゲーションなどの各種器械が用いられる．大腿骨後顆骨棘の残存などにより，内側軟部組織の緊張が強いままであると大腿骨外旋位が強まる傾向となるため，大腿骨上顆軸や Whiteside line など解剖学的指標も参考にしながら大腿骨後方骨切りの回旋角度を調整する．

大腿骨後方の骨切り後に伸展ギャップと屈曲ギャップを比較し，両ギャップが揃わなければ，gap technique に準じて処置を追加する．

> **Point**
>
> 高度内反膝であっても内側と後方の骨棘を十分に切除することで内外反バランスを獲得できることが多い．内側軟部組織解離が必要な場合は段階的に行い MCL 浅層や鵞足の剥離はなるべく避ける．

4. 骨欠損への対応とコンポーネント設置

骨欠損が脛骨関節面から 5 mm 以内の小さなものであれば，セメント補填か脛骨追加骨切りで対処可能である[5]（図 3）．骨欠損 10 mm からは骨移植や metal augmentation が必要となり，ステム付きインプラントを挿入する．脛骨コンポーネントは小さめのサイズを選択し，脛骨内側顆を切除し骨欠損の範囲を縮小させてコンポーネントを設置する．内外反の軟部組織バランスが不良な場合は constrained 型インプラントを挿入する．

> **Point**
>
> 5 mm 以内の骨欠損はセメント補填か追加骨切りのみで対処可能である．

5. 閉創

インプラント設置後，膝蓋骨トラッキングを確認する．トラッキング不良例に対しては外側支帯解離を行う．

まとめ

高度内反膝は内側軟部組織の拘縮や屈曲拘縮に加えて脛骨内側顆の骨欠損を伴うことが多い．Measured resection technique，gap technique いずれにしても骨棘を十分に処理することで一般的な TKA 手技と同様な方法で対処可能なことが多い．しかし，軟部組織解離の追加が必要な場合は段階的に行う．骨欠損は程度にあわせた対応が必要であるため，術前計画をしっかり行い，インプラントの選択と準備を入念に行うことが重要である．

参考文献

1) 松野誠夫：脛骨コンポーネントの設置．人工膝関節置換術−基礎と臨床−．pp246-258, 文光堂, 2005.

2) Arima J, et al: Femoral rotational alignment, based on the anteroposterior axis, in total knee arthroplasty in a valgus knee. A technical note. J Bone Joint Surg Am. 1995;77:1331-1334.

3) Hungerford DS, Krackow KA: Total joint arthroplasty of the knee. Clin Orthop Relat Res. 1985;192:23-33.

4) Freeman MAR, et al: Total replacement of the knee using the Freeman-Swanson knee prosthesis. Clin Orthop Relat Res. 1973;94:153-170.

5) Insall JN, et al: Surgical techniques and instrumentation in total knee arthroplasty. Surgery of the knee, 3rd ed, vol. 2, Insall JN, ed, pp1553-1620, Churchil Livingstone, New York, 2001.

6) Lombardi AL, Jr: The adult knee. In: Callaghaen JJ, ed. Soft tissue balancing of the knee-flexion. pp1223–1232, Lippincott Williams ＆Wilkins, Philadelphia, 2003.

7) Clayton ML, et al: Correction of alignment deformities during total knee arthroplasties: staged soft-tissue releases. Clin Orthop Relat Res. 1986;202:117-124.

3　高度外反膝

はじめに

外反膝は本邦では少ないが，欧米では人工膝関節置換術（TKA）全体の約10％を占めている[1]．原因疾患として，変形性膝関節症（膝OA）の他，関節リウマチ，外傷，高位脛骨骨切り術（HTO），膝蓋骨脱臼，股関節疾患（coxitis knee）などが挙げられる．外反膝では外側コンパートメントの骨欠損に加え，外側軟部組織の短縮，内側支持機構の弛緩が種々の程度で生じている（表1）．中でも，内反ストレスを加えてもその変形が矯正できないものがfixed valgus deformityで，外側軟部組織の著明な拘縮が生じていと考えられる．

Krackowら[2]は外反変形を以下の3つに分類している（図1）．

表1　外反変形膝の解剖学的特徴

	解剖学的変化
骨性要素	大腿骨外側顆の低形成・骨欠損，脛骨外側顆骨欠損，脛骨粗面外側偏位，膝蓋骨外方偏位，脛骨近位部の変形（HTO後）
外側軟部組織	LCL・膝窩筋腱・外側関節包の拘縮，腸脛靱帯の過緊張，屈曲拘縮，脛骨外旋位拘縮
内側軟部組織	MCL・内側関節包の弛緩

Type I：外側の骨欠損と軟部組織の拘縮はあるが内側軟部組織の異常のないもの

Type II：Type I に加え明らかな内側支持組織の弛緩を伴うもの

Type III：過剰矯正された HTO 後で脛骨近位関節の位置異常を伴うもの

高度外反膝に対する TKA では，通常の膝 OA では認められないこれらの病態に対処す

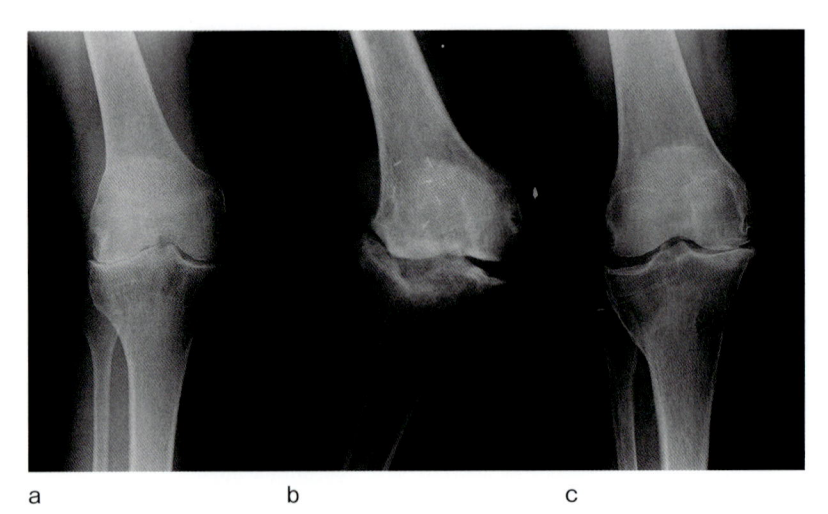

図1　外反変形の分類（Krackow）[2]

a：Type I，外側の骨欠損と軟部組織の拘縮はあるが内側軟部組織の異常のないもの．
b：Type II，Type I に加え明らかな内側支持組織の弛緩を伴うもの．
c：Type III，過剰矯正された HTO 後で脛骨近位関節の位置異常を伴うもの．

る必要があり，より高度の手術テクニックが求められる．

1 術前計画

外反膝では，大腿骨外側顆の低形成や骨欠損などの骨形態異常を呈している[3]．このため術中所見のみに頼ると正確な骨切りが困難となる．術前に骨形態を把握し，注意深い術前計画を立てることが肝要である[1,2]．

> **Point**
>
> 術前の骨形態の評価に加え，外側軟部組織拘縮，内側支持機構の弛緩の有無を確認することが肝要である．

1. 術前画像診断

通常の画像検査に加え，ストレスX線は必須である．外反がどの程度矯正可能か，また内側支持機構の弛緩がないかどうかを確認する（**図2**）．HTOの術後，特に closed wedge osteotomy 後では，近位部の外方偏位があることに注意する．また，膝蓋骨低位の有無

を確認する．CTやMRIにより大腿骨顆部の骨形態を評価する．

2. 骨切りライン

原則として大腿骨，脛骨共に機能軸に垂直となるように骨切りラインを決定する．外反膝では大腿骨外側顆の骨欠損が生じているため，伸展位でも屈曲位でも大腿骨外側顆はほとんど切除されない（**図3，6**）．後顆軸は骨欠損のために骨切りラインの指標とならないことに注意し，Whiteside line や上顆軸（epicondylar axis）などを参考に総合的に判断する．脛骨の骨切りレベルは腓骨頭を参考とし，内側の過剰な骨切りを行わないようにする．

3. 軟部組織バランスの評価

術前のストレスX線で外反が十分矯正できれば，骨切りだけで対処することも可能である．変形が矯正できなければ外側軟部組織の解離を予定する．また，大腿骨と脛骨の骨切りラインを確認し，骨切り後にどの程度内外側軟部組織のアンバランスが生じるかを予測する（**図3**）．

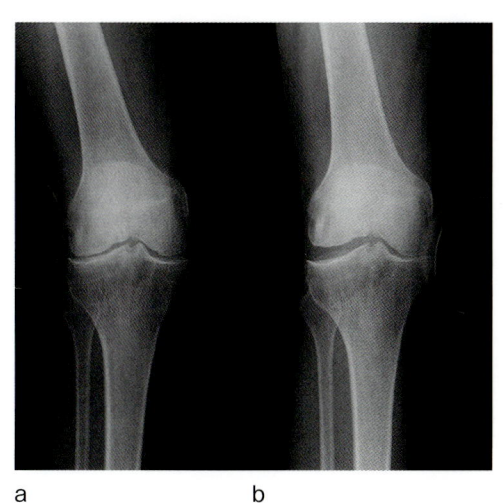

a b

図2 ストレスX線（図1aと同一症例）

Non-fixed deformity で，外反ストレスを加えても内側の弛緩は認めず（a），内反ストレスではほぼ中間位まで矯正できる（b）．

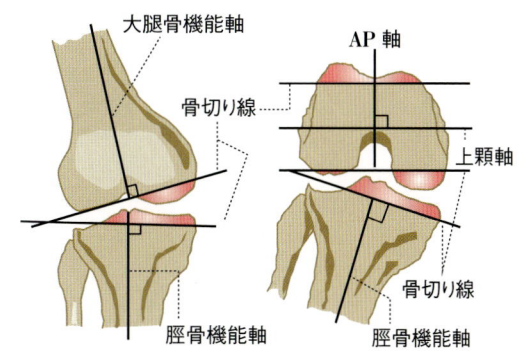

図3 外反膝における骨切りライン

大腿骨，脛骨共に機能軸に垂直となるように骨切りラインを決定する．外反膝では大腿骨外側顆の骨欠損が生じているので，伸展位でも屈曲位でも外顆部はほとんど切除されない．図の骨切り後は，伸展ギャップも屈曲ギャップも内側が弛緩することが予測される．

4. コンポーネントの選択

Cruciate retaining（CR）型と posterior stabilized（PS）型のどちらを使用してもよい. しかし内側軟部組織の弛緩の強い症例（Krackow 分類 Type II）に対しては，側方安定性のある constrained 型に変更する必要性もある. この場合，術中コンバージョンできるように PS 型が勧められる（図3）. また HTO 後で脛骨近位部の外方偏位がある症例では，ステムが短くキールの浅い機種やオフセットステムを選択する必要がある.

2 外側進入法による TKA

外反膝に対しては，外側進入法[4,5]が有利である（表2）. その展開過程で，腸脛靱帯の剥離や外側支帯切離など，外反膝の病態に対し直接的にアプローチできる. また内側切開を要しないことから，膝蓋骨の血行を温存できるなどの利点がある.

1. 皮切と関節の展開

皮切は正中縦切開とし（図4a），lateral

表2　内側進入法と外側進入法の特徴

	利点	欠点
内側進入法	・一般的アプローチ（術者が慣れている） ・膝蓋骨翻転が容易 ・内側組織が修復可能	・膝蓋骨の血行障害 ・膝蓋骨トラッキング異常 ・後外側部展開が不十分 ・腓骨神経損傷の可能性
外側進入法	・内側軟部組織の温存 ・外側支帯切離が展開過程で行える ・病巣部の直接的展開 ・膝蓋骨の血行温存 ・外旋矯正が可能	・不慣れなアプローチ ・膝蓋骨翻転が困難

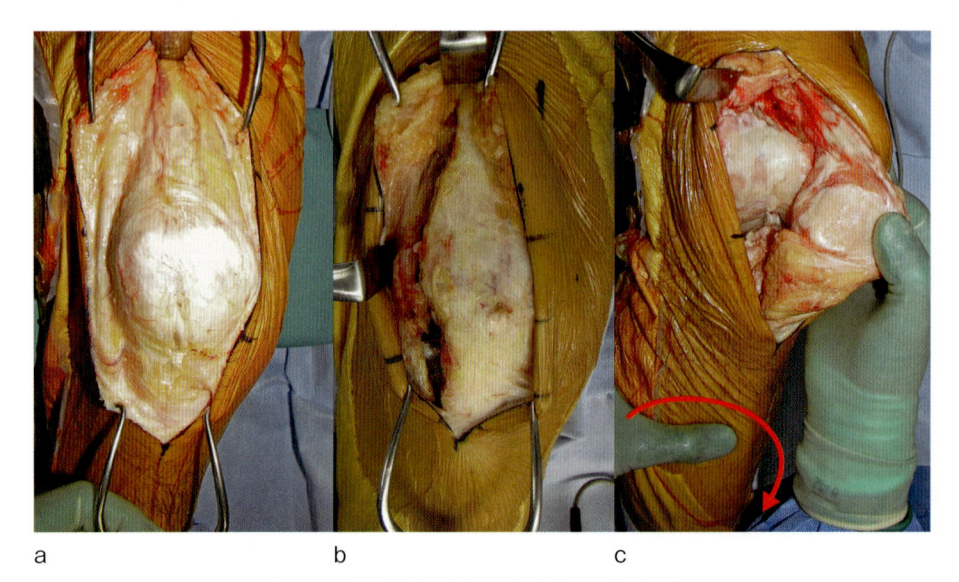

a　　　　　　　　b　　　　　　　　c

図4　関節の展開と膝蓋骨の翻転（右膝）

皮切は正中縦切開とし（a），外側傍膝蓋切開で進入する. 大腿直筋腱の外側から膝蓋骨外縁を通り Gerdy 結節の内側まで切開を加える（b）. 腸脛靱帯は，前脛骨筋筋膜との連続性を保ちつつ，Gerdy 結節から剥離する. 膝蓋骨翻転時，脛骨を内旋させると容易である（c）. 膝蓋下脂肪体は膝蓋腱に付着させたまま切除しない.

parapatellar approach で進入する．大腿直筋腱の外側から膝蓋骨外縁を通り Gerdy 結節の内側まで切開を加える（**図 4b**）．腸脛靱帯は，前脛骨筋筋膜との連続性を保ちつつ，Gerdy 結節から剥離する．前方 1/3 まで剥離し，展開が困難であれば前方 2/3 まで順次剥離する．膝蓋下脂肪体は，膝蓋腱に付着させたまま切除せず展開する．

2. 膝蓋骨の翻転

膝蓋骨内側への翻転は，脛骨を内旋しながら行う（**図 4c**）．翻転が困難な場合，近位への展開を広げるか，medial quadriceps snip を行う（**図 5**）[6]．脛骨粗面の骨切りは後療法を遷延し，V-Y quadricepsplasty（patellar turn down）は膝蓋骨の血行障害を生じ，revision を著しく困難とするため行うべきではない．

3. 軟部組織解離

アプローチの過程で，外側支帯，膝蓋大腿靱帯，関節包を解離し，さらに外側半月板切除時に輪状靱帯を剥離できる．さらに腸脛靱帯の前方部分を剥離することで，多くの症例で，外反変形が矯正可能である（**図 6**）．伸展位での矯正が不十分であれば，腸脛靱帯を剥離するが，外側支持機構を維持するために後方 1/3 は温存する．

高度の fixed valgus deformity では，追加の剥離が必要となる．腸脛靱帯近位部での切離もしくは Z 延長，また筋間 fascia の切離を行う．これにより伸展位での矯正が獲得できる[7]．屈曲位での矯正ができないときには，下腿を内旋させながら外側後方関節包の剥離を大腿骨側で行う．さらに外側側副靱帯（LCL）を大腿骨側で切離する．通常，膝窩筋腱の剥離は必要ないが，外旋矯正が不十分な場合は大腿骨側で切離する．これらの剥離は，伸展・屈曲ギャップを確認しながら段階的に行う（**表 3**）．

4. 骨切りおよびコンポーネント設置

骨切りは原則として各機能軸に垂直となるように骨切りする．しかし，合併症として外反の再発があり，やや過矯正を勧める報告もある[8]（**図 7**）．HTO 後の Type Ⅲ 症例では，骨切りを最小限とし靱帯バランスを確保する．Type Ⅲ の高度変形例に対しては内側から切除した骨片を反転し外側に移植する reversed

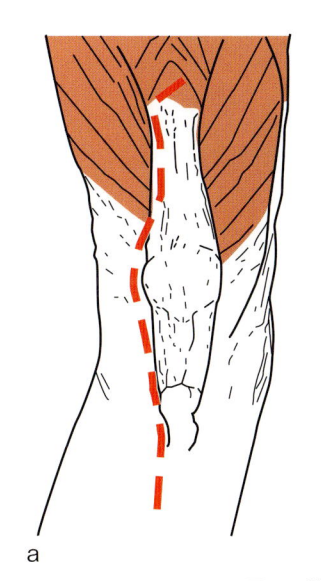
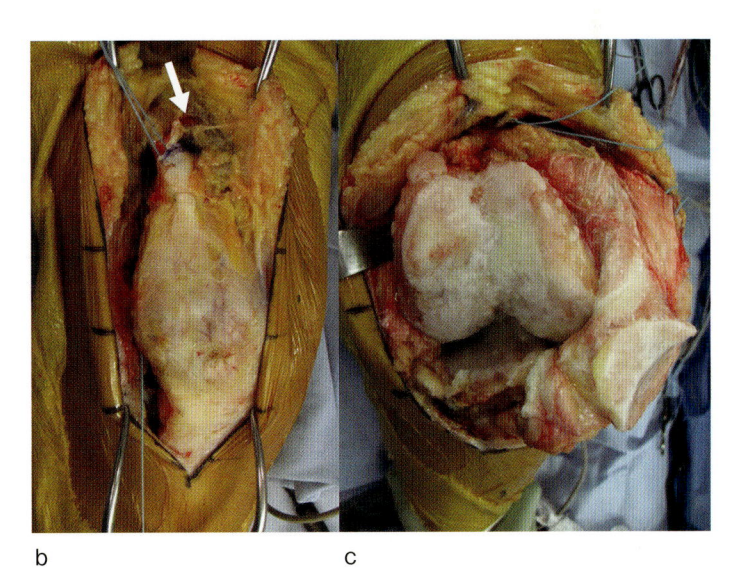

図 5　膝蓋骨翻転困難例に対する medial quadriceps snip

膝蓋骨翻転困難例では，近位切開線を内側に曲げ，medial quadriceps snip（矢印）とすると翻転は容易である[6]．

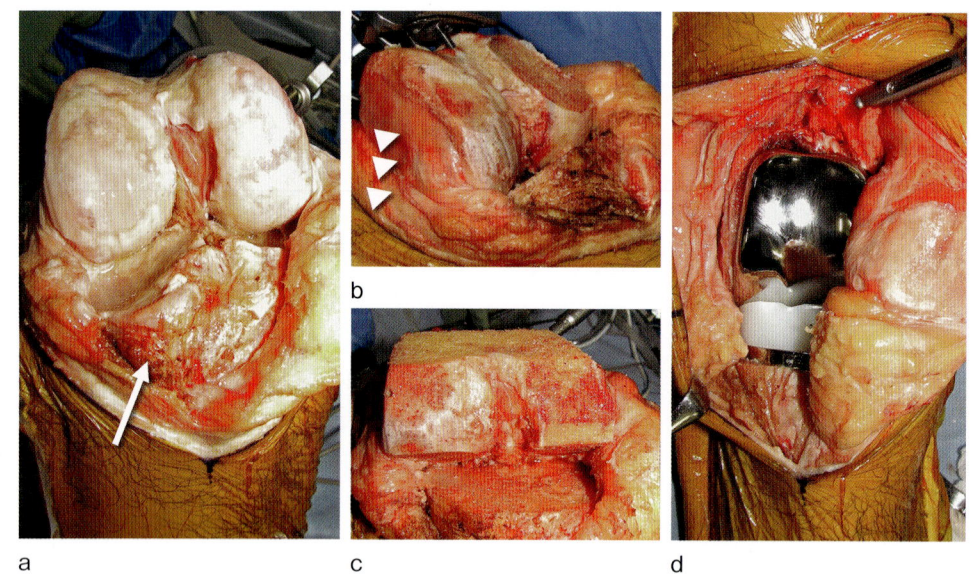

図6　外側進入法による腸脛靱帯の剥離と TKA

術前ストレスで矯正可能例では（図1a, 図2と同一症例），外側進入法だけで内外側の軟部組織バランスを獲得することが可能である．a：腸脛靱帯の前方部分（矢印）のみ剥離，b, c：大腿骨外側顆の骨切り量はわずかで（図3参照），LCL の剥離は行っていない（矢頭），d：インプラント設置後，膝蓋下脂肪体を修復する．

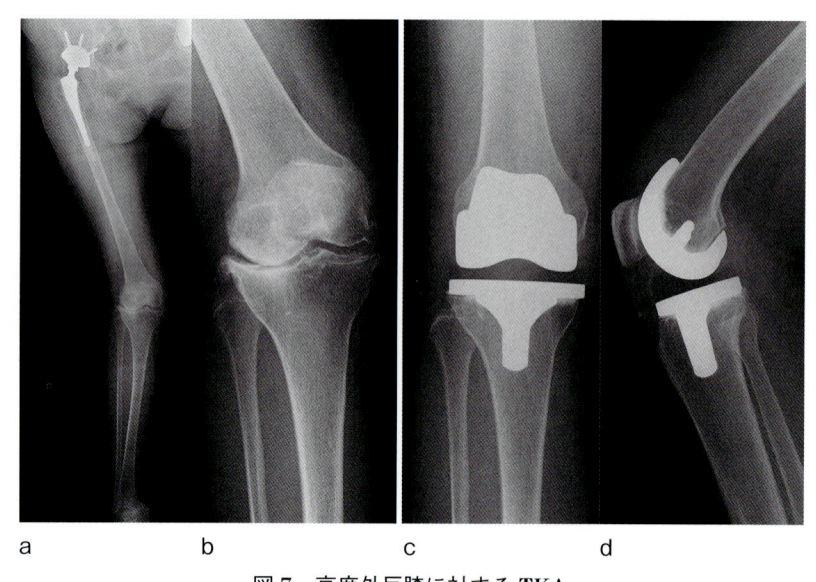

図7　高度外反膝に対する TKA

術前 FTA 150°の coxitis knee 症例（a, b）．外側進入法で TKA を施行し，軽度内反アライメントで設置している（c, d）．

tibial flip 法も有用である[9]．

5. 閉創

　インプラント設置後，no thumb technique で膝蓋骨トラッキングを確認する．変形の矯正により外側支帯の縫合が困難となることがあるが，この場合，膝蓋下脂肪体で関節を被覆する[4]．

3 内側進入法による TKA

外反膝に対する内側進入法の考え方は，外側進入法と同じである．多くの術者が慣れた方法で，幾つかの利点を有する（**表2**）．しかし，内側進入は膝蓋骨の血行障害やトラッキング異常の問題が生じやすい[2]．また，関節展開時にさらなる内側の弛緩が生じるため，その剥離を必要最小限としなければならない．このため，後外側部の視野が不十分になるといった欠点がある．著者らは，中等度の外反膝に対しても外側進入法を第一選択としている[10]．

表3　外側軟部組織解離の基本[10]

外側拘縮	解離を要する靱帯
伸展位	・腸脛靱帯
	・外側後方関節包
屈曲位	・LCL
	・膝窩筋腱
伸展および屈曲位	・腸脛靱帯
	・外側後方関節包
	・LCL
	・膝窩筋腱

まとめ

外反変形膝に対する TKA の問題点は，骨性要素に加え外側軟部組織の拘縮や屈曲拘縮を伴うことである．骨欠損の多くは大腿骨外側顆に生じており，大腿骨の回旋アライメントに注意する必要がある．脛骨骨切りは外反アライメントにならないこと，内側を切りすぎないことに注意する．軟部組織の剥離はバランスを確認しながら段階的に行う必要がある．

参考文献

1) Whiteside LA: Correction of ligament and bone defects in total arthroplasty of the severely valgus knee. Clin Orthop Relat Res. 1993;288: 234-245.

2) Krackow KA, et al: Primary total knee arthroplasty in patients with fixed valgus deformity. Clin Orthop Relat Res. 1991;273:9-18.

3) Stern SH, et al: Total knee arthroplasty in valgus knees. Clin Orthop Relat Res. 1991;273:5-8.

4) Buechel FF: A sequential three-step lateral release for correcting fixed valgus knee deformities during total knee arthroplasty. Clin Orthop Relat Res. 1990;260:170-175.

5) Keblish PA: The lateral approach to the valgus knee. Surgical technique ananalysis of 53 cases with over two-year follow-up evaluation. Clin Orthop Relat Res. 1991;271:52-62.

6) Hendel D, Weisbort M: Modified lateral approach for knee arthroplasty in a fixed valgus knee--the medial quadriceps snip. Acta Orthop Scand. 2000;71:204-205.

7) Whiteside LA: Selective ligament release in total knee arthroplasty of the knee in valgus. Clin Orthop Relat Res. 1999;367:130-140.

8) Ranawat AS, et al: Total knee arthroplasty for severe valgus deformity. J Bone Joint Surg Am. 2005;87（Suppl 1）:271-284.

9) Nagumo A, et al: A reversed tibial flip autograft technique for correcting over-valgus knee after high tibial closing-wedge osteotomy in total knee arthroplasty. J Arthroplasty. 2006;21: 771-774.

10) Gunst S, et al: Equivalent results of medial and lateral parapatellar approach for total knee arthroplasty in mild valgus deformities.Int Orthop. 2015［Epub］.

4　拘縮膝

はじめに

　関節外の軟部組織が原因で関節可動域の著しい障害を呈した状態を関節拘縮といい，伸展方向が強く制限されている屈曲拘縮と屈曲方向が強く制限されている伸展拘縮に分けられる.

　人工膝関節置換術（TKA）を必要とする膝の多くは，内外の変形とともにさまざまな程度の屈曲拘縮を呈している. 原因には，内・外側および後方関節包の癒着や骨棘による圧排，後十字靱帯（PCL）の短縮，ハムストリングや腸脛靱帯の短縮などが挙げられる. 30°以下の拘縮例では通常の TKA の展開手技で特に問題となることはないが，30°を超えると展開や伸展ギャップの確保も困難となる. さらに 50°を超えると，膝窩部神経血管束損傷や腓骨神経麻痺のリスクが高まり，二期的手術をも考慮せざるをえない. 直接損傷しなくとも，急激な可動域の開大に伴って血管の内膜損傷が生じ，遅発性の閉塞や血栓形成を生じるリスクが高い. 同様に神経も引き伸ばされるため，特に腓骨神経麻痺の発生には留意しなければならない.

　伸展拘縮では膝伸展機構が短縮し癒着しており，再建や延長術を必要とすることが多い. 術前から大腿四頭筋筋力の低下が著しい上に四頭筋形成術を加えることとなるため，回復には相当のリハビリテーション期間が必要である. また，不動化した皮膚は，菲薄化し柔軟性が失われていることが多く，術後の創離解や皮膚壊死などのリスクが高い.

　いずれも，手術の難易度が高い割に他覚的な可動域の回復は不十分なことが多い. 手術適応は慎重であるべきだが，一方で，わずかな可動域の回復であっても患者の自覚的な満足度は高い [1, 2] のも事実である.

1　屈曲拘縮

　手技の基本は内・外側および後方の軟部組織の解離にある [3].

　進入法は後の処理の操作性を優先して，内側傍膝蓋切開（medial parapatellar approach）を用いる. 下腿を外旋し徐々に屈曲しながら，脛骨内側の骨棘を前方から可能な限り後方まで，電気メスを用いて丁寧に剥離・露出する. その後，ノミやリウエルですべての骨棘を除去していく. 同じ視野で，大腿骨内側縁の骨棘も前方から可能な限り後方まで剥離・除去する（図 1）. 外側も内側と同様に大腿骨および脛骨の外側縁の骨棘を剥離・除去する.

　屈曲位として，顆間部の骨棘および前十字・後十字靱帯（ACL・PCL）を切除し，徐々に脛骨を亜脱臼させながら，後内側・後外側の関節包の剥離・骨棘切除を進める（図 2）. 屈曲拘縮膝は，元々伸展ギャップ＜屈曲ギャップのことが多いので，PCL を残すのが理想である. しかし，変性・短縮が生じていることが多く，切除した方がのちの操作は容易である [1].

　大腿骨遠位の骨切りをインプラントの厚みの分だけ行う. ここまでで，脛骨を前方に亜脱臼できない時は，脛骨後方の軟部組織の解離が不十分か，巨大な骨棘のインピンジかのいずれかが原因であるので，深屈曲位で顆間窩から電気メスやノミを用いてこれらを処理

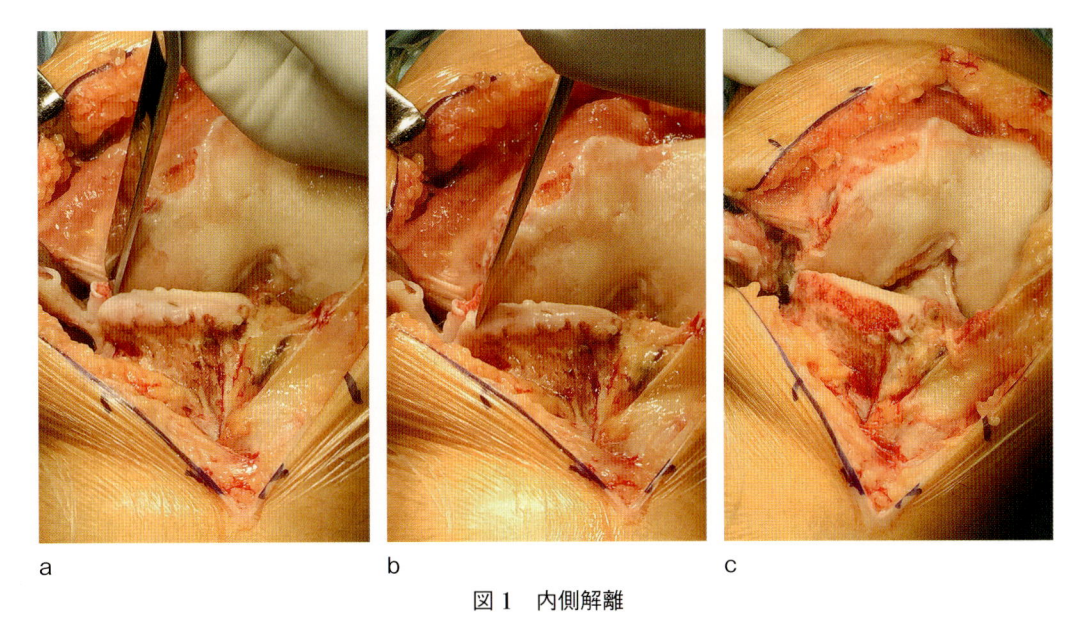

図1　内側解離

大腿骨内側縁（a）と脛骨内側縁（b）の骨棘切除を行い，鵞足上部（c）まで十分に剥離する．

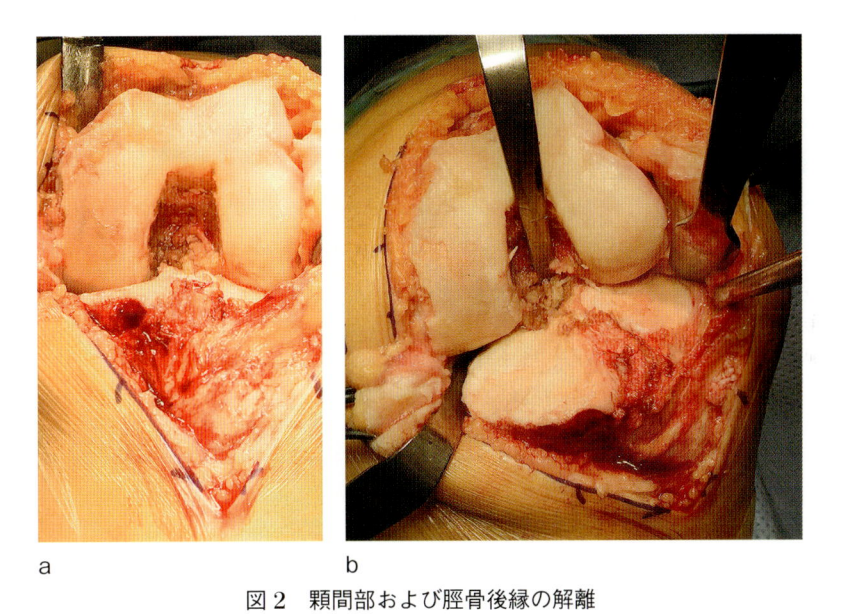

図2　顆間部および脛骨後縁の解離

a）PCL を切除し，b）脛骨を亜脱臼させながら，内外側の脛骨後縁を剥離していく．

する．脱臼可能となれば大腿骨後顆へのアプローチも可能となるので，弯曲ノミや後顆ノミを用いて大腿骨後顆の骨棘も除去する（図3）．

次に，脛骨近位の骨切りを術前計画通りに行う．伸展ギャップがまだ不十分なら，もう一度，大腿骨後顆後方および脛骨後縁の郭清・切除を行う．それでも不十分な時には，脛骨近位の再切除（2〜3 mm）を追加する．大腿骨遠位の再切除は joint line の上昇をきたすため最終手段と考えるべきで，その場合も，できるだけ2 mm 程度に抑えるべきである．ここまでで，最小厚スペーサーブロックが余裕を持って挿入できれば十分な伸展

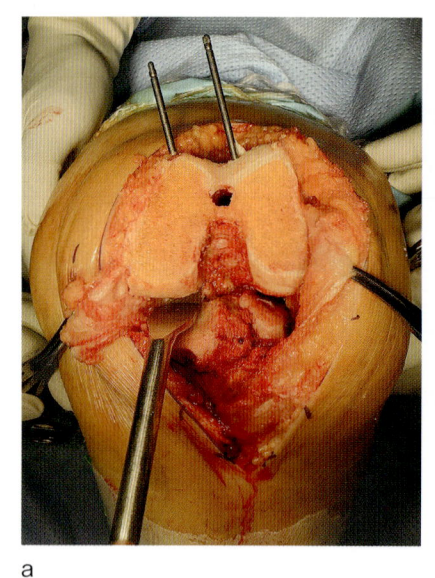 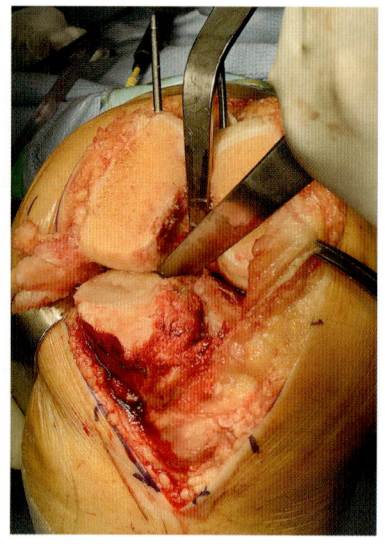

a　　　　　　　　　　　　　　b

図3　後方関節包解離と後方の骨棘切除

弯曲ノミや後顆ノミを用いて大腿骨後顆（a）および脛骨後顆（b）の骨棘を徹底的に除去しスペースを確保する．

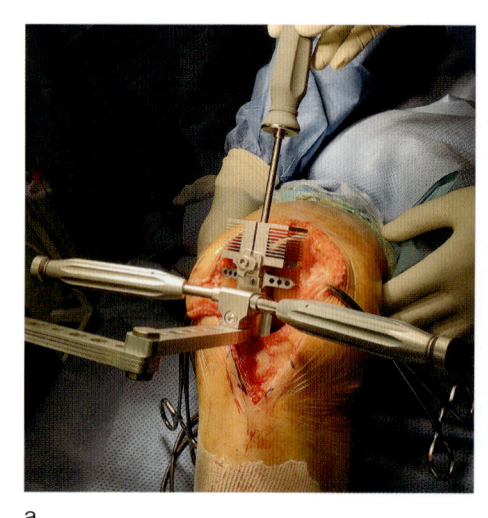 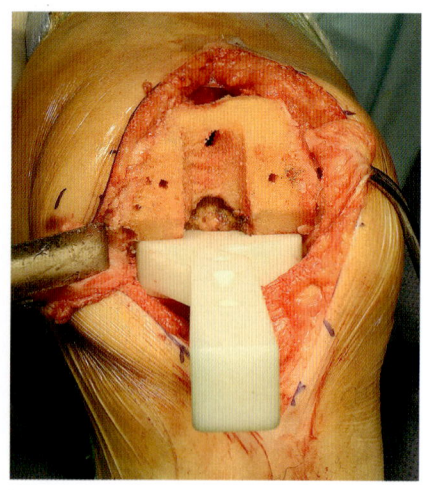

a　　　　　　　　　　　　　　b

図4　屈曲ギャップの調整

伸展ギャップ＜屈曲ギャップの時は，a）テンションデバイスを用いてサイジングし，大腿骨コンポーネントのサイズを決定すると，b）適切な屈曲ギャップを得ることができる．

ギャップが確保されたことになる．内外側のバランスが不良の時には，さらに内側の解離を進めても良いが，多少の外側のゆるみは許容する．

　屈曲位として，X線やCT像上からの予測値とサイザーでの実測値から大腿骨コンポーネントのサイズを決定する．伸展ギャップ＜屈曲ギャップとなることが多いが，2～3mmの差であれば許容してよい．許容できない場合は，コンポーネントサイズを，実測値あるいは予測値からワンサイズ大きくして対処する．その場合，一定のテンションをか

けながらサイジングできる機能を持ったデバイスを用いるとよい．ただし，2サイズ以上の開きがある場合は，大腿骨遠位の骨切り面が不正確（伸展ぎみ）なことが多いので，再度よく検討することが必要である（図4）．

トライアルコンポーネントを設置した後，最も薄いインサートでも完全伸展ができない時には，大腿骨後顆後方の関節包の付着部を骨膜下に中枢側へ徐々に剥離していくと伸展できるようになる．

Point
1：伸展ギャップの獲得の鍵は徹底した後方解離にある．
2：屈曲拘縮では伸展ギャップ＜屈曲ギャップとなることが多い．
3：屈曲ギャップが大きすぎる時は，大腿骨コンポーネントのサイズアップを考慮する．

2 伸展拘縮の展開法

基本的に正中切開で皮下をできるだけ厚く残して剥離する．手術痕や皮膚の伸展性が著しく損なわれている場合は，ジグザグ切開などを用いる場合もある．関節包の展開は，medial parapatellar approach を通常より延長して行い，膝蓋上嚢，内外側の谷部および膝蓋下脂肪体部の癒着を徹底して除去する．外側関節包の大腿骨付着部を内側から電気メスを用いて解離すると，膝蓋骨を翻転もしくは谷部へスライドできるようになる．できない時には，拘縮の程度に応じて，quadriceps snip, V-Y quadriceps turndown, tibial tubercle osteotomy などの大腿四頭筋の張力を調整可能な展開法へ変更する[4]（展開法の詳細は，第2章4の進入展開法の項を参照）．

膝蓋骨の展開後は，まず伸展位で，内外側の関節包付着部を可能な限り前方から，電気メスやラスパトリウムを用いて骨膜下に剥離

し骨棘を除去する．その後，愛護的に徒手屈曲操作を試みると，癒着の剥れる音とともに20〜30°ほど屈曲が可能となる．この操作を何度か繰り返し顆間部の操作が可能となったら，前・後十字靱帯を切除し，やや強めに徒手屈曲操作を行うと90°以上屈曲できるようになることが多い．

その後は，前述の屈曲拘縮の項で述べたように，後方の骨棘や軟部組織の処理を進めながら徐々に脛骨を前方に亜脱臼させ，骨切りを行う．伸展拘縮膝では，伸展ギャップ＞屈曲ギャップとなることが多い．屈曲がタイトな場合は，大腿骨コンポーネントをサイズダウンして前方にずらすか，脛骨の後傾をつけるかで対処する．

Point
1：大腿四頭筋の処理を考慮した進入法を計画する．
2：伸展ギャップ＞屈曲ギャップとなることが多い．
3：屈曲ギャップが小さすぎる時は，大腿骨コンポーネントのサイズダウンや脛骨に後傾をつけることを考慮する．

おわりに

高度の拘縮膝に対する TKA は難易度が高く経験を要する手術である．合併症の発生率が比較的高いとされるが，手術の適応に関しては，患者の病態，ニーズ，予想される結果と合併症など，十分に熟考する必要がある．

参考文献
1) Debette C, et al: Total knee arthroplasty of the stiff knee: three hundred and four cases. Int Orthop. 2014;38:285-289.
2) Kim YH, Kim JS: Does TKA improve functional outcome and range of motion in patients with stiff knees? Clin Orthop Relat Res. 2009;467:1348-1354.
3) Mihalko WM, Whiteside LA: Bone resection and ligament treatment for flexion contracture in

knee arthroplasty. Clin Orthop Relat Res. 2003;
406:141-147.

4) Insall JH, Easley ME: Surgical techniques and
instrumentation in total knee arthroplasty. In:
Scott WN, ed. Insall & Scott's Surgery of the
knee. 3rd ed., pp1573-1575, Churchill Livingstone.
2001.

5　骨欠損

はじめに

　膝関節の高度変形には骨欠損が生じていることが多い．その原因として①患側だけでなく，反対側の股関節障害などを含めた下肢アライメント異常や下肢長差，②下肢の骨折のための下肢変形や脚長差，③膝関節における骨折や感染，④関節リウマチ，⑤神経障害性関節症，⑥人工膝関節置換術（TKA）後におけるゆるみや感染などがある．大腿骨側，脛骨側，そして膝蓋骨の骨欠損の大きさをそれぞれ細分化して評価し，合併した膝不安定性も考慮してインプラントの選択をすることが重要である．

1　骨欠損の分類

1. Anderson Orthopaedic Research Institute（AORI）分類 [1]

　膝関節周辺における骨欠損の評価方法として最も使われているのは Anderson Orthopaedic Research Institute（AORI）分類である．この分類は術前単純 X 線評価で Type 1：骨幹端に及ばないもの（海綿骨が残っており，joint line が保たれている），Type 2：骨幹端に及ぶもの（2A：大腿骨内外側顆の片側欠損または脛骨プラトーの片側欠損，2B：大腿骨両側顆の欠損または脛骨プラトーの両側欠損），Type 3：骨幹端を欠損しているもの，で評価されている（図1）．

2. CT による画像評価

　CT は金属インプラントのアーチファクトにより，十分な描出が困難な場合があるが，大腿骨および脛骨の骨欠損部をそれぞれ別々に三次元構成計測できるため，術前評価には必須といえる．

2　手術計画と治療の実際

> **Point**
>
> 骨欠損が大きい症例では，その欠損部を補填するだけでなく，体重負荷に耐えることができるように，膝関節の安定性と支持性を必要とされる．また，良好な長期成績を得るためにはインプラントのゆるみを生じないように下肢全体でのアライメントを考慮しなければならない．

1. 関節安定性（靱帯損傷）の分類

　骨欠損を含む膝関節は不安定性を生じている場合が多く，その不安定性が骨性由来か，または靱帯の変性，損傷による不全状態であるかを評価する必要がある．術前の内外反ストレス X 線撮影は有用であり，TKA 時に重要な安定性を担う内側側副靱帯の評価に役立つ．膝関節拘縮がある症例では，矯正可能な変形か否かを診断し，高度の靱帯剥離を要す症例では拘束性の高いインプラントを選択すべきである．また，MRI は靱帯変性，損傷程度を診断し，術中術後の関節安定性を推測することができるだけでなく，しばしば合併する骨嚢腫や骨髄浮腫などを術前評価できる．

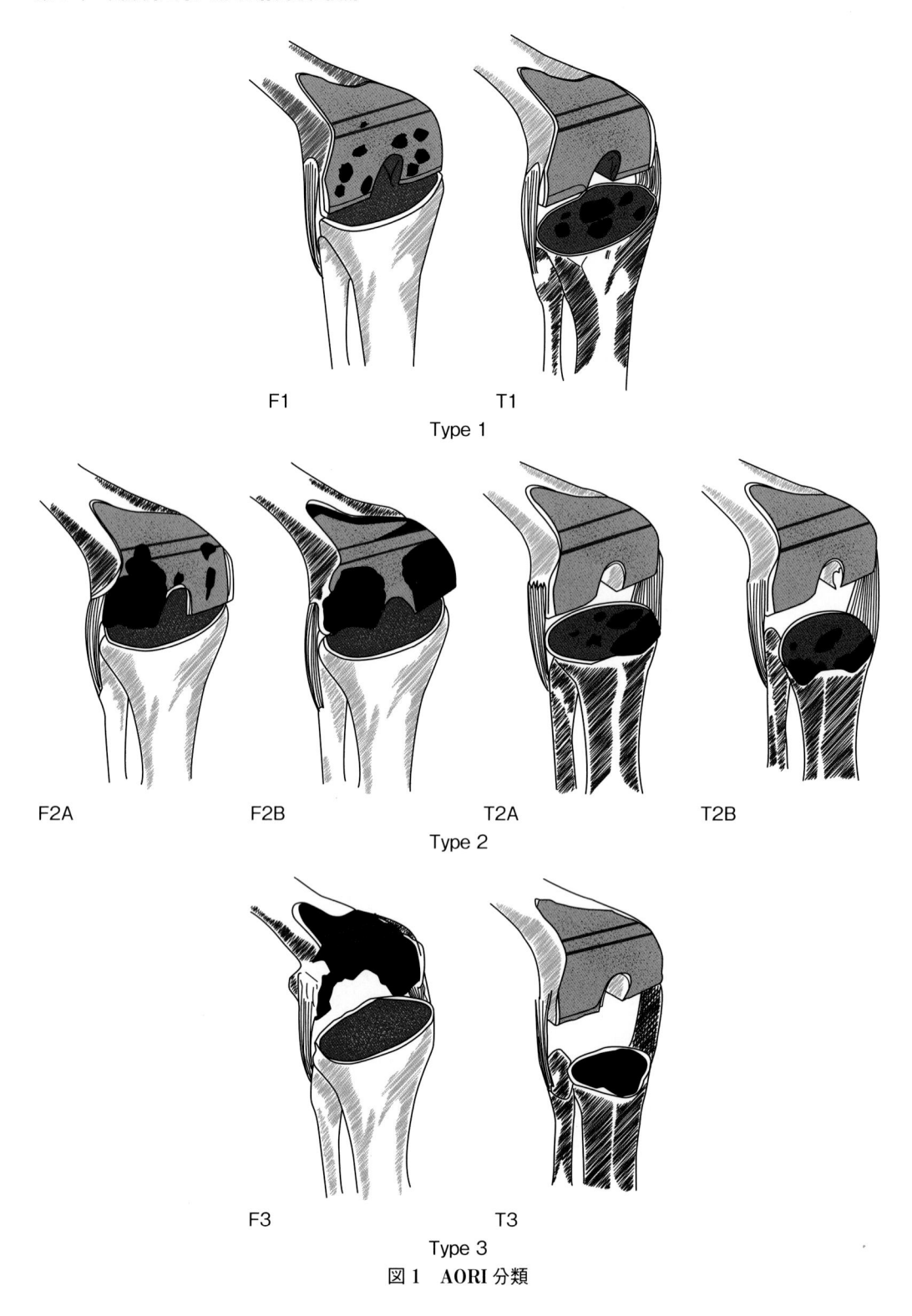

F1　　　　　　　T1

Type 1

F2A　　　　F2B　　　　　T2A　　　　T2B

Type 2

F3　　　　　　　T3

Type 3

図 1　AORI 分類

表 1　骨欠損補填手技

small (less than 5 mm)	autologous graft
	allograft (morselised bone)
	cement filling
large (greater than 5 mm)	bone graft (structural, impaction, morselised) + stem
	cement with screw
	metal augment (wedge, rectangular block)
	modular prosthesis (with stem)

2. 骨欠損に対する手術療法

1）骨補填の基本手技

骨欠損を補填する方法として，①骨移植，②セメント充填，③ metal augmentation がある．①骨移植（自家骨移植・同種骨移植）は生物学的適合性が良いため補填材料としては理想的であるが，供給量に限界があり，impaction bone grafting としてもインプラント支持力が不十分であること，また感染の危険性が高くなるとの問題がある．②骨セメントによる欠損部充填は容易であるが，骨セメントだけの強度や支持性では長期的にインプラントのゆるみ等が生じる．Toms らは脛骨内側 4 mm の骨欠損に対する骨セメント固定による安定性は自家骨移植や同種骨移植と同じ強度であることを報告している[4]．本研究から 5 mm 以上の骨欠損に対しては metal block（wedge, rectangular）やステムの金属部品を組み合わせる③ metal augment modular system を使用することにより，骨欠損の補填と同時にインプラント安定性を獲得する（**表 1**）[5]．

2）大腿骨側

大腿骨の機能軸に対して垂直な遠位骨切り面を作製し，解剖学的 joint line の再現を目的として骨欠損量を計測する．その指標には両上顆からの関節レベルまでの長さを反対膝で比較する．また，再置換術などで内外側上顆が確認できない場合には，膝蓋骨下部をjoint line として簡易的に計測する．大腿骨遠位骨欠損に対しては「5 mm 骨欠損の基本手技」に準ずるが，大腿骨後顆部の骨欠損に

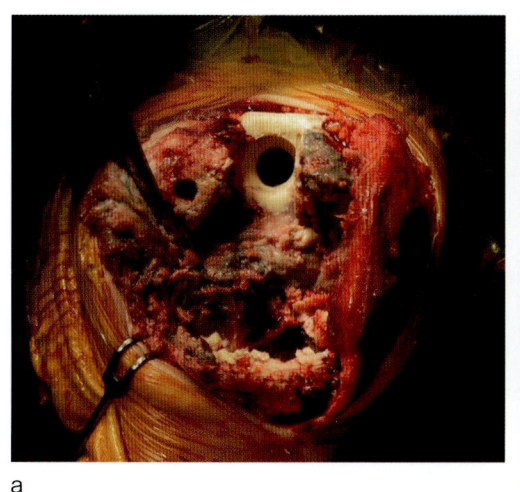
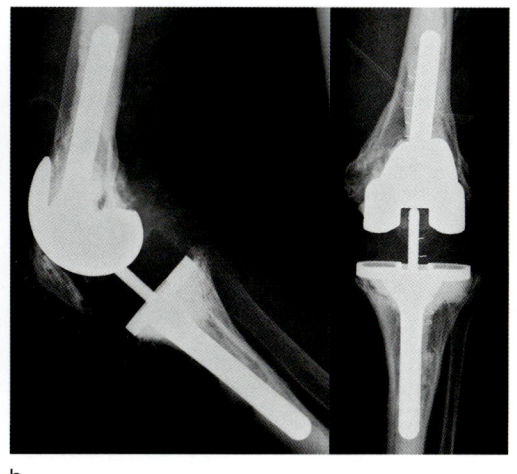

a　　　　　　　　　　　　　b

図 2　インプラントのゆるみに対する再置換術

a：メタローシスも見られ，大腿骨外側後顆に著明な骨欠損が見られる（AORI 分類：F2B，T2B）．
b：Joint line の再建のため遠位に，また回旋不安定性を制御するために後方に，metal augmentation およびステムを使用した（TC3 system, DePuy）．

よる大腿骨コンポーネントの回旋不安定性が生じることがある．できるだけ可動域を獲得するために適切な condylar offset を再現できるコンポーネントサイズを選択し，さらに

大腿骨上顆軸や gap technique でコンポーネントの回旋を決定した後，後方骨欠損部が十分補填できる metal augmentation とステムを選択し，十分な回旋制御ができるように

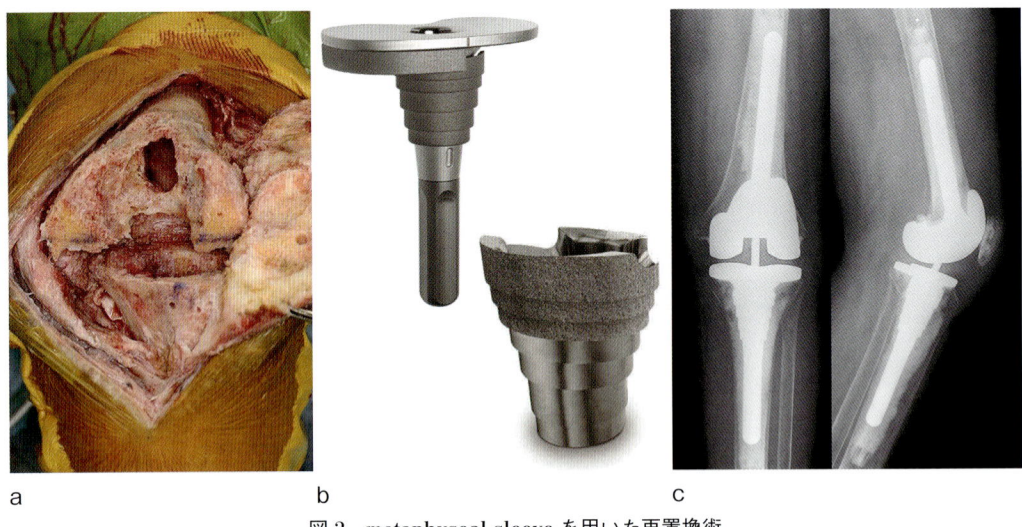

a　　　　　　　　　　b　　　　　　　　　　c

図3　metaphyseal sleeve を用いた再置換術

a：脛骨骨皮質は全周性に残存している（AORI 分類　type F2B, T2B）．
b：Taper design を持つ metaphyseal sleeve．セメントレス固定を可能にする．
c：脛骨骨欠損部分には metaphyseal sleeve を使用した（MBT revision system, metaphyseal sleeve extension stem, DePuy）．

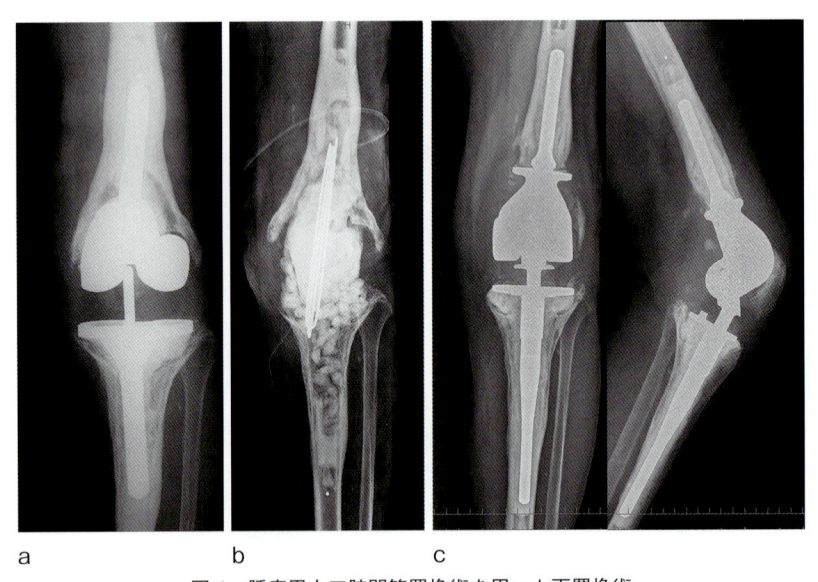

a　　　　　　　　　　b　　　　　　　　　　c

図4　腫瘍用人工膝関節置換術を用いた再置換術

a：関節リウマチの人工膝関節置換術後（TC3 system, DePuy）感染により，大腿骨および脛骨インプラントのゆるみを認める．
b：抗菌薬含有セメントビーズで骨欠損部を充填した．
c：腫瘍用 prosthesis で再置換術を施行した（Elliptical Segment Distal Femoral Component, OSS™ Orthopaedic Salvage System, Biomet）．

する[3]（図 2）．

3）脛骨側

脛骨側骨欠損への対応も「5 mm 骨欠損の基本手技」に準ずるが，ステムを使用することによって脛骨髄内での固定を図る．近位骨欠損部が髄内で広範になった場合には，ステム安定性の向上のために impaction bone grafting や cement filling を使用するが，最近では metaphyseal sleeve を用いる方法による長期安定性が期待されている[2]（図 3）．また，厚めのポリエチレンインサートを使用することにより joint line を再現する．

4）AORI type 3 に靱帯不全を伴う場合

TKA 後の感染や骨折などでの再置換時には，靱帯弛緩や不全だけでなく，大きな骨欠損が生じている．その場合には，metal augmentation と共に拘束性が強い constrained 型インプラントを使用する．さらに大きな骨欠損が生じた場合には，腫瘍用人工関節で骨欠損部をすべて置換する方法が選択される（図 4）．

まとめ

骨欠損のある膝関節はその変形が著明であり，疼痛だけでなく，膝の不安定性を訴える場合が多い．骨欠損の大きさ，それに伴う靱帯不全を術前に適切に評価することが重要である．術前計画に沿ったインプラントを準備するところから，手術成績は決まると言っても過言ではない．患者の年齢，健康状態，ADL を考慮のうえ，手術選択することが肝要である．

参考文献

1) Engh GA: Bone defect classification. In: Engh GA, Rorabeck CH（eds），Revision Total Knee Arthroplasty. pp 63-120. Williams & Wilkins, 1997.
2) Engh GH, Amme DJ: Bone loss with revision total knee arthroplsty: defect classification and alternatives for reconstruction. Instr Course Lect. 1999;48:167-175.
3) 井上博登, 他：Revision TKA における metaphyseal sleeve の使用経験. 日本人工関節学会誌. 2015;45:369-370.
4) Lombardi AV, et al: Management of bone loss in revision TKA: it's a changing world. Orthopedics. 2010;33:662.
5) Toms AD, et al: Repair of defects and containment in revision total knee replacement: a comparative biomechanical analysis. J Bone Joint Surg Br. 2009;271-277.
6) Qui YY, et al: Review article: Treatments for bone loss in revision total knee arthroplasty. J Orhop Surg（Hong Kong）. 2012;20:78-86.

6 関節外変形

はじめに

　関節外変形とは，大腿骨では側副靱帯付着部より近位，脛骨では遠位にある変形のことである．原因として，軟骨無形成症やくる病などの先天性・代謝性疾患，骨折後の変形治癒，高位脛骨骨切り術などの骨切り術が挙げられる．関節外変形を有する症例に人工膝関節置換術（TKA）を行う場合は，軟部組織バランスについても考慮しながら，どのように変形を矯正し良好な下肢アライメントを獲得するか決定する必要がある．

1 術前評価

1. 画像評価

　下肢全長単純 X 線像にて下肢全体のアライメント，関節外変形の程度，変形中心の位置を評価する．回旋変形の評価には，CT が必要である．高度内反膝の下肢全長では外旋位での撮影となり易く，大腿骨前弯の影響で冠状面の変形が過大評価されることがあるので，大腿骨と脛骨を個々に撮影するか 3D モデルで変形を評価する（図1）．

2. 変形矯正方法の選択

　関節外変形の矯正方法には，関節外矯正と関節内矯正の 2 つの方法がある．2D または 3D テンプレーティングシステムなどによりシミュレーションを行い，変形矯正方法を決定する．大腿骨では，機能軸に垂直な骨切り線を引き，内外側どちらかの側副靱帯付着部より骨切り線が近位となれば，関節外矯正が必要となる[1]．関節外矯正骨切り術にて大腿骨の機能軸を整えてから TKA を行うようにプランニングする（図1c, d）．変形中心での矯正が基本ではあるが，変形中心から離れた膝関節近傍での関節外矯正を選択することも可能である．脛骨変形の場合は，変形より遠位の脛骨解剖軸の延長線が膝関節の外を通る場合には関節外での矯正骨切りが必要である[1]．

2 関節外矯正

　関節外矯正は高度な関節外変形に対する解決方法であり，①変形中心での関節外矯正，②変形中心から離れた膝関節近傍での関節外矯正の方法がある．関節外矯正の利点は，高度な変形を矯正可能，関節内の骨切除量が過度にならない，靱帯のアンバランスを生じることが少ないなどが挙げられる．一方，その欠点は，二期的手術を要する場合があること，膝関節以外の部位に皮切や侵襲が必要であること，感染リスクが増すこと，骨切りによる骨癒合遷延や骨癒合不全の可能性が生じることなどが挙げられる．

> **Point**
> 関節外矯正は軟部組織バランス調整に優れており理想的であるが，矯正骨切り術に伴うリスクを負うことになる．

　Lonner ら[2] は 20°以上の大腿骨変形に対して矯正骨切り術を併用しているが，術前プランニングで骨切り線が側副靱帯付着部より

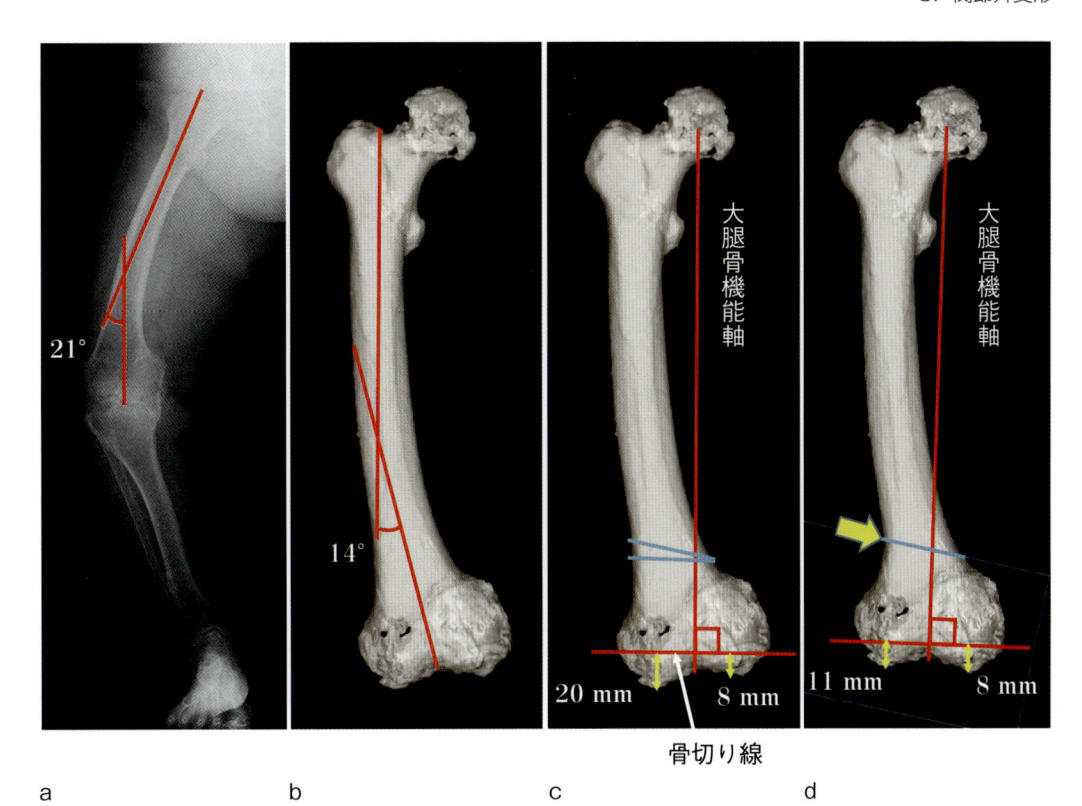

a   b   c   d

図1　大腿骨の関節外変形に対する術前プランニング

a：軟骨無形成症による大腿骨内反変形．立位下肢全長正面像にて冠状面の変形を評価すると 21° である．

b：3D モデルで回旋を正しくして評価すると冠状面の変形は 14° であり，立位下肢全長正面像では変形が過大評価されている．

c：大腿骨機能軸に垂直に骨切り線を設定すると骨切り量は内側 8 mm，外側 20 mm となり，外側は側副靱帯付着部の近位となってしまう．

d：大腿骨遠位で 12° の矯正骨切り術（closing wedge osteotomy）をしたとすると大腿骨遠位の骨切り量は内側 8 mm，外側 11 mm となり靱帯バランスに影響が少なくなる．

近位となる症例では関節外矯正が必要となる．大腿骨の変形中心が膝関節から離れている場合は一期的または二期的に矯正骨切り術と人工膝関節置換術を行う．変形中心が膝関節に近い場合や，変形中心から離れた膝関節近傍での関節外矯正を選択した場合は，同一皮切で一期的に手術を行う（図2）．骨切りは closing wedge で行うが，矯正角度は大腿骨遠位骨切り量の変化も考慮して決定しておく（図1）．矯正骨切り後は，髄内ロッドが使用できない可能性があり，髄外ロッドを準備しておく．また，トラッカーの設置に工夫が必要ではあるが，ナビゲーションシステムも有用である．

Radke ら[3] は 15° 以上の脛骨変形に対して矯正骨切り術を併用していると報告しているが，術前評価の項で述べたように，脛骨の変形の場合は変形より遠位の脛骨解剖軸の延長線が膝関節の外を通過する症例では関節外矯正が必要となる（図3）．脛骨も変形中心で矯正骨切りした方が良好な矯正が行えるが，骨癒合遷延や骨癒合不全のリスクを伴う．

3　関節内矯正

関節内矯正の利点は 1 回の手術で済むこと，膝関節以外に侵襲が加わらないこと，関

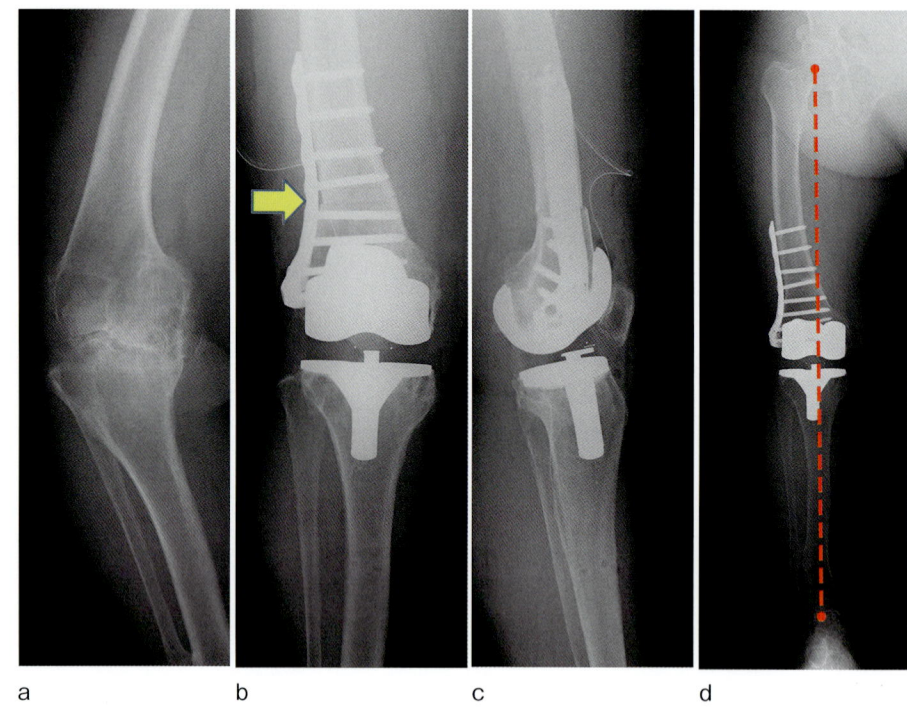

a　　　　　b　　　　　c　　　　　d

図2　大腿骨の関節外矯正を併用した TKA（図1と同一症例）

a：大腿骨に関節外変形を有する高度内反膝

b, c：大腿骨遠位での矯正骨切り術にて機能軸を整えてから CR 型 TKA を施行．矢印が骨切りレベ
　　ル．膝蓋骨低位があり，quadriceps snip を行っている．

d：術後2年の立位下肢全長．機能軸は膝中心を通過し良好なアライメントが得られている．

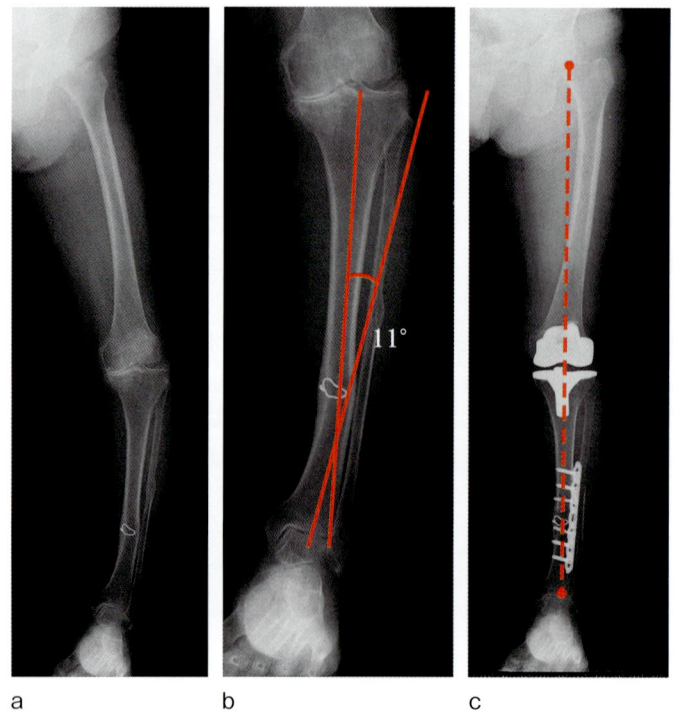

a　　　　　　b　　　　　　c

**図3　脛骨の関節外変形に対する
　　　TKA**

a：脛骨骨幹部骨折後の変形治癒があ
　　り，高度内反膝である．

b：脛骨の変形は11°と大きくないが，
　　変形より遠位の脛骨解剖軸の延長
　　線が膝関節の外を通過する症例で
　　あり，関節外矯正が必要である．

c：術後4年の立位下肢全長．骨癒合
　　不全のため術後10ヵ月で骨移植，
　　再固定を要したが，骨癒合が得ら
　　れ良好なアライメントが保持され
　　ている．

節以外の部位に感染リスクが生じないなどである．一方，欠点は大腿骨や脛骨の骨切除量が多くなること，靱帯のアンバランスが生じやすいため十分な軟部組織の解離術や靱帯移行術や再建術にて調整するか，側方安定性のある constrained 型のインプラントを選択する必要性がある．開放骨折後など骨髄炎の既往がある場合や皮膚トラブルがある場合，脛骨骨幹部など骨癒合遷延が予想される場合は，変形部位に手をつけず，関節内矯正を選択する方が無難である．

Point

関節内矯正は軟部組織バランスが崩れやすく，広範な軟部組織解離または constrained 型のインプラント選択を要する．

Wang ら[1] は冠状面で大腿骨 20°未満，脛骨 30°以内の変形であれば関節内矯正で対処可能としている．術前評価の項で述べたように，大腿骨変形では，骨切り線が側副靱帯付着部より近位とならないこと，脛骨変形では，遠位の脛骨解剖軸の延長線が膝関節内を通過する必要がある．

大腿骨に外反変形がある場合は，大腿骨内側の骨切除量が大きくなると joint line が上昇してしまうので，骨切除量はインプラントの厚さ程度にとどめて，外側に骨移植を考慮する[4]．

高位脛骨骨切り術後で脛骨に外反変形がある症例では，内側軟部組織の弛緩が生じないようにするため，外側アプローチにて内側の軟部組織は解離せず，内側の骨切除量も最小限にとどめる．外側の軟部組織解離は段階的

に行う．膝蓋骨低位で，膝蓋骨翻転が困難な症例は quadriceps snip を行う．外反が過度の症例（外反 15°以上）では脛骨近位をくさび状に骨切りし切除骨を反転して骨移植する reversed tibial flip 法も考慮する[5]．

まとめ

関節外変形の矯正方法には①関節外矯正と②関節内矯正の 2 つがある．それぞれの利点と欠点を理解し，変形の部位や程度，症例の背景などを考慮して，変形矯正の方法やインプラントを決定する，詳細な術前計画を立てて手術に臨む必要がある．

参考文献

1) Wang JW, et al: Total knee arthroplasty for arthritis of the knee with extra-articular deformity. J Bone Joint Surg Am. 2002; 84-A:1769-1774.
2) Lonner JH, et al: Simultaneous femoral osteotomy and total knee arthroplasty for treatment of osteoarthritis associated with severe extra-articular deformity. J Bone Joint Surg Am. 2000;82:342-348.
3) Radke S, et al: Total knee arthroplasty in combination with a one-stage tibial osteotomy: a technique for correction of a gonarthrosis with a severe (>15 degrees) tibial extra-articular deformity. J Arthroplasty. 2002;17:533-537.
4) Whiteside LA: Correction of ligament and bone defects in total arthroplasty of the severely valgus knee. Clin Orthop Relat Res. 1993;286: 234-245.
5) Nagumo A, et al: A reversed tibial flip autograft technique for correcting over-valgus knee after high tibial closing-wedge osteotomy in total knee arthroplasty. J Arthroplasty. 2006;21:771-774.

7　再置換術

はじめに

　人工膝関節置換術（TKA）は変形性膝関節症や関節リウマチに対する優れた外科的治療法であり，インプラントや術式の改良とともに広く普及するようになった．高齢者が増加する近年ではその需要は高まり，今後もその数は増加することが予測される[1]．初回TKAの件数が増加するとともに，一定の割合で再置換術を要する症例も増加傾向にある．初回手術に比較し，再置換術は難易度が高く，十分な術前計画と高度な手術手技が要求される．

1　再置換術の適応と術前評価

1．再置換術の要因

　再置換に至る要因は様々である（**表1**）．インプラントと骨とのゆるみ，細菌感染，靱帯バランスの不良，骨折・靱帯損傷・脱臼などの外傷が挙げられる[2]．人工関節側の要因として，インプラントの破損，金属の摩耗によるメタローシス，ポリエチレンの摩耗が挙げられ，また，拘束性の強いインプラントでは骨への負担によりゆるみが生じやすい．患

表1　再置換術の要因

インプラントのゆるみ
感染
ポリエチレンインサートの摩耗
メタローシス
不安定性
インプラントの破損
骨折
不適切なインプラント設置

者の活動性や生活様式，肥満，喫煙，骨質の問題など，患者側の要因もある．軟部組織バランスに起因した不安定性，コンポーネントの設置の問題，アライメント不良など，手術手技に関連する因子も大きく関与する．

2．再置換術のための診断

　術後経過の中で，患者が疼痛や不安定性の出現や歩行状態の変化を訴えることがある．必ずしも人工関節周囲に問題があるとは限らないので注意する．詳細な診察を行い，原因を追究する必要があることは言うまでもない．画像検査では，単純X線像でコンポーネントの設置位置や下肢アライメントの変化，骨折や脱臼の有無，骨透亮像やradiolucent lineの出現などを確認する．CTにより，より詳細に確認できる場合がある．感染を疑った場合には関節穿刺を行い，細菌培養検査を行う．原因を明らかにし，再置換術の適応について検討する．

3．再置換術の適応

　前述の要因を明らかにし，適応とタイミングを考慮する．インプラントのゆるみや破損を生じた場合，放置しておくと進行するため，条件が悪くなる前に再置換術を行うことが望まれる．不安定性の場合，それが初回TKA時の過剰な骨切りやインプラントサイズの問題であるならば，ポリエチレンインサートの厚さを変更するか，大腿骨コンポーネントにaugmentationを追加あるいはサイズを上げて再置換を行う．不適切なインプラント設置による膝蓋骨脱臼や可動域制限を生じた場合も再置換術の適応となる．インプラント周囲

骨折では骨接合術が行われるが，ゆるみを生じた場合は再置換術の適応となる．感染の場合，通常はインプラントの抜去と洗浄・デブリドマンを行い，感染が鎮静化してから二期的に再置換術の適応となる．

4. 術前計画

再置換術を成功させるためには，術前計画が重要である．ポリエチレンインサートのみ，あるいは大腿骨か脛骨のどちらかのコンポーネントのみの置換といった部分的な再置換でよいのか，全てのコンポーネントの置換が必要なのかなど，正しい判断が求められる．また，感染の有無によって治療方針は大きく異なる．単純X線およびCTにより，骨欠損の程度を把握する．内外反および前後方のストレスX線撮影を行い，靱帯機能を評価しておく．骨欠損および靱帯機能により使用する機種，骨移植，metal augmentation，延長ステムなどの準備を行う．術中の所見が術前計画と異なる状況となる場合も想定し，臨機応変に対応できるようにインプラントを用意しておく．

2 手術手技

1. アプローチ

皮切は膝前面に正中切開をおくのが望ましいが，原則として過去に用いられた皮切を利用し，必要に応じて近位・遠位方向へ延長する．新たな皮切をおく場合には，血流障害や創傷治癒遅延などに注意する．関節の展開は，広い視野が得られる medial parapatellar approach がよい．著しい拘縮や変形，膝蓋骨低位などにより関節の展開が困難な場合には，quadriceps（rectus）snip，quadriceps turn-down（V-Y quadricepsplasty），または脛骨粗面骨切りなどの展開法を用いる（詳細は第3章1 展開困難例に対するアプローチを参照）．

Point

術後のインプラント感染を防ぐためにも皮膚の十分な血流を保つことが重要である．

2. インプラントの抜去

ゆるみのある場合は比較的容易に抜去することができるが，セメントで強固に固定されている場合は困難となる．最初にポリエチレンインサートの抜去を行い，スペースを確保する．次に大腿骨コンポーネントの抜去を行う．薄刃のマイクロボーンソーや薄刃のノミを用い，インプラントに沿うようにして骨から分離していく．セメントで固定されている場合はまずセメントとインプラント間で分離を試みる．超音波振動器（Ultra-Drive®）を用いるとうまく分離できることがある．インプラントとの間に十分な隙間を作ることができたら，専用の抜去器でコンポーネントを抜去する．続いて，脛骨コンポーネントの抜去も同様に行う．膝蓋骨が置換されている場合は膝蓋骨コンポーネントも抜去するが，困難な場合はまずペグを残した状態でコンポーネントを切離し，鋭匙などで残存するペグ部分を郭清する．すべてのコンポーネントを抜去したら，できる限り海綿骨を温存しつつ残存したセメントや組織を丁寧に除去する．

Point

骨セメントからのインプラント分離は困難な場合が多く，注意しないと思わぬ骨欠損をまねくため，骨欠損が最小限となるよう慎重に操作を進める．

3. 感染に対する対応

感染が原因の場合，一部条件の良い場合を除き，二期的再置換術がゴールドスタンダードとされている[3]．インプラントを抜去後，洗浄・デブリドマンを行い，抗菌薬含有セメントスペーサーやブロックを留置する．感染の鎮静化が得られてから二期的に再置換術を

行う.

4. 軟部組織の処置

　ポリエチレン摩耗やメタローシスが原因の場合，摩耗粉が関節内に残存しているため，滑膜を可能な限り切除する．感染の場合も同様に，汚染された滑膜組織および瘢痕組織を徹底的に切除する必要がある．十分に軟部組織の切除がされた後で靱帯バランスを評価する．

5. 骨切りと骨欠損の対処

　再置換術においては，少なからず骨欠損の問題が生じる．再置換術では joint line を再構築し，インプラントを適切な位置に設置することが要求される．骨欠損の評価には Engh ら[4] による Anderson Orthopaedic Research Institute Classification（AORI 分類）（**表 2**）を用いることが多いが，Type に応じた対処

法を考える必要がある（第3章5も参照）.

　骨欠損が軽度の場合は骨切りガイドを設置し骨切りを行うが，広範囲に及ぶ骨欠損ではしばしば困難となるため，トライアルコンポーネントに合わせて骨切りを行う．この場合，ステム延長が必要となる．また，骨欠損量に応じて wedge や block などの metal augmentation を追加する．これに自家骨または同種骨の移植を組み合わせて行う（**図 1, 2**）.

> **Point**
>
> インプラント抜去等に伴う操作により，術前計画で予定していた骨欠損とは異なる状況になる場合が多々ある．それも想定して周到に準備をしておく．

6. インプラントの設置

　靱帯バランスの評価によりインプラントを選択する．内・外側側副靱帯の機能が破綻し，

表 2　再置換術における骨欠損の AORI 分類とその対処法

分類	対処法
Type 1：骨幹端は保たれている	骨移植またはセメント補充で対応 metal augmentation やステム延長は不要
Type 2：骨幹端に及ぶ骨欠損	骨移植に加え，metal augmentation およびステム延長が必要
Type 3：骨幹端の欠損	骨移植，metal augmentation およびロングステムによる骨幹部固定

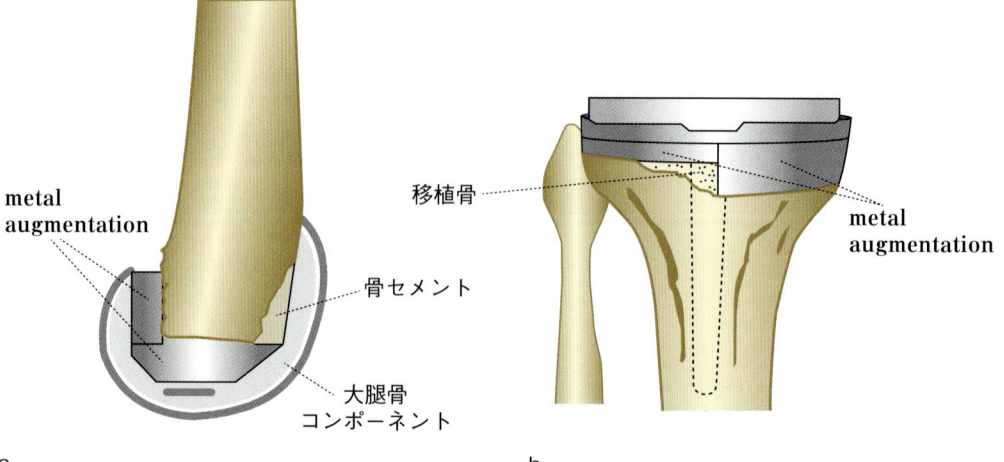

metal augmentation

骨セメント

大腿骨コンポーネント

移植骨

metal augmentation

a

b

図 1　骨欠損に対する metal augmentation

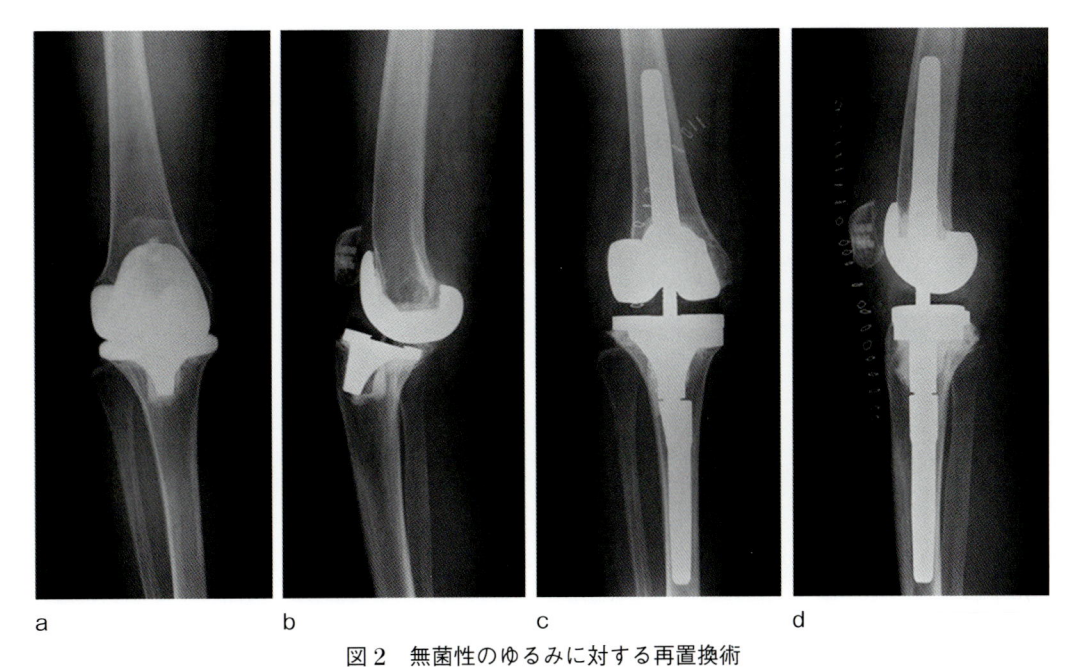

a   b   c   d

図2　無菌性のゆるみに対する再置換術

術前のX線（a，b）では脛骨コンポーネントは後方へ沈み，大腿骨が後方へ偏位している．
大腿骨側，脛骨側とも骨欠損部に対し metal augmentation を使用している．

不安定性が残存する場合は constrained con-dylar knee（CCK）型または rotating hinge 型など constrained 型インプラントを選択する（**図3**）．拘束型のインプラントでは荷重伝達分散のために十分な長さの延長ステムを使用する．

　延長ステム付のインプラントを設置する場合，ステムの挿入方向や前後および内外側の設置位置に注意する．正しい位置に設置困難な場合は，オフセットステムを用いて調節する．インプラントの固定方法としては，ステム先端までセメントを充填する方法と，ステム基部のみセメント固定し，髄腔内はセメントを用いずにプレスフィット固定を行う方法があり，成績に差はないとされている[5]．

> **Point**
>
> 再置換術では回旋アライメントを決める解剖学的ランドマークが分かりにくいことが多く，コンポーネントの設置には注意を要する．

3　後療法

　骨や軟部組織の処置に応じた術後管理が必要となる．骨移植を行った場合でも，十分な安定性が得られている場合は早期から可動域訓練と全荷重歩行訓練を開始する．quadri-ceps snip や quadriceps turn-down にて大腿四頭筋腱の延長が行われた場合は，術後1週間安静の後，可動域訓練を下肢自然下垂位から開始する．この頃から knee brace を着用して荷重歩行を許可する．2週以降で徐々に可動域を拡大し，少なくとも4週間は knee brace を着用させる．脛骨粗面骨切りを行った場合は，可動域訓練は早期から行い，2週以降で knee brace を着用して荷重歩行を許可する．

おわりに

　再置換術は軟部組織の拘縮，靱帯バランス，

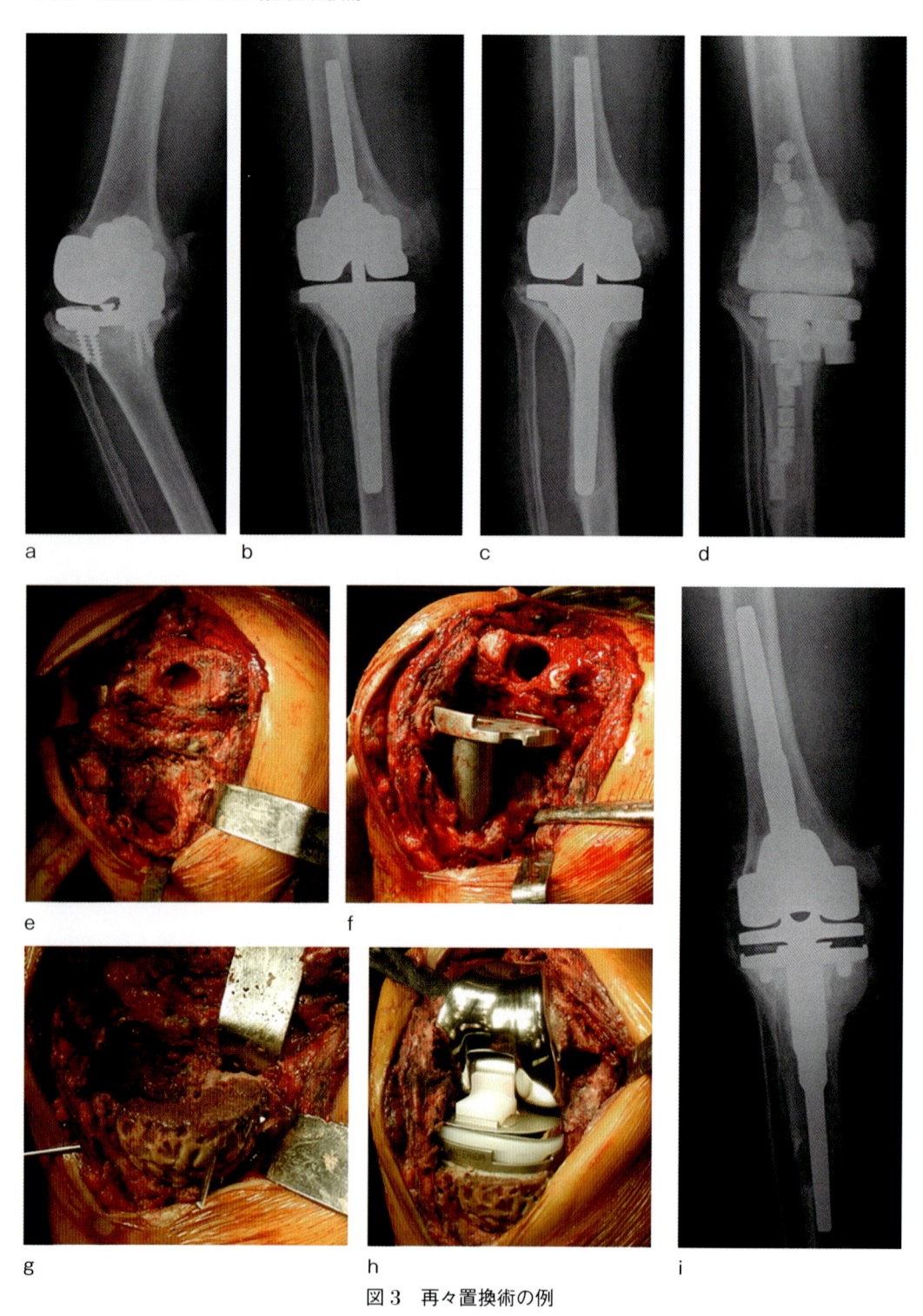

図3　再々置換術の例

メタローシス（a）が原因で再置換術（b）を行った．その後感染を発症し（c），インプラントを抜去（d）して二期的に再々置換術を行った．大きな骨欠損部（e, f）に同種骨を移植し（g），rotating hinge 型のインプラントを設置した（h, i）．

骨欠損，感染など，考慮しなければならない要素が多く，初回 TKA よりも術式の難易度は高い．再置換を成功させるためには，正確に状況を把握し，詳細な術前計画を行い，1つ1つ問題点をクリアしていくことが要求される．

参考文献

1) Kurtz S, et al: Projections of primary and revision hip and knee arthroplasty in the United States from 2005 to 2030. J Bone Joint Surg Am. 2007;89:780-785.

2) Kasahara Y, et al: What are the causes of revision total knee arthroplasty in Japan? Clin Orthop Relat Res. 2013;471:1533-1538.

3) Mahmud T, et al: Assessing the gold standard: a review of 253 two-stage revisions for infected TKA. Clin Orthop Relat Res. 2012;470:2730-2736.

4) Engh GA: Bone defect classification. In: Revision Total Knee Arthroplasty. Williams and Wilkins, 1997, p63-120.

5) Wang C, et al: Fixation of stem in revision of total knee arthroplasty: cemented versus cementless-a meta-analysis. Knee Surg Sports Traumatol Arthrosc. 2015.［Epub ahead of print］

第4章

合併症とその対策

1　感　染

はじめに

　人工膝関節置換術（TKA）において，感染は最も注意すべき合併症である．感染に対する治療には長期間を要することもあり，ADL を著しく低下させてしまうので感染を合併しないように注意することが最も大切である．

　感染率は報告者により異なるが，0.5%〜3% 程度 [1,2] とされている．起炎菌はブドウ球菌（黄色ブドウ球菌 Staphylococcus aureus，コアグラーゼ陰性ブドウ球菌 coagulase negative Staphylococcus）が多い [3]．その他，大腸菌 E. coli，クレブシエラ，結核菌，真菌などがある．近年は多剤耐性黄色ブドウ球菌 MRSA や多剤耐性表皮ブドウ球菌 MRSE なども報告されている [4]．感染の危険因子としては，高齢，基礎疾患（関節リウマチ，SLE など），多数回関節手術，ステロイド投与，合併症（糖尿病など）などが挙げられる．TKA 後感染の発症時期に関して Leone ら [5] は発症様式によって Type1 から Type4 に分けており，Type 毎に治療法が分かれている（表 1）．感染の発症が早期であれば人工関節の温存が可能であることから，早期の診断が重要である．

1　TKA 後感染の診断

1．臨床所見

　膝関節局所の腫脹・熱感・疼痛・発赤（図 1）などの所見に加え，可動時痛・歩行時痛などを認め，発熱などの症状を呈する場合もある．慢性例では瘻孔形成や膿の貯留，排出が認められることがある．

2．血液検査

　CRP 陽性，赤沈の亢進，白血球数の増加が認められることが多い．重症例では敗血症となり，多臓器不全や DIC を併発する．

3．画像所見

A：単純 X 線像

　急性感染では明らかな所見は認められない．慢性感染では骨透亮像・骨膜反応・clear zone などが認められ，人工関節のゆるみの有無（図 2）が重要である．

B：CT 像・MRI

　人工関節のアーチファクトのため診断しにくいが，補助診断として人工関節のゆるみや，骨髄炎の有無，造影による膿瘍形成などの確認に用いられる．

表 1　Leone 分類 [5]

Leone 分類	発症様式	治療
Type 1	術中培養陽性	抗菌薬投与
Type 2	術後早期感染（1ヵ月以内）	人工関節温存
Type 3	急性血行感染（術後経過良好例に発症）	人工関節温存 or 抜去
Type 4	遅発性慢性感染（1ヵ月以上持続）	人工関節抜去

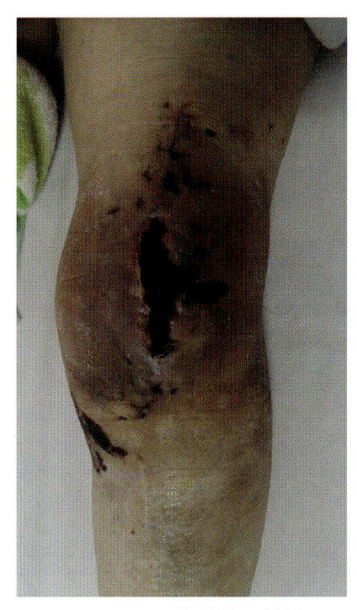

図1　TKA 後感染の外観

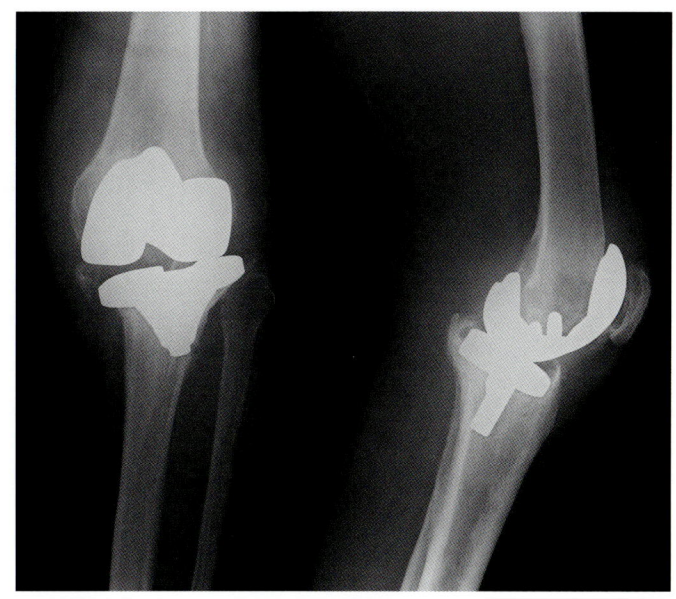

a　正面　　　　　　　　　　　b　側面
図2　TKA 後感染の単純 X 線画像
正面側面ともに人工関節のゆるみを認める

C：骨シンチグラム

　骨髄炎の併発や感染の原発巣の検索に有用である．

4. 細菌検査

　関節穿刺による関節液の性状と細菌検査は診断に特に重要である．感染例では関節液は混濁し，細胞数の増加と糖の低下を認める．細菌培養・同定と薬剤感受性検査を行う．最近では，迅速診断として realtime PCR 法やラテラルフロー法による PCR 検査も行われている[6]．

> **Point**
>
> 診断を早期に行い，起炎菌を同定することが重要である．

2　TKA 後感染の治療

保存療法

　Leone 分類 Type1 では，抗菌薬の経静脈投与のみ[5]となるが，当院において Type1 は 1 例も認めておらず，TKA 後感染の頻度としては少ないと思われる．

手術療法

　TKA 後感染の外科的治療にはいくつかの方法があるが，二期的再置換術が標準的な治療法として普及している．人工関節を温存する手術は，感染組織のデブリドマンのみを行う方法，デブリドマンと持続洗浄を併用する方法がある．

1. 人工関節温存手術

　人工関節を温存するには，感染の臨床症状発症後 2 週間以内であること，ゆるみを認めないこと，起炎菌が MRSA ではなく薬剤の感受性があるグラム陽性球菌であること，

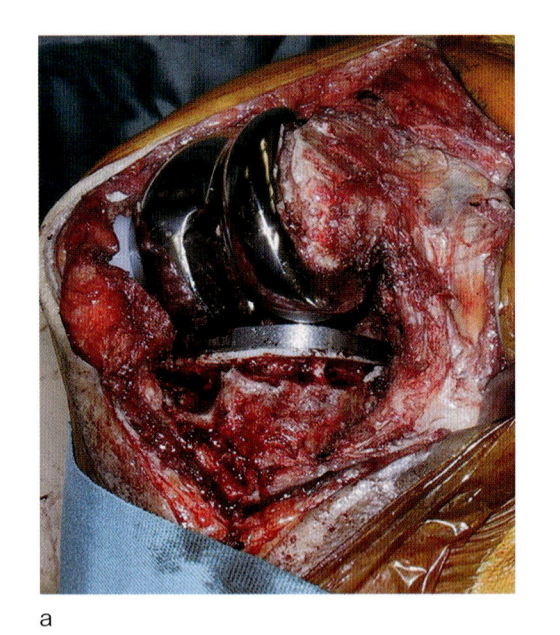
a

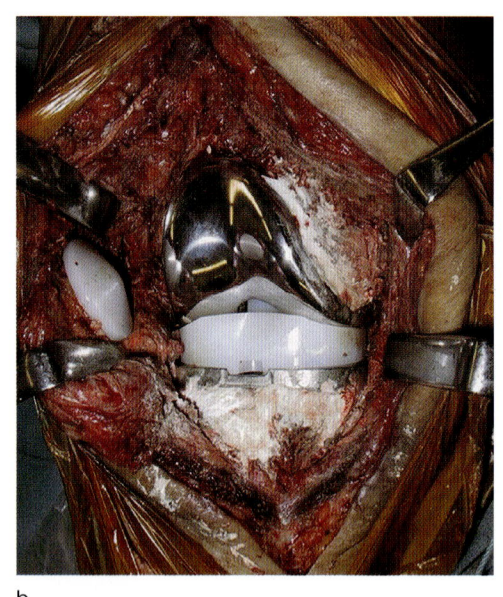
b

図３　CPC 充填による人工関節温存手術
a：人工関節周囲に骨融解を認める　　　b：骨融解部に CPC を充填

軟部組織が良好で術後に死腔ができないことなど[7,8]が前提条件とされている．手術は感染組織の徹底的な掻爬・デブリドマンを行い，ポリエチレンインサートのみを交換する．また持続洗浄の併用や死腔を塞ぐ目的でセメントビーズを挿入する治療法もある．術後の抗菌薬は６週間の継続投与が推奨されている[7]．

当院では急性期の感染で人工関節のゆるみがなく，軟部組織が良好で骨融解がない場合は持続洗浄を併用し，軽度の骨融解像を認める場合は掻爬後，骨欠損部にバンコマイシン含有のリン酸カルシウム骨ペースト（calcium phosphate cement: CPC）を留置している（図３）[9]．

2.　一期的再置換術

軟部組織が良好で，骨融解・骨欠損などが少ないこと，起炎菌が同定されており感受性のある抗菌薬があること，敗血症などの全身症状がないことなどが適応とされる[10]．人工関節を抜去し，感染組織のデブリドマン，関節内の洗浄を十分に行ったあと，抗菌薬含有骨セメントを使用し人工関節を一期的に再置換する．適応を考慮し症例を正しく選択できれば，術後の膝機能の改善も良く，良好な成績が得られている[11]．

3.　二期的再置換術

慢性例，軟部組織が不良な場合，起炎菌が不明・あるいは MRSA などの薬剤耐性菌である場合，敗血症などの全身症状を有する場合，瘻孔が存在する場合などで適応となる[12]．現在の TKA 後感染の治療において，最も信頼できる治療法であり，良好な成績が報告されている[13,14]．手術は人工関節を抜去し，滑膜を含めた感染組織の徹底した除去・デブリドマン，洗浄を十分に行い，static/mobile セメントスペーサーを留置する（図４）．セメントスペーサーには抗菌薬を含有させることが多く，抗菌薬がセメントの重合熱で不活性化するため，低化合熱のセメントを使用する方が良い．含有させる抗菌薬に関しては一般的に熱変性に強く，用量依存性の高いアミノグリコシド系の粉末剤が多く使用されている[15]．また最近では，抗菌薬含有セメントも使用できるようになっている．セメントス

186

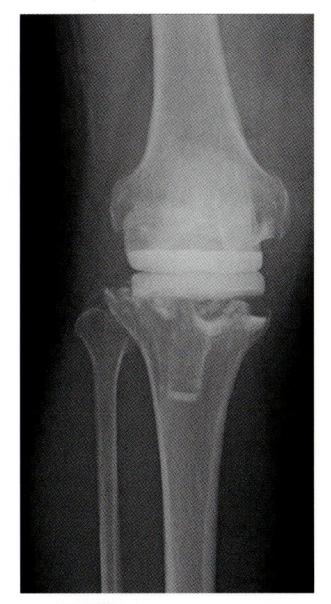
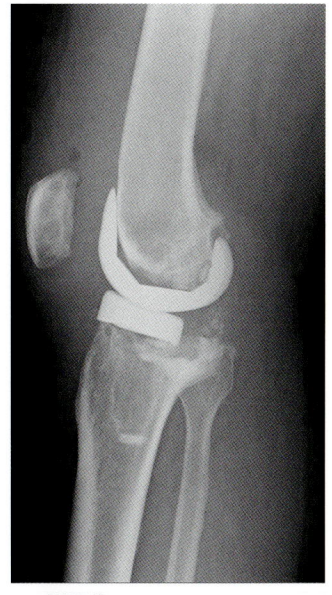

a　正面像　　　　　　　b　側面像

図4　セメントスペーサー留置後単純 X 線像

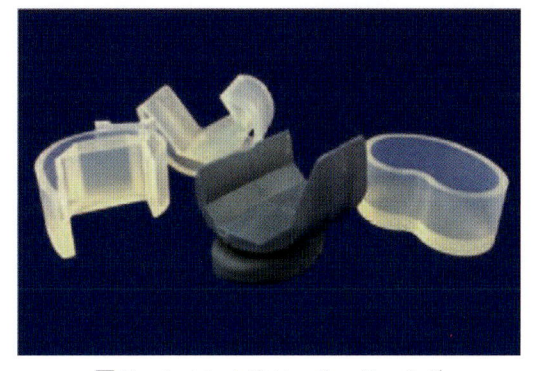

図5　セメントスペーサーモールド

（Zimmer Biomet）

ペーサーの作製は，市販されているモールドを使用し作製する方法（図5）や，シリコンを用いた自家作製鋳型を用いて作製する方法がある．当院では，抗菌薬の溶出量の点からバンコマイシン含有 CPC を人工関節の抜去した部位の海綿骨に充填している[16]．抗菌薬の担体として CPC，スペーサーとして骨セメントを併用している．再置換術までの待機期間については一定の基準はないが，少なくとも術後6〜8週以上は待機すべきであり[13]，CRP などの炎症マーカーが陰性化してから2週間以上経過していることや，抗

菌薬投与中止後の細菌培養検査が陰性であることを確認した上で再置換術を行うことが重要である[17]．慢性例も多く骨欠損が生じることもあり，再置換術時にはステムや augmentation block などを準備する必要がある（図6）．当院では骨バンクを有しており，広範囲な骨欠損例に対しても積極的に同種骨移植を併用している．あらゆる骨欠損の形状や大きさに対応でき，かつ bone stock も可能なことが同種骨移植の利点である．

再置換術後の抗菌薬の投与に関しては，明確なエビデンスは無いが感受性のある抗菌薬

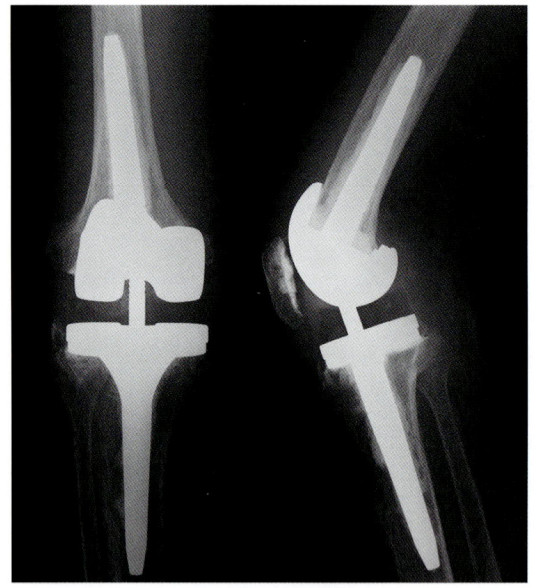

a　正面像　　　　　b　側面像

図 6　二期的再置換術後単純 X 線像

ステム，augmentation block を使用し再置換を施行

を 4〜6 週間の経静脈投与を行ったあと，約 4 週間程の経口投与を行うのが良いとされている [18].

4.　関節固定術・切除関節形成術・患肢切断術

　感染が鎮静化できない症例や繰り返す症例，全身状態不良例が適応となる．人工関節を抜去しプレート，髄内釘，創外固定などで関節固定術を行う．また，骨癒合が期待できない耐性菌による症例では，感染部位を掻爬後は関節固定をしない切除関節形成術を行う．治療に抵抗性である場合や敗血症など緊急かつ救命処置が必要な場合は切断術を行う．

Point

感染組織の徹底した除去・デブリドマンと抗菌薬の適切な使用（種類・投与期間）が重要である．

まとめ

　TKA 後感染の治療における最も重要なことは可及的早期な診断および適切な治療を行い，再発を予防することである．

参考文献

1)　Voigt J, et al: Systematic Review and Meta-analysis of Randomized Controlled Trials of Antibiotics and Antiseptics for Preventing Infection in People Receiving Primary Total Hip and Knee Prostheses. Antimicrobial Agents Chemotherapy. 2015;59:6696-6707.

2)　SooHoo NF, et al: Factors predicting complication rates following total knee replacement. J Bone Joint Surg Am. 2006;88:480-485.

3)　Sendi P, et al: Challenges in periprosthetic knee-joint infection. Int J Artif Organs. 2011;34:947-956.

4)　Mark F, et al: Two-stage exchange knee arthroplasty: Does resistance of the infecting organism influence the outcome? Clin Orthop Relat Res. 2010;468:2060-2066.

5)　Leone JM, et al: Management of infection at the site of a total knee arthroolasty. J Bone Joint Surg Am. 2005;87:2335-2348.

6)　Nihonyanagi S, et al: Clinical usefulness of multiplex PCR lateral flow in MRSA detection: a novel, rapid genetic testing method. Inflammation. 2012;35:927-933.

7) Segawa H, et al: Infection after total knee arthroplasty. J. Bone Joint Surg. 1999;81A:1434-1445.

8) Burger RR, et al: Implant salvage in infected total knee arthroplasty. Clin Orthop Relat Res. 1991;273:105-112.

9) Aikawa J, et al: Treatment of infected total knee arthroplasty by a local drug-delivery system with retention of the metal components. The Kitasato Medical Journal. 2011;41:178-183.

10) Haddad FS, et al: Is single-stage revision according to a strict protocol effective in treatment of chronic knee arthroplasty infections? Clin Orthop Relat Res. 2014;473:8-14.

11) Navraj S, et al: One-stage versus two-stage exchange arthroplasty for infected total knee arthroplasty. Knee Surg Sports Traumatol Arthrosc. 2015;21:3780-3788.

12) Parvizi J, et al: Proceedings of the international consensus on periprosthetic joint infection. Bone Joint J. 2013;95:1450–1452.

13) Insall J, et al: Two-stage reimplantation for the salvage of infected total knee arthroplasty. J Bone Joint Surg Am. 1983;65:1087–1098.

14) Romanò C, et al: Two-stage revision of septic knee prosthesis with articulating knee spacers yields better infection eradication rate than one-stage or two-stage revision with static spacers. Knee Surg Sports Traumatol Arthrosc. 2013; 20:2445–2453.

15) Hanssen AD, et al: Practical applications of antibiotic-loaded bone cement for treatment of infected joint replacements. Clin Orthop Relat Res. 2004;427:79-85.

16) Ken U, et al: In vitro comparison of elution characteristics of vancomycin from calcium phosphate cement and polymethylmethacrylate. J Orthop Sci. 2009;14:784-793.

17) Ari-Pekka, et al: Two-stage revision for prothetic joint infection:Outcome and role of reimplantation microbiology in 107 cases. J Arthroplasty. 2014;29:1101-1104.

18) Younf S, et al: Two-stage revision using a modified articulating spacer in infected total knee arthroplasty. Knee Surg Relat Res. 2013;25: 180-185.

2　皮膚欠損

はじめに

　人工膝関節置換術（TKA）において術後早期に外科的治療を要する創治癒の問題が生じると，その後の深部感染や TKA 抜去などのリスクがあがることが報告されており，一次創治癒を得ることの重要性が示されている[1]．しかしながら，縫合不全，創縁の壊死，表層感染，創治癒遷延などの創トラブルが生じた場合は深部に及ばないように早期に適切な対応をする必要がある．また，不幸にも皮膚壊死となってしまった場合には皮弁・筋弁による再建が必要である．

1　創治癒の阻害因子

　創治癒が阻害される原因は，患者側の危険因子として糖尿病，末梢循環障害，関節リウマチ，過去の手術創，低栄養状態，免疫抑制剤の使用，喫煙，肥満，伸展拘縮膝などが報告されている[2]．また，術中の危険因子としては，皮切の位置やデザイン，術中の軟部組織の取り扱いなどが挙げられる．外側の皮弁は血行不良となってしまう可能性があるため，大きな外側の皮弁は避ける．過去の手術創がある場合は，前回皮切を利用するか，別皮切を用いる場合は十分に前回皮切と離すか，その外側に皮切をおくのが望ましい．危険因子のある患者では，手術中に軟部組織を愛護的に取り扱うように心がける必要がある．術後の危険因子は，tight dressing，血腫形成，早期の膝屈曲，酸素化不良が挙げられる．

> **Point**
> 創治癒の合併症を予防するため，患者側の危険因子は術前に改善する必要がある．

2　創トラブルの対処，治療

　術後に創の緊張が強く創縁の色調が不良の場合は，創縁の壊死を避けるため抜糸または抜鈎を行う．創から浸出液が続く場合は抗菌剤投与前に細菌培養検査を行い，菌が同定されれば感受性のある抗菌薬を投与する．CPM による可動域訓練は創の酸素化を阻害するとの報告もあり，創治癒に問題がある場合，角度を制限するか中止する．創縁の壊死，表層感染，皮膚壊死となってしまった場合は，デブリドマンを行い，再縫合を試みる．関節内と交通していない表層壊死の場合は保存療法も選択肢となるが，治療期間の点からも一次縫合が第一選択となる．関節内と交通があるか疑わしいときは交通があると思って対処する．

> **Point**
> 創トラブルは壊死や深部への波及を防ぐために，早期に対処する．

3　皮膚欠損の治療

　一次縫合が不可能な皮膚欠損では，局所皮弁，筋膜皮弁，筋皮弁，筋弁による修復を行

う．皮膚欠損が小さい場合は，まず局所皮弁が考慮されるが，血行の点からは皮膚穿通枝を含めて作製される筋膜皮弁が安全である．膝では上内側膝皮弁，上外側膝皮弁，下内側膝皮弁，下外側膝皮弁，上膝窩皮弁，下腿では腓腹筋皮弁，伏在皮弁，前脛骨筋皮弁，後脛骨筋皮弁，腓骨皮弁などが皮膚欠損の修復に利用できる[3]．

皮膚欠損が広範囲の場合は広背筋皮弁などの遊離皮弁筋弁が適応となるが，マイクロサージャリーに精通していなければならない．腓腹筋弁は比較的容易に筋弁を挙上することができ有用な修復方法である[4]．腓腹筋弁は筋腱移行部で腱を少しつけて切離し末梢から筋弁を挙上し，皮下トンネルを通して膝前面の欠損部を被覆する．筋弁上の皮膚欠損は一期的に植皮や皮弁で覆うか，感染の再燃がないか確認してから植皮を行う．移動距離を稼ぎたい場合は栄養血管である腓腹動脈を膝窩動脈まで剥離し，腓腹筋大腿骨起始部を切離し，血管茎のみとして筋弁を移行する（図1）．

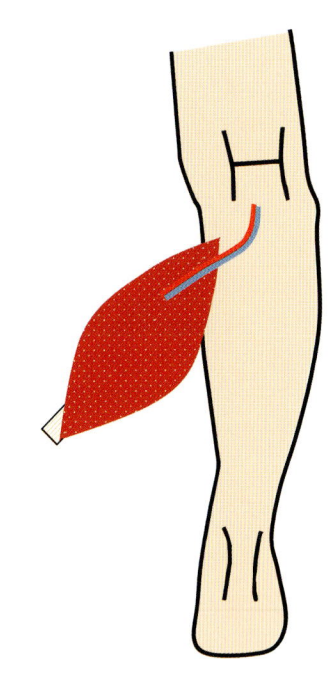

図1　腓腹筋弁のシェーマ

筋腱移行部で腱を少しつけて切離し，末梢から筋弁を挙上する．移動距離を稼ぎたい場合は栄養血管である腓腹動脈を確認し筋弁の中枢端を切離して，血管茎のみの筋弁とする．

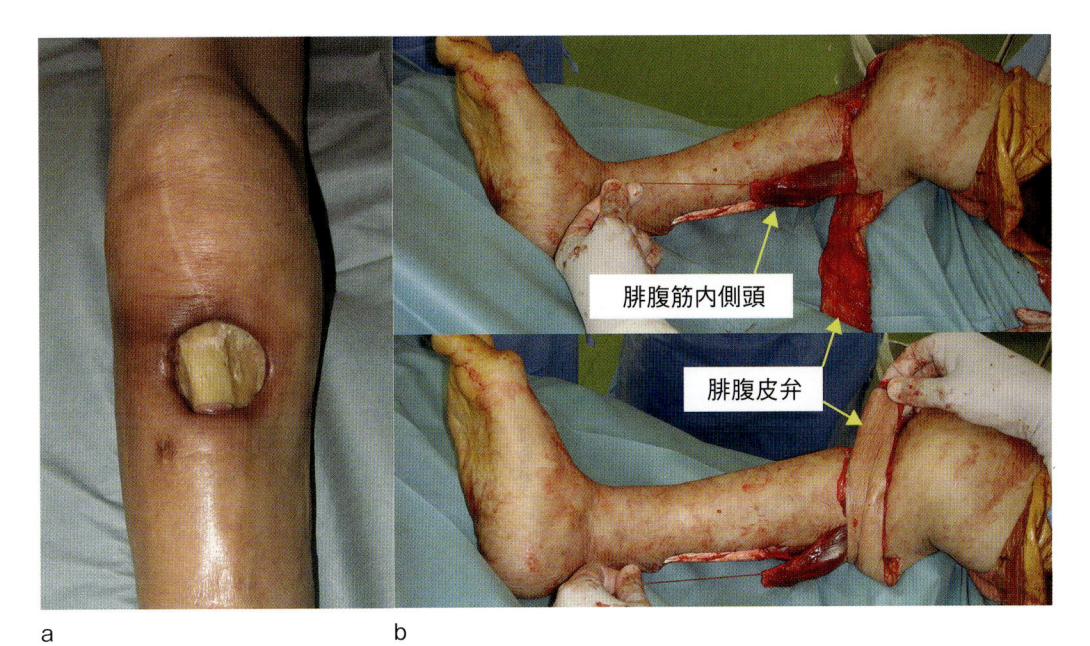

a　　　　　　　　b

図2　関節リウマチ患者の TKA 後，皮膚欠損

a：人工関節術後5年で膝前面の皮膚潰瘍から皮膚欠損を生じ，脛骨粗面が露出している．
b：腓腹筋内側頭を遠位にアキレス腱を一部付けた状態で，筋弁として挙上した．小伏在静脈と腓腹神経を含む腓腹皮弁も作製した．

191

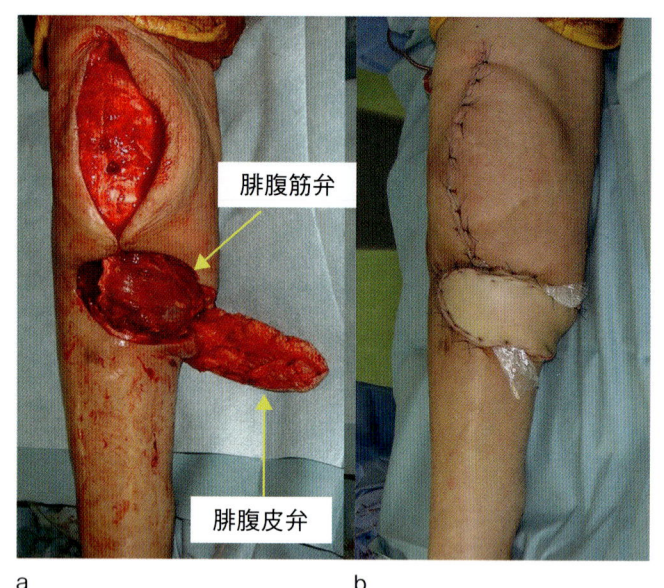

a　　　　　　　　　　　　　b

図3　腓腹筋弁，腓腹皮弁による皮膚欠損の修復

a：深部感染のため，人工関節抜去・セメントスペーサー挿入後に，
　腓腹筋弁を前方の皮膚欠損へ移動し，膝蓋腱や皮下組織に縫合し
　修復した.
b：腓腹皮弁を前方へ移動し，縫合し創を閉鎖した.

　深部感染が疑われる場合は，皮膚欠損の治療と並行して人工関節の抜去も考慮する必要がある（**図2, 3**）．感染早期や初回手術であれば人工関節の温存を試みてもいいが，時間が経過した感染や複数回手術であれば躊躇なく人工関節を抜去し，デブリドマン後に抗菌剤入りセメントスペーサーを留置し，感染の鎮静化をはかる．感染例に対する初回の腓腹筋弁は比較的良好な成績が報告されている[5]．術後平均4.5年でmajor complicationを生じたのは24例中3例（12.5%）であった．しかしながら，数回手術例や感染持続例に対する成績は，感染再発が52%，4年の人工関節生存率が48%と不良であり[6]，初回に適切な対応をとり治癒させることが重要である.

Point

腓腹筋弁は比較的安全に筋弁を挙上でき，膝前面の皮膚欠損の修復に有用である.

まとめ

　TKAでは感染を防御するため一次創治癒を得ることが重要である．創トラブルが生じてしまった場合は深部感染とならないように早期に対処する．欠損部は血行が良好な筋膜皮弁または筋弁にて被覆をはかる必要がある.

参考文献

1)　Galat DD, et al: Surgical treatment of early wound complications following primary total knee arthroplasty. J Bone Joint Surg Am. 2009;91:48-54.

2)　Peersman G, et al: Infection in total knee replacement: a retrospective review of 6489 total knee replacements. Clin Orthop Relat Res. 2001;15-23.

3)　佐藤兼重, 他：筋膜皮弁による再建. 皮弁・筋皮弁実践マニュアル. 波利井清紀（編）pp156-166, 全日本病院出版会, 東京, 2002.

4)　矢島弘嗣：膝周囲再建. Orthoplastic Surgery－四肢再建手術の実際－. 平瀬雄一, 矢島弘嗣（編）, pp128-131, 克誠堂出版株式会社, 東京, 2013.

5) Corten K, et al: Gastrocnemius flap reconstruction of soft-tissue defects following infected total knee replacement. Bone Joint J. 2013;95: 1217–1221.

6) Tetreault MW, et al: What Factors Influence the Success of Medial Gastrocnemius Flaps in the Treatment of Infected TKAs? Clin Orthop Relat Res. 2016;474:752-763.

3　人工膝関節周囲骨折

はじめに

　人工膝関節置換術（TKA）の増加に伴い人工関節周囲骨折は，今後治療する機会が増えることが予想される．ボーンストックが限られ，骨粗鬆症を伴う高齢者に好発するため治療は困難である．骨折部がインプラントに近い場合には強固な固定が困難である．またインプラントのゆるみがある場合にはさらなる対処が必要になる．

1．頻度

　最も多い人工関節周囲骨折は，大腿骨顆上骨折でその頻度は0.3〜2.5%[1]であり，脛骨骨折は0.4〜1.7%[1]，膝蓋骨骨折は0.05〜21%[2]と報告されている．筆者らの施設で2001年から2015年までの15年間で行った初回TKAは1,103例であるが，大腿骨顆上骨折は5例（0.45%），脛骨骨折1例（0.09%），膝蓋骨骨折1例（0.09%）であった．

2．危険因子

　骨折の一般的な危険因子は，患者因子として骨粗鬆症・ステロイド治療・高齢・神経疾患，技術的因子としては再置換術[1]がある．また近年ではナビゲーション使用時のピン刺入部の骨折の報告も見られる．術前に存在する危険因子を調べることが，治療のみでなく再発の予防に重要である．

3．診断・術前画像評価

　骨折の診断自体は単純X線のみで比較的容易であるが，骨折線の詳細な位置やインプラントのゆるみは通常明らかでない場合が多く，CTや断層撮影が必要となる．

4．治療

　治療方法は，骨折の部位と転位の程度・インプラントのゆるみの有無・骨折部周囲の骨質により決定される．保存療法の適応もあるが，通常ゆるみがなければ骨接合術，ゆるみがあれば再置換術が必要となる．遷延治癒・偽関節となる可能性も高く，低出力超音波パルス（LIPUS）が有効である．

　以下に，大腿骨顆上骨折・脛骨骨折・膝蓋骨骨折それぞれについて解説する．

1　大腿骨顆上骨折

1．病因と危険因子

　大腿骨コンポーネントによるstress shielding，血流不足による骨のリモデリング不全，コンポーネントが被覆している部分と大腿骨遠位部の強度の差など，多くの因子の関与が考えられている．

> **Point**
> 一般的な危険因子に加え，技術的因子としてノッチが重要である．バイオメカニクス研究で皮質骨全層のノッチが存在すると屈曲方向へ18%，回旋方向へ39%少ない外力で骨折を生じたとの報告がある[3]．

2．分類

　Lewis & Rorabeck分類[4]（図1）がよく用いられる．この分類は骨折の転位の有無とイ

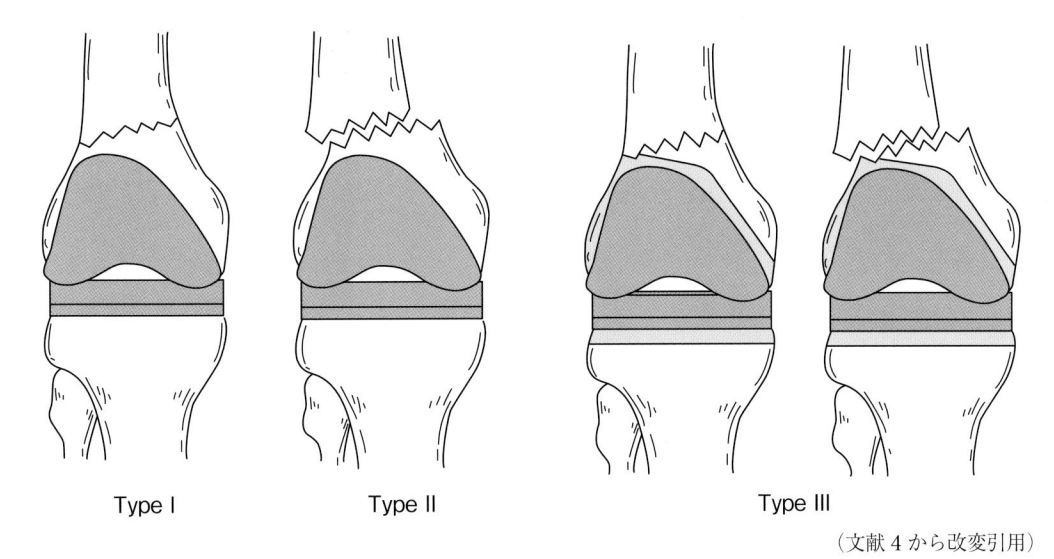

Type I   Type II   Type III

（文献 4 から改変引用）

図1　Lewis & Rorabeck 分類

ンプラントのゆるみを考慮している．Type I
は骨折部に転位がなくインプラントにもゆる
みがないもの，Type II は骨折部に転位があ
るがインプラントにはゆるみがないもの，
Type III は骨折部の転位は問わずインプラン
トにゆるみがあるものである．

3. 治療法

　保存療法と手術療法があるが，手術療法の
リスクと保存療法が長期におよぶ場合のリス
クのバランスを考慮して決定するべきである．

　1）Type I と Type II の一部は保存療法の
　　適応である．仮骨が見られるまで直達
　　牽引をするか，非観血的整復の後ギプ
　　ス固定を行うことになる．通常 4～6
　　週間の固定の後，支柱付き装具をつけ
　　ての可動域・歩行訓練を行う．

　2）Type II では原則として骨接合術が第
　　一選択となる．現在の gold standard
　　は髄内釘とプレート固定である．

　　i）髄内釘

　　　利点は軟部組織の剥離が少なく骨癒合
　　に有利な点である．欠点は posterior sta-
　　bilized type（PS 型）のインプラントで
　　は closed box の場合には使用出来ない

ことである．また open box の PS 型の
インプラント，cruciate retaining 型の
インプラントでも顆間距離が狭い場合は
髄内釘の挿入方向が制限されるため注意
を要する．

　　ii）プレート固定

　　　従来様々なプレートでの固定術が行わ
　　れたが，偽関節・アライメント不良など
　　の合併症が多い傾向にあった．近年ロッ
　　キングプレートの出現にて固定性が向上
　　した．髄内釘と異なりインプラントの制
　　約を受けないのが利点である．さらに
　　minimally invasive plate osteosynthe-
　　sis（MIPO）のテクニックを使用すれば
　　軟部組織の剥離を少なくすることが出
　　来る．

　3）Type III は再置換術の適応である．ま
　　た Type II でも骨折部位が遠位である
　　場合，粉砕している場合，骨粗鬆症が
　　高度な場合などは再置換術を行うこと
　　がある．

症例提示 1（図 2）

　82 歳女性，変形性膝関節症に対して TKA
施行，術後 39 ヵ月で明らかな外傷なく歩行

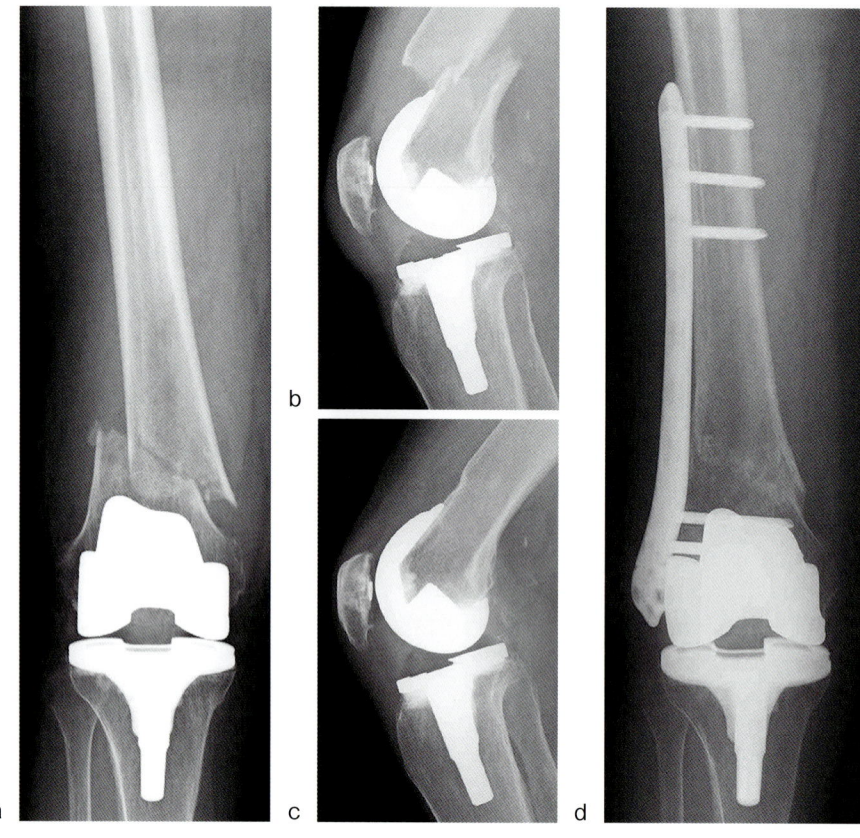

図2　症例1

a）術前正面像
b）術前側面像：大腿骨顆上骨折 Lewis & Rorabeck 分類 Type II である.
c）受傷前側面像：ノッチを認める.
d）術後正面像：MIPO でのロッキングプレート固定を行った.

不能となり救急搬入された. 単純 X 線像にて大腿骨顆上骨折 Lewis & Rorabeck 分類 Type II と診断した. 骨折前の側面 X 線像にてノッチを認めた. MIPO でのロッキングプレート固定を行った.

症例提示 2（図3）

68 歳女性, 変形性膝関節症に対して TKA 施行, 術後 10 ヵ月で転倒し受傷した. 単純 X 線像にて大腿骨顆上骨折 Lewis & Rorabeck 分類 Type II と診断した. 遠位骨片が小さく骨接合では十分な固定性が得られないと判断し再置換術を行った. 内・外側側副靱帯の不安定性を生じたため hinge 型の機種を使用した.

2　脛骨骨折

1. 病因と危険因子

Point

多くは外傷により生じるが, インプラントのアライメント不良・不安定性・ゆるみなどに起因する報告がその他の部位の骨折に比べ多く見られる.

2. 分類

Felix & Hanssen の分類[5]（図4）が用いられる. まず骨折の部位により 4 つの Type に分類され, インプラントの状態（ゆるみの

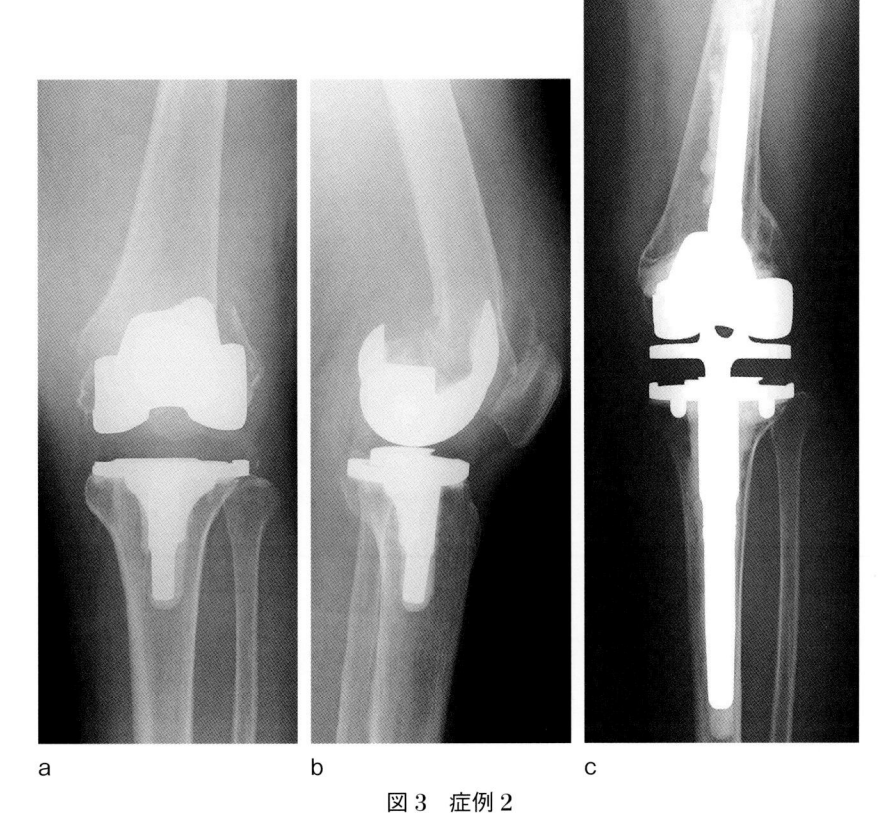

図3　症例2

a) 術前正面像
b) 側面像：大腿骨顆上骨折 Lewis & Rorabeck 分類 Type II であるが遠位骨片が小さい.
c) 術後正面像：hinge 型 TKA にて再置換した.

有無）と術中骨折であるかにより3つのサブカテゴリーに分類される. Type I は脛骨プラトー, Type II はステム周囲, Type III はインプラントの遠位, Type IV は脛骨結節での骨折である. さらにインプラントにゆるみがなければA, ゆるみがあればB, 術中骨折はCとなる.

3. 治療法

1) サブカテゴリー A, すなわちゆるみがなければ通常の骨折の治療を行う. 骨折部の転位がなければ保存療法, 転位があれば骨接合術が適応である. 保存療法は長下肢ギプス固定の後の支柱付きサポーター固定で, 荷重は6週間制限する. 骨接合術は可能であればMIPO のテクニックにてロッキングプレートを使用する.

2) サブカテゴリーB, すなわちゆるみがあれば再置換術の必要がある. その他, インプラントのアライメント不良・不安定性がある場合, 骨質が不良な場合にも再置換術を考慮する. インプラントには通常ステムを追加する必要がある. その際可能であれば骨接合術も行う. しかし粉砕が強いなどで骨接合術が困難であれば骨片を摘出し骨移植かmetal augmentation を追加する.

197

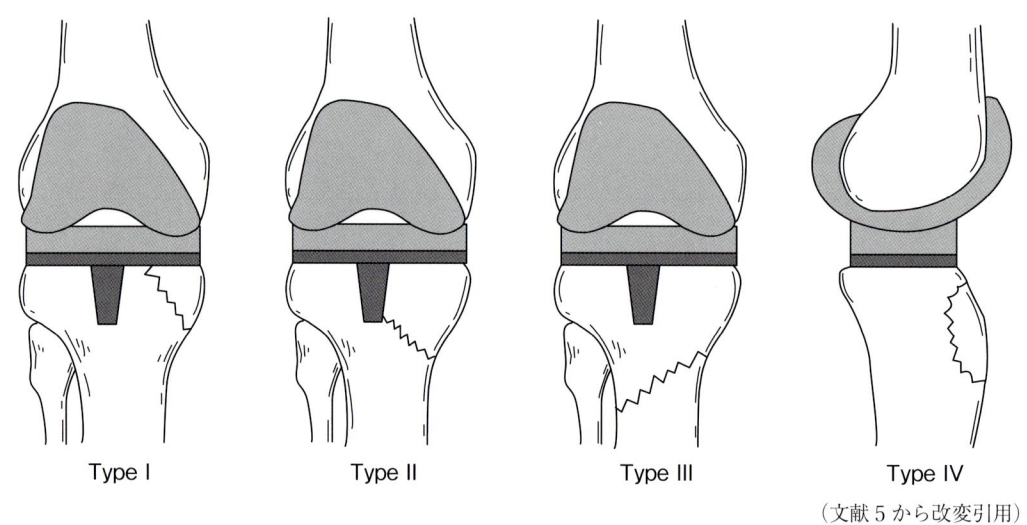

Type I　　　Type II　　　Type III　　　Type IV

（文献5から改変引用）

図4　Felix & Hanssen の分類

3 膝蓋骨骨折

1. 病因と危険因子

アライメント不良による膝蓋大腿関節の接触圧の上昇，medial parapatella approach と外側支帯解離による膝蓋骨の血流障害が危険因子となる．骨折の原因となる外傷がある例は11.68%[6]と少なく，定期検診のX線検査で初めて見つかることが多い．

2. 分類と治療

Ortiguera らの分類[2]が代表的であり，この分類に従って治療する．

Point

治療決定に最も重要なのは伸展機構の破綻の有無であり，単純に骨折部の転位のみで手術適応を決めるべきではない．

骨接合術後の合併症が多く，保存療法でも許容出来る成績が得られるため[6]，通常の骨折とは異なり保存療法を推奨する報告が多く見られる（詳細は，第4章**合併症とその対策**の6　膝伸展機構障害を参照）．

おわりに

人工関節周囲骨折を治療する際には保存療法，手術療法どちらを行う際にも治療が困難であることを認識することが大事である．十分に術前評価をし，症例それぞれについて治療方法を検討する必要がある．

参考文献

1) Dennis DA: Periprosthetic fractures following total knee arthroplasty. Instr Course Lec. 2001;50:379-389.

2) Ortiguera CJ, Berry DJ: Patellar fracture after total knee arthroplasty. J Bone Joint Surg Am. 2002;84:532-540.

3) Lesh ML, et al: The consequences of anterior femoral notching in total knee arthroplasty. A biomechanical study. J Bone Joint Surg Am. 2000;82:1096-1101.

4) Rorabeck CH, Taylor JW: Classification of peroprosthetic fractures complicating total knee arthrroplasty. Orthop Clin North Am. 1999;30: 209-214.

5) Felix NA, et al: Periprosthetic fractures of the tibia associated with total knee arthroplasty. Clin Orthop Relat Res. 1997;345:113-124.

6) Chalidis BE, et al: Management of periprosthetic patella fractures. A systematic review of literature. Injury. 2007;38:714-724.

7) Grace JN, et al: Fracture of the patella after

total knee arthroplasty. Clin Orthop Relat Res. 1988;230:168-175.

8) Reuben JD, et al: Effect of patella thickness on patella strain following total knee arthroplasty. J Arthroplasty. 1991;6:251-258.

9) Scuderi G, et al: The relationship of lateral re-

leases to patella viability in total knee arthroplasty. J Arthroplasty. 1987;2:209-214.

10) Rosenberg AG: Management of extensor mechanism rupture after TKA. J Bone Joint Surg Br. 2012;94 Supple A:116-119.

4　TKA 後の骨粗鬆症治療

はじめに

変形性膝関節症（膝 OA）は加齢に伴い増加する．同時に男女を問わず加齢に伴い骨吸収優位の骨リモデリングの亢進により骨の脆弱性が高まる．人工膝関節置換術（TKA）を受ける年齢層は比較的高齢であり，少なからず骨の脆弱性が高まっており，人工関節周囲の骨代謝の状況が非感染性のゆるみやインプラント周辺骨折のことを念頭に術後経過観察をしていく必要がある．さらに若くして TKA を受けた症例では，その長期予後を良好に保つ上でもインプラント周囲の骨代謝の状態を考慮する必要がある．近年，骨粗鬆症に伴う骨折リスクの増大が，ADL や QOL を低下させ，ひいては死亡のリスクを高めることが明らかにされ，骨粗鬆症に対する治療に関心が高くなっている．ここでは，TKA 症例における骨粗鬆症予防と，それによる副次的効果としての再置換率の低下やインプラント周辺骨折の予防といった観点で概説する．

1　TKA 時の骨粗鬆症評価

本邦における骨粗鬆症と膝 OA の有病率が ROAD study から明らかにされている[1]．60 歳以上についてみると，腰椎骨密度測定で判定した骨粗鬆症の有病率は，60 歳代で男性 2.6％，女性 13.5％，70 歳代で男性 3.6％，女性 29.8％，80 歳代で男性 7.4％，女性 43.8％であった．これに対し，膝 OA（Kellgren-Lawrence 分類，grade 2 以上）の有病率は，60 歳代で男性 35.2％，女性 57.1％，70 歳代

で男性 48.2％，女性 71.9％，80 歳代で男性 51.6％，女性 80.7％であった．以上のことから，TKA を行う際には，患者が骨粗鬆症を罹患している可能性を考慮し，必要に応じて治療介入を行うべきである．

TKA 症例では荷重や歩行状態を反映しない，橈骨骨密度測定による骨粗鬆症判定も推奨できる．また，骨粗鬆症の診断基準に従えば，骨密度測定の値によらず，腰椎や，大腿骨近位部の脆弱性骨折の既往歴がある場合，もしくは，骨密度値が若年成人平均（YAM 値）の 70〜80％の骨量減少領域であっても，橈骨遠位端，上腕骨近位端，肋骨，恥骨，坐骨骨折の既往歴がある患者は，骨粗鬆症の診断基準をみたすことになるため，これらに対しても TKA の際には骨粗鬆症の治療介入をすべきである．筆者らは大学倫理委員会を通して，術前に DEXA による骨密度測定（腰椎，大腿骨），骨代謝マーカー（血中 TRAP5b，P1NP），骨質マーカー（血中ペントシジン，ホモシステイン）を測定し，骨密度と骨質評価を行い，必要に応じて術前から骨密度と骨質を考慮に入れた治療介入を開始している[2,3]．

> **Point**
>
> 膝 OA 症例は，骨折の有無や骨密度測定を行い，術前から骨強度を高める薬剤介入を行うことが望ましい．

2 TKA 症例に対する骨粗鬆症評価の実態調査

日本整形外科学会の骨粗鬆症委員会では TKA を行う際に骨粗鬆症の評価や治療介入を行っているかアンケートによる全国調査を行った[4]. その結果, 骨粗鬆症評価を行っていると回答した施設は, 58.1%であった. なお, この「骨粗鬆症評価を行っている」には, 「必ず評価をしている」, 「なるべく評価をしている」, 「時々評価している」の 3 項を合わせたものである. 骨粗鬆症の評価は, 骨密度測定 (DEXA) が 82%と最も多かった. また, 骨代謝マーカーの測定も 44.9%の施設で行われていた. さらに, 骨粗鬆症を合併していることが分かった際には, 82.1%の施設で治療介入がなされていた.

> **Point**
>
> TKA 術後は経年的に全身のみならずインプラント周囲の骨粗鬆症化は進行する. このため長期成績の向上を考えれば, 骨粗鬆症治療を念頭に置く必要がある.

インプラント周囲骨折と骨粗鬆症

TKA のインプラント周囲骨折は, 大腿骨コンポーネントの近位で発生することが多い. これに対して人工膝単顆置換術では, 脛骨コンポーネント直下からの骨折が多いことが知られている. インプラント周囲骨折に至る因子として, 術前から存在する骨粗鬆症による骨脆弱性に加えて, 術直後の歩行能力低下, その後の歩行能力の改善といった力学的環境の変化, また, インプラント周囲の経時的な骨密度低下が挙げられる. インプラント周囲の経時的な骨密度低下に及ぼす因子としては, インプラントデザイン, セメント使用, アライメントの変化などが想定される. TKA の際の大腿骨コンポーネント周囲の骨密度低下に関しては, インプラントデザイン, セメント使用にかかわらず, 大腿骨前方および中央部での骨密度の低下が報告されている[5-8].

TKA 術後の骨密度低下は, 術後約 6 ヵ月にかけて顕著であるが, こうした変化は, 骨吸収マーカーの推移とも連動している. 筆者らは TKA を行った 70 歳から 84 歳 (平均 74 歳) の女性 22 例を対象に, 術後 1 日から 24 週目まで骨吸収マーカーである血中 1 型コラーゲン架橋 N 末端テロペプチド (以下, NTx) を測定した[9]. その結果, 術後の血清 NTx の推移は, 術翌日に minimum significant change (MSC) である 14.2%以上増加したものは 22 例中 5 例であったが, 術後 3 日目には 15 例, 68%で増加していた. 術後 1 週では, 1 例を除く 21 例に有意な増加を認めた. 一方, ピークを示した時期は術後 3〜4 週であった. このような術後早期に生じる骨吸収の亢進に対して, 骨吸収抑制剤を術後早期から使用することが合併症を回避する手段として有用である可能性がある. しかし, ビスホスホネート剤を術後早期に使用すると, 骨吸収の抑制と同時に骨形成も抑制されるため, インプラント周囲の bone ingrowth/ongrowth を阻害することが懸念される. しかし, この点に関し, Mochida らは, イヌにセメントレス人工関節を挿入し, 術直後からビスホスホネートであるアレンドロネートを投与したところ, インプラント表面の骨形成に異常が生じないことを明らかにした (図 1)[10].

> **Point**
>
> 術後早期のビスホスホネートを中心とした骨吸収抑制剤の使用は, 全身的な骨折防止のみならず, インプラント周囲の骨吸収を抑制し, 骨密度を保ち, インプラント周囲骨折や, 骨脆弱性に起因する非感染性ゆるみなどを回避できるかもしれない.

これに対して, 骨形成促進剤であるテリパラチドは, 低出力超音波パルス照射 (LIPUS) のみでは十分な骨癒合が認められなかったイ

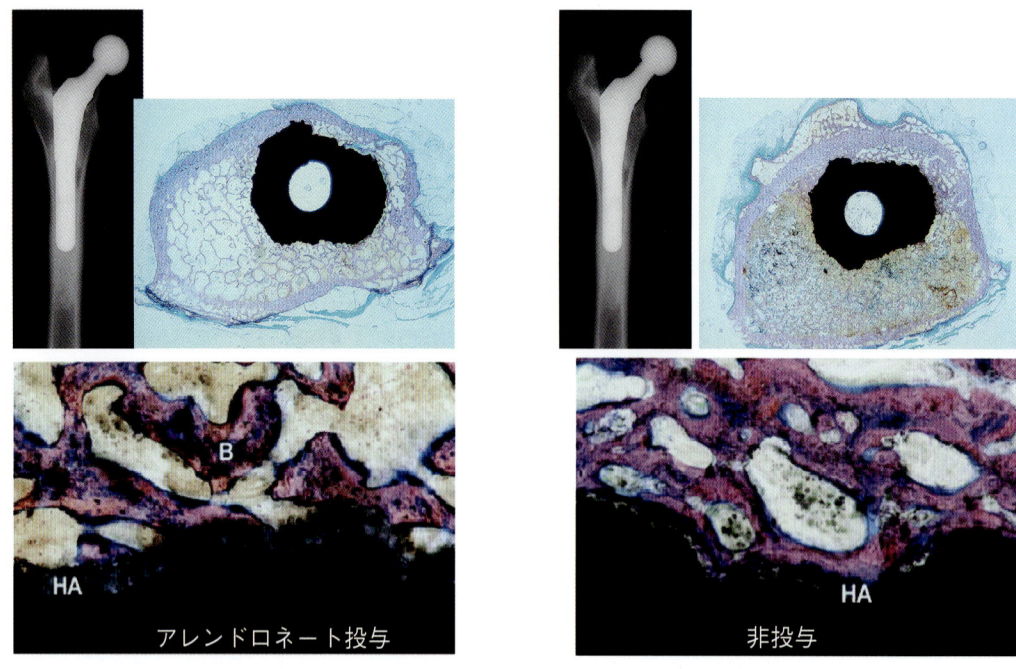

アレンドロネート投与　　　　　　　　非投与

図1　術後早期のビスホスホネート剤使用はインプラント周囲の骨形成を抑制しない

イヌ大腿骨にハイドロキシアパタイトがコーティングされたセメントレス人工関節を挿入，術直後からビスホスホネート剤としてアレンドロネートを連日投与した．術後4週目の組織図では，bone ingrowth は阻害されていない．大腿骨近位部の大腿骨ステムで，セメントレスであるが，膝においても同様の局所結果が得られると考える．（文献10から改変引用）

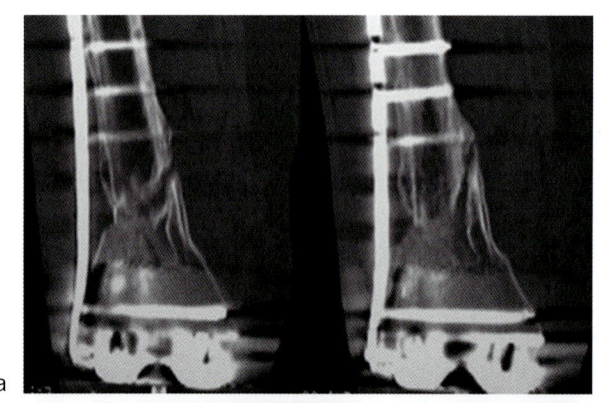

a

b

図2　インプラント周囲骨折に対するテリパラチド使用例

74歳女性．関節リウマチ．TKA術後13年目に転倒し，インプラント周囲骨折を生じたため，ロッキングプレートを用いた観血的整復固定術を施行した．骨癒合促進を期待して低出力超音波パルス照射（LIPUS）を開始した．術後9ヵ月でロッキングプレートが折損したため，再度，自家骨と同種骨移植を併用してプレート固定を行い，LIPUSを継続した．しかし2回目の術後9ヵ月でも骨癒合が不良であった（a）．このため，週1回テリパラチド酢酸塩の投与を開始したところ，その6ヵ月後には骨癒合が認められた（b）．（文献11より引用）

202

ンプラント周囲骨折の骨折治癒を促進することが報告されている（図2）[11]．また，筆者らは両側膝 OA 症例に対して両側同時 TKA 施行後，歩行訓練中に足を踏ん張っただけで両側同時に膝蓋骨骨折を生じた一例を経験した[12]．同例の骨密度は健常レベルであったが骨質劣化をきたす糖尿病罹患があった[3]．保存療法を選択し，骨折前から投与していた連日テリパラチドに LIPUS を追加した．その後，膝関節機能は良好に改善した．Warden らはラット大腿骨骨折モデルを用いて，LIPUS とテリパラチドの併用が相乗的に骨癒合を促進することを明らかにしていることからも[13]，治癒難治例に対する LIPUS とテリパラチドの併用療法は有効と考える．

3 骨吸収抑制剤の使用は非感染性ゆるみを減少できるか？

TKA 術後早期に骨吸収は高まるため，同時期にビスホスホネート剤を使用することに

よりインプラント周囲の骨吸収の亢進を抑制できる可能性がある．すでに欧米の population based study から経口ビスホスホネート剤使用例では人工関節置換術をうけた症例では再置換率が有意に減少することが示されている[14, 15]．英国において 1986 年から 2006 年に TKA を受けた 18,726 例におけるビスホスホネート内服と再置換との関連を解析した報告では[14]，術後 6 ヵ月以上のビスホスホネート内服により，術後 5 年目での非感染性ゆるみによる再置換率は 0.93% であり，非内服例の 1.96% の半分であった．その後の長期の再置換率も同様にビスホスホネート内服例では有意に低値であった（ハザードリスク 0.54；95% 信頼区間 0.29〜0.99）（図3）．TKA 後の合併症予防を目的としたビスホスホネート内服は，術後可及的早期に開始した上で，最低でも 1 年以上継続し，内服遵守率（adherence）が 80% 以上であることが重要である．こうした観点から，人工関節後の外来経過観察の頻度が術後 1 年を経

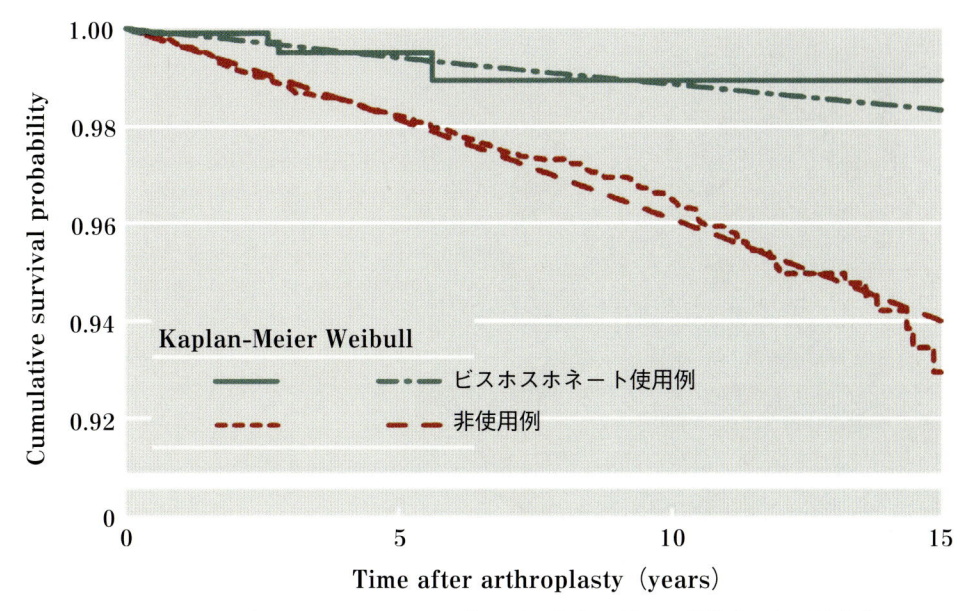

図3　TKA 術後のビスホスホネート内服例と非内服例の再置換率の経時的変化
術後 6 ヵ月以上のビスホスホネート内服により，術後 5 年目での非感染性ゆるみによる再置換率は 0.93% であり，非内服例の 1.96% の半分であった．その後の長期の再置換率も同様にビスホスホネート内服例では有意に低値であった（ハザードリスク 0.54；95% 信頼区間 0.29〜0.99）．（文献 14 より改変引用）

過すると多くの施設で半年から1年ごとであることを考慮すると，6ヵ月ごとのデノスマブや，今後本邦でも使用できる見込みのあるゾレドロン酸の1年ごとの投与などは骨粗鬆症を合併するTKA症例の経過観察に適する可能性がある．

おわりに

　高齢化に伴い，膝OAの罹患数は増加している．同時にTKAの件数は年々増加の一途をたどっている．こうした症例では骨粗鬆症を併発していることも充分考慮にいれ，可能であれば術前からビスホスホネート剤を中心とした骨粗鬆症治療を開始することも視野にいれるべきである．術前および術後早期に投薬を開始することで，インプラント周囲骨折や，非感染性ゆるみによる再置換を半分に減少できる可能性がある．しかし，大腿骨の弯曲が強い症例に関しては，長期のビスホスホネート投与による非定型大腿骨骨折のリスクが高まることも報告されていることから，大腿骨の単純X線像も経時的に観察することが必要である．

参考文献

1) Yoshimura N, et al: Prevalence of knee osteoarthritis, lumbar spondylosis, and osteoporosis in Japanese men and women: the research on osteoarthritis/osteoporosis against disability study. J Bone Miner Metab. 2009;27:620-628.
2) 斎藤　充，丸毛啓史：多様化する骨粗鬆症治療薬とその選択．I骨粗鬆症薬物治療総論　骨粗鬆症治療薬が骨質（材質特性）に及ぼす影響．THE BONE. 2015;29:127-136.
3) Saito M, Marumo K: Effects of collagen cross-linking on bone material properties in health and disease. Calcif Tissue Int（Review）. 2015;97:242-261.
4) 須藤啓広, 他：人工関節置換術施行例に対する骨粗鬆症評価に関する全国調査結果. 日整会骨粗鬆症委員会調査. 日本整形外科学会雑誌. 2014;88:S146.
5) Spittlehouse AJ, et al: Measurement of bone mineral density by dual-energy X-ray absorptiometry around an uncemented knee prosthesis. J Arthroplasty. 1999;14:957-963.
6) Petersen MM, et al: Changes in bone mineral density of the distal femur following uncemented total knee arthroplasty. J Arthroplasty. 1995;10:7-11.
7) Soininvaara TA, et al: Periprosthetic femoral bone loss after total knee arthroplasty: 1-year follow-up study of 69 patients. Knee. 2004;11:297-302.
8) 島田克博：人工関節周囲の骨密度の経時変化. 日本人工関節学会誌. 2006;36:210-211.
9) 田中孝昭, 他：骨粗鬆症患者における血清I型コラーゲン架橋N-テロペプチド（NTX）値　骨折がおよぼす影響. 医療. 2005;59:604-607.
10) Mochida Y, et al: Alendronate does not inhibit early bone apposition to hydroxyapatite-coated total joint implants: a preliminary study. J Bone Joint Surg Am. 2002;84-A:226-235.
11) Ochi K, et al: Administration of teriparatide treatment for a challenging case of nonunion of periprosthetic fracture after total knee arthroplasty. Arch Osteoporos. 2013;8:159.
12) 米本圭吾, 他：両側人工膝関節置換術後に介達外力により両側同時に膝蓋骨骨折を生じた1症例. Bone Joint Nerve. 2005;6:219-222.
13) Warden SJ, et al: Recombinant human parathyroid hormone（PTH 1-34）and low-intensity pulsed ultrasound have contrasting additive effects during fracture healing. Bone. 2009;44:485-494.
14) Prieto-Alhambra D, et al: Association between bisphosphonate use and implant survival after primary total arthroplasty of the knee or hip: population based retrospective cohort study. BMJ. 2011;343:d7222.
15) Prieto-Alhambra D, et al: Oral bisphosphonate use and total knee/hip implant survival: validation of results in an external population-based cohort. Arthritis Rheumatol. 2014;66:3233-3240.

5 　関節リウマチ

はじめに

　関節リウマチ（RA）の治療の基本は薬物療法であり，メトトレキサート（MTX）や生物学的製剤を中心とした治療が行われる．かつては痛みを抑えることが中心であったが，これらの薬剤の登場により治療のパラダイムシフトをもたらした．現在では臨床的寛解や関節破壊の抑制といった目標達成に向けた治療（Treat to Target; T2T）の概念が普及している．一方で，長期罹患や薬剤無効などにより関節破壊が進行した症例が存在し，外科的治療の果たす役割は大きい．RA に対する手術治療の中でも人工膝関節置換術（TKA）は有用とされ，長期成績は良好である[1,2]．その効果は膝関節機能の改善のみならず，RA 疾患活動性の低下や全身の機能障害改善にも期待できる[3]．RA により関節障害を有する症例では薬物治療と手術治療をうまく併用することが求められるが，それに伴う合併症にも注意を要する．

1 　TKA のタイミング

　荷重関節の骨破壊は進行すると薬物療法では抑制することができない．Larsen 分類 Grade III 以上では生物学的製剤などの薬物療法を行っても関節破壊は進行すると報告されている．したがって，関節破壊が進行し，疼痛が強く歩行困難な症例では TKA の適応となる．高度な変形，可動域制限，屈曲拘縮，不安定性などにより歩行障害が生じている場合も TKA の適応となる．薬物療法と手術療法のどちらを優先するべきか，特に生物学的製剤の導入に関しては休薬や合併症の点から問題となる．術前に疾患活動性の十分なコントロールが望まれるが，薬物療法無効例，合併症や高齢などにより積極的な薬物療法が困難な症例，関節障害により ADL が著しく制限されているような症例では，手術療法を優先するほうがよい場合もあり，一定の見解は得られていない．

> **Point**
>
> RA の膝関節障害に対する治療は，薬物療法と手術療法をうまく組み合わせて行う必要があり，適切なタイミングで TKA を行うことが望まれる．

2 　手術手技上の注意点

　通常の TKA に対する手術手技に準じて行われるが，RA では病巣となる滑膜の切除を十分に行う必要がある．骨の脆弱性があることが多く，インプラントの固定には骨セメントを使用するほうがよいとされる．高度な骨欠損や不安定性の著しい例では，骨移植や拘束型インプラントで対応する．TKA において膝蓋骨を置換すべきかどうか意見の分かれるところであるが，RA では膝蓋大腿関節にも障害が及ぶため，膝蓋骨を置換することが推奨される．後十字靱帯を温存するべきかどうかも議論の余地があるが，どちらも良好な長期成績が報告されている．

Point

RAでは骨セメントによるインプラントの固定と膝蓋骨を置換することが推奨される.

3 TKAの合併症とRA症例におけるリスク

　TKAの合併症は感染, 静脈血栓塞栓症 (VTE), インプラントのゆるみ, インプラント周囲骨折などであるが, RA症例では注意を要する. 重大な合併症は術後感染でその頻度は1〜2%である. 術後3ヵ月以上の遅発性感染が多く, ステロイドや免疫抑制薬を服用し感染に対する抵抗力が低下しているので注意が必要である. 近年, RAがVTEの発症リスクになることが報告されているため[4], 術前よりその評価と管理を行う. 予防には低容量ヘパリン, 低分子ヘパリン, ワルファリンが有用であるとされている. 高度な骨粗鬆症に伴うインプラントのゆるみ, インプラント周囲骨折にも注意を要する.

Point

RAでは合併症のリスクが高くなることを十分理解しておく.

4 生物学的製剤の問題点

　生物学的製剤使用下の人工関節置換術では, 感染および創傷治癒遅延が問題となる[5]. 関節リウマチ診療ガイドライン2014によると, 生物学的製剤投与はsurgical site infection (SSI) の発生率を軽度上昇させる可能性があり, 特にTKAはその可能性が高いとされている. サイトカインは創傷治癒のメカニズムに関与するため, 生物学的製剤使用下では創傷治癒遅延の発生に注する必要がある. 一方では休薬による疾患活動性の再燃にも注意が必要である.

Point

生物学的製剤投与例では感染および創傷治癒遅延に十分な注意が必要である.

5 周術期における管理

　通常行われるTKAの周術期管理に準じるが, RA症例では薬物治療に関連した管理に注意する. 生物学的製剤使用例では休薬を要するが, 各薬剤により半減期が異なるなど, 薬剤別にその特徴を理解する必要がある (表1). 合併症予防のためには, 術前に半減期の2倍以上の休薬期間を設けることが推奨

表1　生物学的製剤の種類と休薬期間の目安

薬剤	標的	半減期	術前休薬期間[※]
インフリキシマブ	TNF-α	10日	28日
エタネルセプト	TNF-α	5日	14〜28日
トシリズマブ	IL-6受容体	7日	未確定[※※]
アダリムマブ	TNF-α	14日	14日以上
アバタセプト	T細胞CD80/86	10日	未確定[※※]
ゴリムマブ	TNF-α	14日	未確定[※※]
セルトリズマブペゴル	TNF-α	11日	未確定[※※]

※日本リウマチ学会ガイドラインに基づいた目安
※※予定手術であれば, 生物学的製剤の最終投与より2〜4週間後 (半減期の2倍以上) に行うことが望ましい.

される．術後は創傷治癒が得られ，感染の合併がないことを確認して投与を再開する．自己血輸血については，返血後に薬剤の血中濃度上昇はなく問題にならないという報告もあるが[6]，その適応についての一定の見解は得られていない．MTX投与例については，必ずしも休薬は必要でない．12.5 mg/週までのMTX継続投与は基本的に術後合併症や創傷治癒には影響せず，RA活動性の再燃を減少させるといわれている．12.5 mg/週以上の投与症例では，個々のリスク・ベネフィットを考慮した慎重な判断が望まれる．ステロイドについては，prednisolone 5 mg/日以上の症例でステロイドカバーを考慮する．

> **Point**
>
> RA症例に対するTKAでは薬物治療に関連した周術期管理に注意を要する．

おわりに

RA症例に対してTKAを施行する場合，基本的には通常の手術手技や周術期管理が行われる．しかしながら，RAの特徴や合併症のリスクを十分に理解し，手術治療を計画する必要がある．特に，生物学的製剤を使用中の症例では感染や創傷治癒遅延などの合併症に注意し，適切な周術期管理が行われなければならない．

参考文献

1) Meding JB, et al: Long-term followup of posterior-cruciate-retaining TKR in patients with rheumatoid arthritis. Clin Orthop Relat Res. 2004;428:146-152.

2) Trieb K, et al: Long-term outcome of total knee replacement in patients with rheumatoid arthritis. Joint Bone Spine. 2008;75:163-166.

3) Yano K, et al: Effect of total knee arthroplasty on disease activity in patients with established rheumatoid arthritis: 3-year follow-up results of combined medical therapy and surgical intervention. Mod Rheumatol. 2010;20:452-457.

4) Holmqvist ME, et al: Risk of venous thromboembolism in patients with rheumatoid arthritis and association with disease duration and hospitalization. JAMA. 2012;308:1350-1356.

5) Ito H, et al: Postoperative complications in patients with rheumatoid arthritis using a biological agent - A systematic review and meta-analysis. Mod Rheumatol. 2015;25:672-678.

6) Mochizuki T, et al: The serum concentration of infliximab in cases of autologous blood donation for patients with rheumatoid arthritis. Mod Rheumatol. 2008;18:29-33.

6　膝伸展機構障害

はじめに

人工膝関節置換術（TKA）後の膝伸展機構障害としては膝蓋骨骨折，膝蓋腱断裂，大腿四頭筋断裂が挙げられる．頻度は少ないが，伸展機構が破綻している場合には治療に難渋することが多い．危険因子として腎機能低下，糖尿病，関節リウマチ，肥満および高い活動性などがあり，適切な手術手技による予防が重要である．手術療法では感染率が高く，治療法の選択には注意を要する．

1　膝蓋骨骨折

TKA 後の膝蓋骨骨折は約 1%の頻度で生じる[1]．TKA 後の数年以内に発生し，外傷歴の明らかでないものが多い．危険因子として，膝蓋骨置換，膝蓋骨のデザイン，拘縮膝以外に膝蓋下脂肪体切除や外側支帯解離による膝蓋骨の血流障害，大腿骨および脛骨コンポーネントの設置異常，膝蓋骨の過度な骨切除，joint line の上昇などの手術手技も関与している．外側上膝動脈を温存することが重要である（第４章 3 を参照）．

1. 分類

伸展機構の破綻の有無，コンポーネントのゆるみ，bone stock によって分類されるものが多い．Ortiguera らの分類が代表的である[2]（図 1）．

Type I：インプラントと伸展機構が正常
Type II：伸展機構が破綻
Type III：インプラントにゆるみあり，伸展機構の破綻なし
（Type IIIa：bone stock 良好，Type IIIb：bone stock 不良）

2. 治療

上記の分類に沿って治療法を選択する．手術療法を選択する場合には，膝蓋骨の bone stock や軟部組織の不良などにより，癒合不全や感染が生じやすいことに留意する必要がある．

Type I に対しては装具や外固定などの保存療法を行う．6 週程度のギプス固定を行い，徐々に可動域訓練を行うことで良好な結果が得られる．

Type II に対しては手術療法が選択されることが多い．suture anchor などを用いて伸展機構の修復を行った上で，内固定を行う．骨癒合率が低く，感染の可能性が高いため注意を要する．骨片の内固定が困難である場合には除痛目的に patellectomy が選択されるが，膝関節機能は低下する．

Type III に対しては，膝関節機能が著しく悪くなければ，まず保存療法を選択すべきである．Type II と同様に手術療法では骨癒合率の低さ，感染などの合併症が高率であり適応には注意を要する．しかし，愁訴が強い場合や伸展機構の著しい障害に対しては手術療法を選択せざるを得ない．Type IIIa ではコンポーネント抜去あるいは再置換を選択する．Type IIIb ではコンポーネント抜去あるいは patellectomy を選択する．

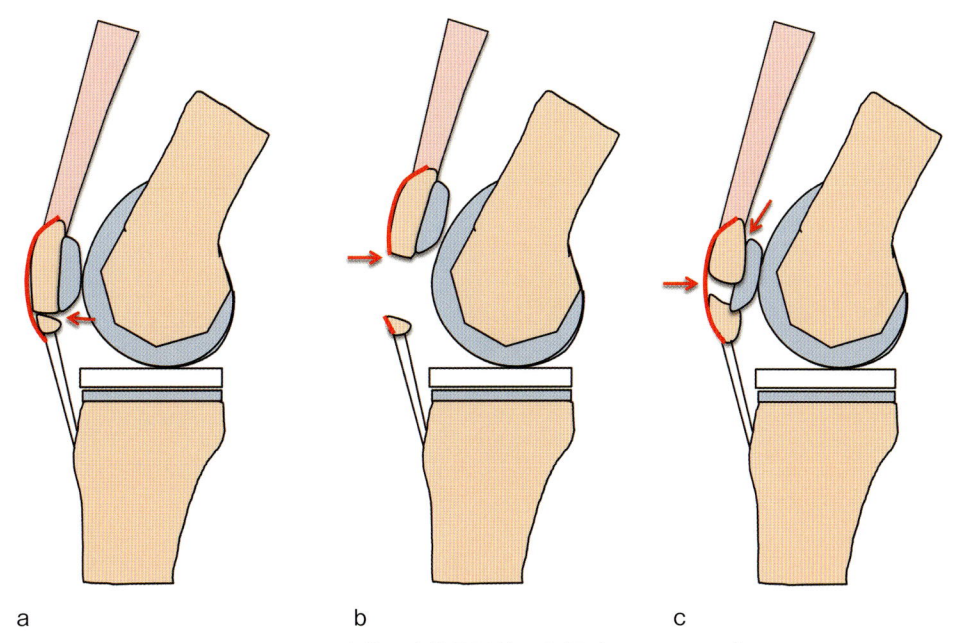

a   b   c

図1　TKA 術後の膝蓋骨骨折の分類（Ortiguera ら）

a. Type I：インプラントと伸展機構が正常
b. Type II：伸展機構が破綻
c. Type III：インプラントにゆるみあり，伸展機構の破綻なし

Point

膝関節機能低下を許容できる範囲であれば保存療法を選択すべきである．

2　膝蓋腱断裂

　膝蓋腱断裂は1%以下に生じ，まれな合併症である[3]．外傷による断裂は生じにくく，むしろ靱帯の脆弱性による変性断裂の方が多い．膝蓋骨低位，膝蓋骨高位などが要因となる．拘縮膝に対する手術の際に膝蓋骨を翻転して屈曲すると損傷することがある．

1. 治療

　ほとんど手術療法が選択されるが予後不良である．腱の変性や退縮があるため，膝蓋腱の修復術のみでは成績が悪い．ハムストリン

グや人工靱帯を用いた再建術や補強術が選択される[4,5]．術中の断裂に対しては修復術で対応可能であるが，再断裂の可能性があり，補強術を併用することが望ましい．

2. Leeds-Keio 人工靱帯を用いた再建術（図2a）

　膝蓋骨近位の大腿四頭筋腱に人工靱帯を通し，膝蓋骨前面を8の字状に交差させる．一方の人工靱帯を，脛骨粗面の1cm後方に作製した骨孔に通し，締結する．断裂した膝蓋腱は可能であれば修復する．外固定は行わず屈曲90°までの可動域訓練を早期から行い，2週後から装具装着下に部分荷重を開始し3週で全荷重を行う．

3. ハムストリングを用いた再建術（図2b）

　半腱様筋腱の脛骨付着部を温存したままで筋腱移行部まで採取する．遊離した腱を膝関

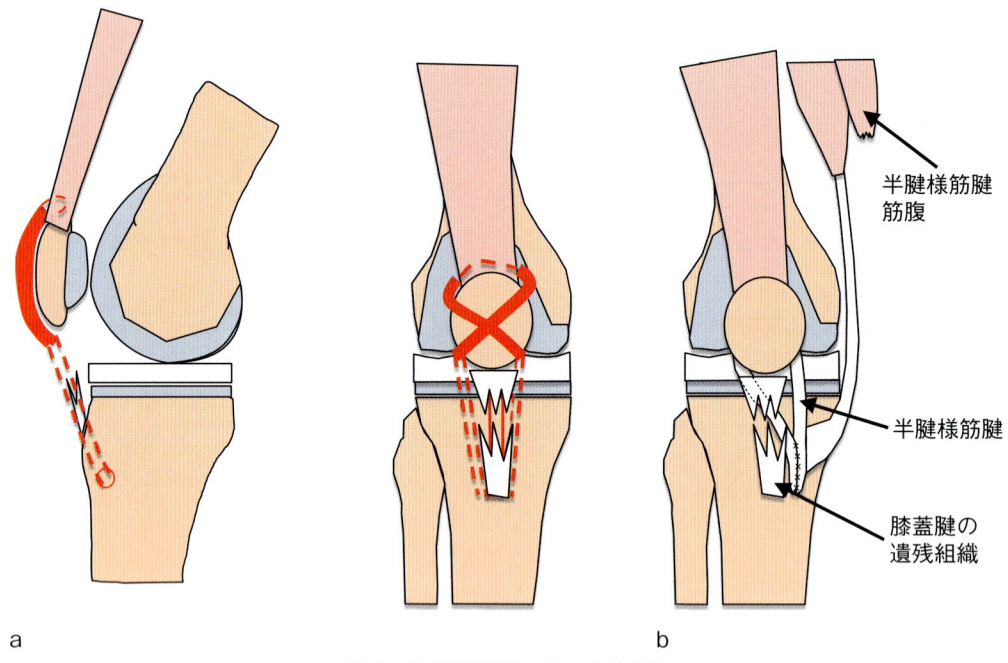

半腱様筋腱
筋腹

半腱様筋腱

膝蓋腱の
遺残組織

a　　　　　　　　　　　　　　　　　　b

図2　膝蓋腱断裂に対する手術法

a：Leeds-Keio 人工靱帯を用いた再建術　　b：ハムストリングを用いた再建術

節前方まで皮下を誘導し，膝蓋骨に作製した
5 mm の骨孔に内側から外側へ通す．鵞足部
に縫合し固定を行う．薄筋腱を使用する方法
もある．荷重は許可するが，6 週間外固定を
行う．6 週後から制限下に可動域訓練を行う．

> **Point**
>
> 手術後の感染について留意する．

3　大腿四頭筋断裂

　大腿四頭筋断裂は 0.1〜1.1％に生じる[6,7]．
外傷に伴って断裂することが多いが，膝蓋腱
断裂と同様に脆弱性が関連している．外傷や
伸展不全，断裂部の陥凹が存在すれば診断は
難しくない．超音波が診断に有用である．膝
蓋骨の過度な骨切除による大腿四頭筋腱の付
着部の損傷や外側支帯解離による外側上膝動
脈の損傷が危険因子となる．

　不全断裂の場合には膝関節伸展位での 6〜
8 週間の外固定を行う．その後装具を装着し
て徐々に自動屈曲を許可する．数週間は歩行
時に膝を伸展位で固定する．内側広筋や外側
広筋の断裂を含む場合には膝蓋骨トラッキン
グの異常を生じるため手術療法を考慮すべき
である．

　完全断裂の場合には手術療法を要する．
20°の伸展不全を手術適応とする場合もある．
縫合による修復術は予後不良であり，graft
を用いた再建術や修復術が選択される．ハム
ストリングや人工靱帯を用いた方法が行われ
る[8]．

1．治療（図3）

　人工靱帯を膝蓋骨遠位の膝蓋腱に通し，膝
蓋骨前面で交差させる．さらに大腿四頭筋腱
でも交差させて締結する．外固定は行わず屈
曲 90°までの可動域訓練を早期から行い，3
週後から装具装着下に部分荷重を開始し 6
週で全荷重を行う．

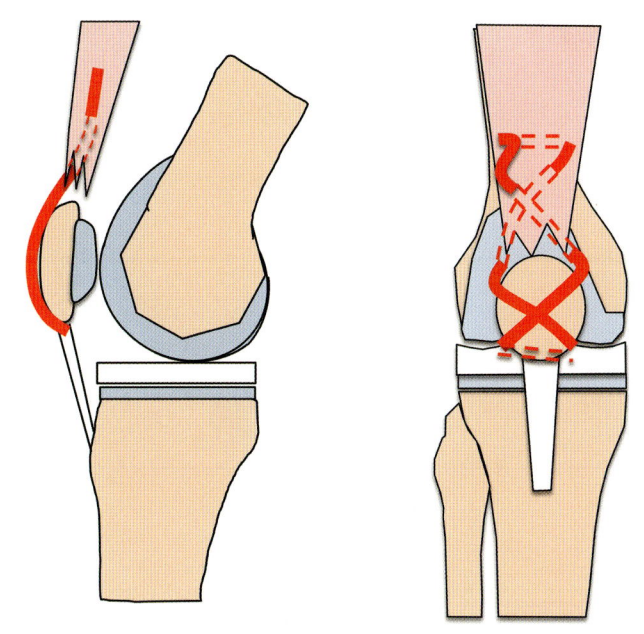

図3　大腿四頭筋断裂に対する手術法

参考文献
1）Chalidis BE, et al: Management of periprosthetic patellar fractures. A systematic review of literature. Injury. 2007;38:714-724.
2）Ortiguera CJ, Berry DJ: Patellar fracture after total knee arthroplasty. J Bone Joint Surg Am. 2002;84:532-540.
3）Rand JA, et al: Patellar tendon rupture after total knee arthroplasty. Clin Orhop Relat Res. 1989;244:233-238.
4）Cadambi A, Engh GA: Use of a semitendinosus tendon autogenous graft for rupture of the patellar ligament after total knee arthroplasty. A report of seven cases. J Bone Joint Surg Am. 1992;74:974-979.
5）Fujikawa K, et al: Reconstruction of the extensor apparatus of the knee with the Leeds-Keio ligament. J Bone Joint Surg Br. 1994;76:200-203.
6）Dobbs RE, et al: Quadriceps tendon rupture after knee arthroplasty. Prevalence, complications, and outcomes. J Bone Joint Surg Am. 2005;87:37-45.
7）Lynch AF, et al: Extensor mechanism complications following total knee arthroplasty. J Arthroplasty. 1987:2:135-140.

Point

手術療法では自家腱や人工靱帯による補強を併用する.

まとめ

　TKA 後の伸展機構障害に対しては膝機能障害を残さないために早期に適切な治療法を選択する必要がある．腱断裂では手術療法を選択せざるを得ない場合が多いが，膝蓋骨骨折では保存療法を選択するほうが安全である．治療法の選択は損傷形態，インプラントの破損状態，修復すべき組織，患者背景を考慮しながら選択すべきである．

7　DVT/PTE の予防

はじめに

　人工膝関節置換術（TKA）は術後早期において深部静脈血栓症（DVT）の発生率が高い（50〜60％）．2008 年日本整形外科学会血栓塞栓症予防ガイドラインによると TKA は血栓発生リスクレベルの「高リスク」，さらに DVT の既往や血栓症素因があれば「最高リスク」である．術前から DVT の有無を把握し，発生率 0.4〜1.0％の致死性の肺血栓塞栓症（PTE）を回避するために周術期には DVT のスクリーニング（表 1）と DVT の予防対策[1] を行う必要がある．そし

て DVT や PTE の発生後には症例に応じた対処が必要となる．

> **Point**
>
> PTE 発生を回避するために，DVT 予防を行うことは有用である．

1　DVT の予防対策

1. 理学的予防方法

　足関節の運動は筋肉のポンプ作用が働くこ

表 1　周術期の DVT，PTE スクリーニング検査

採血	凝固系	出血傾向抗凝固薬のモニタリング	PT（秒）	外因系による血液凝固時間
			PT-INR（PT 国際標準比）	PT の試薬による差異を標準化するワルファリン使用時のモニタリング　1.5〜2.0高値で出血　低値で血栓
			aPTT（秒）	内因系による血液凝固時間
			TAT（ng/mL）（トロンビン-アンチトロンビン複合体）	凝固系亢進で上昇
			SFMC（μg/mL）（可溶性フィブリンモノマー複合体）	
	線溶系	DVT，PTEのモニタリング	FDP（μg/mL）	フィブリノーゲン，不安定・安定フィブリンから生成するすべての分画（E, D, D ダイマー）
			D ダイマー（μg/mL）	安定フィブリンから生成される D ダイマー分画安定フィブリン（血栓）の存在を示すTKA 後 DVT のマーカーに使用　術後や無症候性血栓でも高値となる　血栓症に対し感度が高く，特異度は低い　陰性であれば DVT の可能性が低い　Cut off 値は 10〜20 μg/mL，施設により異なる
			PIC（μg/mL）（プラスミン-プラスミンインヒビター複合体）	線溶系亢進で上昇

画像	下肢静脈超音波	非侵襲	検者により検出率の差あり
	下肢静脈造影	最も確実に DVT を診断	侵襲あり
	造影 CT	PTE の疑い例に施行	侵襲あり術前スクリーニングには適切でない

とにより血流の促進が期待できる．早期離床は特に重要であるが，長時間の端坐位や車いす乗車は下腿が下垂し下腿静脈のうっ滞をまねくため注意が必要である．なお荷重や歩行は足底の静脈叢を刺激するため血流の増加が期待できる．弾性ストッキングの着用[2]は下腿周囲を外部から圧迫することで深部静脈の径が細くなり静脈還流速度を増加させる．ただし効果は「中リスク」までとされ，TKAでは他の方法と組み合わせる必要がある．術前や術直後から開始し，歩行が十分可能になるまで続けたい．種類は医療用のサージカルストッキングが望ましく，市販されている強すぎる圧迫は手術後の臥床で下肢が挙上位にある場合，下腿を締めすぎ末梢循環不全に陥る危険がある．間欠的空気圧迫法（フットポンプ）[3]は下腿あるいは足部にカフを装着し，間欠的に空気を送り込み外部から下腿に圧迫を加えることで静脈還流を促す．強制的に運動を加えている状態であるため，下肢に充満した血栓が認められる場合は使用を控えるべきである．なお患者によっては騒音や振動を嫌い，装着を拒否する．

> **Point**
>
> 理学的予防法は出血のリスクがなく下腿の血流停滞（静脈うっ滞）を防ぐため，術直後から積極的に行う必要がある．

2. 薬物による予防方法（表 2・図 1）[1, 4-8]

抗血栓薬には抗血小板薬と血液凝固因子に作用する抗凝固薬があるが，DVT の予防や治療薬では抗凝固薬が主体となり，抗凝固薬は抗血小板薬より出血リスクが大きくなる．抗凝固薬と抗血小板薬の併用も検討されている．各薬剤の抗血栓効果や合併症を比較した多くの報告があるが，それぞれ一長一短があり，高齢，低体重，腎機能，出血性潰瘍の既往などのリスクを考え，症例に応じた薬剤の選択や使用量の決定が望ましい．

エドキサバンなどの直接型 Xa 阻害薬は間接型 Xa 阻害薬より効率よくトロンビン産生を阻害するが，Xa 阻害薬，直接トロンビン阻害薬は腎排泄が多く，腎障害患者例では出血の危険が増すため注意が必要である．

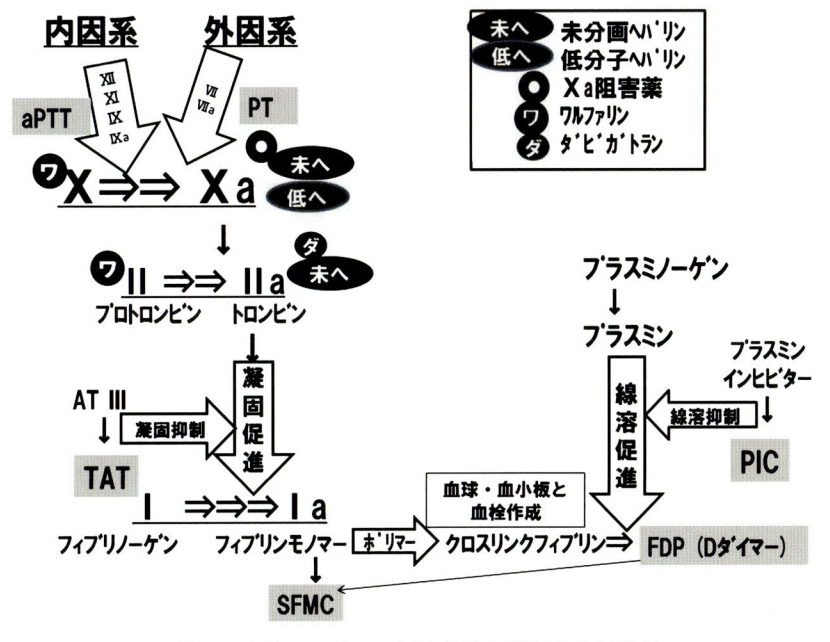

図 1　血栓マーカーの測定部位と薬剤の作用部位

表2　各薬剤の特徴

適応	分類	（一般名）商品名	作用部位	薬効	拮抗薬	半減期（時間）	腎排泄	利点	欠点
血栓塞栓症の予防, 治療	未分画ヘパリン	（ヘパリンナトリウム）ヘパリン	Xa IIa	間接型（ATIII依存性）	硫酸プロタミン	0.7	あり	半減期短 使用しやすい モニタリングAPTT	出血のリスク高 HITあり
DVTの予防	低分子量ヘパリン第Xa因子阻害薬	（エノキサパリン）クレキサン	Xa	間接型（ATIII依存性）	硫酸プロタミン	3.2	100%	ヘパリンより有効, 安全 HIT少ない	腎障害ありで出血リスク増
DVT予防 1.5 mg, 2.5 mg DVT治療 5 mg, 7.5 mg	合成Xa阻害薬	（フォンダパリヌクス）アリクストラ	Xa	間接型（ATIII依存性）	なし	14〜17	80%	Hb・血小板に影響なし 個々に使用量決定	薬剤の蓄積の可能性 NSAIDsとの併用注意 腎障害ありで出血リスク増
DVTの予防・治療	直接Xa阻害薬	（エドキサバン）リクシアナ	Xa	直接型	なし	6〜11	35〜39%（消化管50%）	ワーファリンより半減期短 患者負担少	中和薬・モニタリングなし
DVT, PTEの治療・再発抑制		（リバーロキサバン）イグザレルト	Xa	直接型	なし	9〜13	33%	ワーファリンより使いやすい 食事の影響なし 血中濃度はPT時間と相関	個体差あり 用量調節注意
		（アピキサバン）エリキュース	Xa	直接型	なし	8〜15	25%	ワーファリンより使いやすい 複数の経路で排泄 食事の影響なし	個体差あり 用量調節注意 血中濃度はAPTT, PTと相関なし
血栓塞栓症の治療・予防	クマリン系抗凝固薬	（ワルファリンカリウム）ワーファリン	II VII IX X	ビタミンK拮抗薬 肝臓でビタミンK依存性凝固因子の合成を阻害	ビタミンK	55〜133	微量（肝代謝）	安価 血中濃度が安定 微調整可能 モニタリング必要PT-INR	個体差あり 他剤と相互作用が強い 管理複雑 食事の影響あり リバウンドあり
全身性塞栓症の発症抑制	直接阻害薬	（ダビガトラン）プラザキサ	IIa	可用性トロンビンとフィブリン結合トロンビンに作用	なし	12〜14	80%	ワーファリンより使いやすい 食事制限なし ATIIIの依存なし 血中濃度はAPTTと相関	生体利用率が低 腎機能低下による出血リスク増 消化管出血 脱カプセル, 一包化不可
心疾患における血栓塞栓の抑制	抗血小板凝集抑制剤	（アスピリン）バイアスピリン	血小板	抗血小板	なし	0.4	あり（肝代謝）	出血リスク少 安価 心血管にも効果あり	単剤で効果劣 一定の見解なし リバウンドあり 休薬で脳梗塞発症

Point

効果（抗凝固）と副作用（出血）を考慮して使用する.

3. 手術手技での予防方法

　空気駆血帯の非使用時のDダイマー値は使用時より低いとする意見がある一方, 使用の有無でDVT発生率に差がないとする意見もある. 駆血帯の非使用は術中出血量の増加と出血により視野が不明瞭になるため全例に適応はない. 駆血使用時に圧や時間を症例に応じて変更することは容易である. 大腿骨髄内ロッドの使用は骨髄内を操作するため, 血

液凝固能の亢進につながる．一方，大腿骨髄外ロッド，patient specific instrument（PSI），ナビゲーションは骨髄を刺激しないため有用であると考えられるが，一定の見解は得られていない．

4. 術前から認める DVT 合併例への対策

患者は血栓が生じやすい体質と考えた場合，新たな血栓出現や既存血栓の拡大の予防が必要である．術前から弾性ストッキングの装着や抗凝固薬療法を積極的に開始し，術中も駆血帯の非使用や短時間使用，術後早期からワルファリンカリウムを使用するなどの配慮が必要である．しかしどこまで対策を施行するかは主治医や施設の判断に委ねられる．

2 DVT 発生後の血栓治療（表 2）

近年，DVT の血栓溶解薬は確実に進歩している．血栓溶解薬には以前から使用されているワルファリンカリウム，ウロキナーゼに加えて，フォンダパリヌクス 5 mg，7.5 mg 製剤（2011 年販売）と新規経口抗凝固薬のエドキサバン 60 mg（2014 年），直接 Xa 阻害薬のリバーロキサバン，アピキサバンがそれぞれ 2015 年に DVT，PTE の治療および再発抑制に適応が拡大した．いずれもまだ日本における使用報告が少ないのが現状である．新規経口抗凝固薬はワルファリンカリウムと比較して他剤や食事の影響をうけず，半減期も短く，モニタリングも必要なく使用しやすい．

抗血栓薬の術後早期の投与開始は，血栓消失効果が望めるが出血をきたす危険がある．新薬の安全性をみながら，適切な適応とより効果的な投与方法や使い分けを検討する必要がある．

まとめ

TKA は DVT 発症の「高リスク」であり，おこりうる致死性 PTE 発生を回避するために DVT を予防する必要がある．DVT のスクリーニング，予防・治療に関してどこまで介入するかは患者のリスク（出血の合併症や腎機能など），医療費，施設基準などの問題もあり，個々の症例に対する主治医の判断が重要である．

参考文献

1) Falck-Ytter Y, et al: Prevention of VTE in Orthopedic surgery patients, antithrombotic therapy and prevention of thrombosis, 9th ed, American college of chest physicians evidence-based clinical practice guidelines. Chest. 2012;141:e278S-325S.

2) Sigel B, et al: Type of compression for reducing venous stasis.A study of lower axtremities during inactive recumbency. Arch Surg. 1975; 110:171-175

3) Kakkos SK, et al: Comparison of rwo intermittent pneunmatic compression systems. A hemodynamic study. Int Angiol. 2005;24:330-335.

4) Fuji T, et al: Fondaparinux prevents venous thromboembolism after joint replacememt surgery in Japanese patients. Internatinal Orthopaedics（SICOT）. 2008;32:443-451.

5) Bauer KA, et al: Fondaparinux comapred with anoxaparin for the prevention of venous thromboembolism after elective major knee surgery. N Engl J Med. 2001;345:1305-1310.

6) Friedman RJ, et al: Dabigatran versus enoxaparin for prevention of venous thromboembolism after hip or knee arthroplasty: a pooled analysis of three trials.thromb Res. 2010;126:175-182.

7) Raskob GE, et al: Apixaban versus enoxaparin for thromboprophylaxis after hip or knee replacement: pooled analysis of major venous thromboembolism and bleeding in 8464 patients from the ADVANCE-2 and ADVANCE-3 trials. J Bone Joint Surg. 2012;94Br:257-264.

8) Ogawa S, et al: Antithrombotic therapy in atrial fibrillation–Evaluation and positioning of new oral anticoagulant agents–. Circ J. 2011;75: 1539-1547.

第5章

これからの手術手技

1 両側同日TKA

はじめに

　変形性膝関節症（膝OA）罹患例のうち，両側に疼痛および変形，拘縮を認める症例など，両側に人工膝関節置換術（TKA）を行うべき症例が増加している．両側TKAを二期的あるいは一期的に行うかは，患者の併存疾患の重症度や，その施設のハード面，ソフト面での対応に依存することが多い．しかし，近年，周術期の疼痛管理や出血防止対策の進歩により多くの施設で，両側同日TKAが行われるようになってきている．個々の関節における手術技術はそのままに両側TKAを行うのが基本である．両側同日TKAは，術者やコメディカル，手術機械セットなどの問題で，施設毎に工夫しながら導入施行されている．そこで，ここでは，両側同日TKAの利点と欠点とその実際を概説する．

1 両側同日TKAの利点と欠点

　膝OAは，外傷性や半月板切除歴があるなどを除いて，加齢と共に両側同程度に発生進行することが多い．この際，両側に保存療法に抵抗する同定度の疼痛があり，変形や拘縮も有する場合は両側TKAの適応となってくる．二期的にTKAを行う場合，麻酔と入院は2回となる．しかし，両側同日にTKAを行う場合は，1回の麻酔と入院で済むことになる．両側同日TKAの場合，片側のTKAが終了してから反対側に術者が移動する1チームによる直列法と[1]，両側を同時に行う2チームによる並列法がある[2]．

　二期的手術と一期的同日TKAを比較すると，利点としては手術，麻酔，歩行に至るまでの理学療法を含めた入院が1回ですむ経済的効果[3]，深部感染率には差が無いものの表層感染が有意に低い[4]，両下肢の疼痛のみならず変形が同時に矯正されるため患者満足度が高い点が挙げられる．これに対して欠点としては，患者への身体的侵襲が大きい，片側TKAに比べて輸血の可能性が高い，深部静脈血栓症のリスクが高い，心血管イベントのリスクが高いなど周術期合併症の多さが指摘されている[5,6]．術後30日以内の周術期合併症は片側TKAと両側同日TKAに差はないが，米国麻酔科学会術前状態分類（ASA）の3以上（術前重度の全身合併症あり）を有する症例では，それ以降の期間で合併症を併発し再入院のリスクが高いと報告されている[6]．また，両側同日TKAの適応となる症例を二期的に手術する際には，同一入院中ではなく，一度退院して術後貧血の改善などをまって1年以内に行うのが周術期合併症も少なく推奨されるとの報告がある[7]．

2 直列法・並列法

　両側TKAは，1チームによる直列法は2チームによる並列法に比べて，手術時間を要するため深部静脈血栓症や感染のリスクが高いことが危惧されるが，そうしたエビデンスはない．直列法は人工関節の術器械が1セットですみ場所をとらないことや，手術器械だしのスタッフ負担が並列法に比べて少ないといった利点も挙げられることから，片側

TKA になれた施設であれば導入しやすいと言える.

3 両側同日 TKA の実際

直列法, 並列法とも各施設で行っている一般的な TKA のデバイスを使用し, 術者のなれた術式で行えばよい. 主に注意すべき点は, 前述したように, 周術期の合併症の軽減を術中に行うことである. 具体的には術後出血の対策, 両側を手術するための早期離床にむけた疼痛対策が重要である. 当科では 2015 年度の TKA は 150 膝であり, そのうち 48 例, 96 膝 (平均 79 歳) は両側直列法の同日 TKA であった. 欧米では, TKA 症例は年々, 低年齢化していることもあり (平均 63 歳), 両側 TKA の占める割合は減少している[8]. これに対し本邦では, 欧米に比べて関節症が進行し痛みや変形が悪化してから手術を決心することが多いためか, 各施設においても両側同日 TKA は増加している[1,2].

4 術後出血対策

直列法は導入しやすいものの並列法に比べて手術時間が長くなるため, 術後出血や感染のリスクが高くなることを意識すべきである.

術後出血対策としては, トラネキサム酸を関節内に一定時間留める方法が推奨される. この際, ドレーンを留置して 1～4 時間ほどクランプするドレーンクランプ法と[9], ドレーンを留置しない方法がある[10]. クランプ時間は, 1 時間に比べて 4 時間が有意に術後出血量および Hb 値の減少が少ないと報告

されている[11]. すなわちトラネキサム酸は長時間関節内に残ることが止血効果を高めると考えられる. トラネキサム酸は全身投与と関節内局所投与法があるが, 全身投与の場合, 膝局所への到達量が少ないことが欠点である[10]. また, Wang らは, ドレーン非留置として, 関節内に 1 g, 3 g のトラネキサム酸をインプラント挿入後に関節内および皮下組織に塗布し 5 分間留置してから閉創を行ったところ, 3 g 群で有意に術後出血量および, Hb 値の減少も少ないことを報告している[10]. また, Watanabe らは, 両側同日 TKA でドレーンの留置, 非留置群で可動域や疼痛など術後成績に差は無いこと, さらにドレーン非留置群では術後の Hb 値の減少も有意に少ないことから, ドレーン留置は不要と結論している[12]. TKA の際には一般的に術翌日には抗凝固療法を開始するためドレーンの留置そのものが出血を助長しかねない. こうしたことから, 当科における両側直列法 TKA では, これまでトラネキサム酸 1 g によるドレーンクランプ (クランプ時間 2 時間) を行い, 術後 2 日目に抜去してきたが, 2015 年 12 月以降, ドレーンを非留置とし, トラネキサム酸 3 g を皮下縫合が終了するところで関節内に投与している. ドレーンクランプ法では術後 Hb が術前に比べて平均 4.6 ± 1.2 g/dl 低下したが, トラネキサム酸 3 g 留置法では平均 2.0 ± 0.9 g/dl と減少しており, 術前 Hb 値が 10 台であっても輸血にいたった症例はない. また, ドレーンを留置しない利点として, 術翌日には可動域訓練, および全荷重許可, 術後 2 日目には歩行訓練が可能である.

抗凝固療法は, 術翌日からエノキサパリンもしくはエドキサパンを 1～2 週間投与している. 慢性腎不全 (eGFR30 以下) の症例では, 患者の状況に応じてワルファリンを用いて INR1.5 以上をコントロール目標に設定している[13]. なお, 術後 Hb 値が 8 未満となった場合には抗凝固療法は中止し, Hb 値が 8 以上となってから再開している.

> **Point**
>
> 出血対策としてドレーンクランプ法，もしくはドレーン非留置のトラネキサム酸関節内投与は有効である．

5　感染予防対策

直列法の場合，手術時間が長くなるため感染対策は充分行うべきである．手術は両側下肢をドレーピングし片側を開始する．術中感染を予防する目的で，片側が終了した時点で終了側をドレーピングで覆い隠している（図1）．手術器械も可能な限り新しいセットに変えている．しかし，手術時間を短縮する観点からは，片側インプラントが挿入された時点で術者は反対側に移動しても良いと考える．術前に歯科検診を行い，必要があれば治療をすませることや，術前日にクロルヘキシジンによる全身の清拭を行う．また，鼻腔内のMRSA の常在菌の有無を確認することが推奨される．周術期の抗菌剤の投与は，ガイドラインに従い術中セファゾリンの抗生剤投与を止血帯使用前に 1 回施行し，その後，術中は 3 時間毎に追加投与を行い，帰室後は 6 時間毎に 5 回投与を行い終了する．また，術中の洗浄は，*in vitro* の研究ではあるがブドウ球菌の死滅効果があるとされるポピドンヨード 1.3 g/L（2 L）などによる高圧洗浄が推奨される[14]．Alexander らは手術部位感染症（surgical site infection: SSI）の予防に関

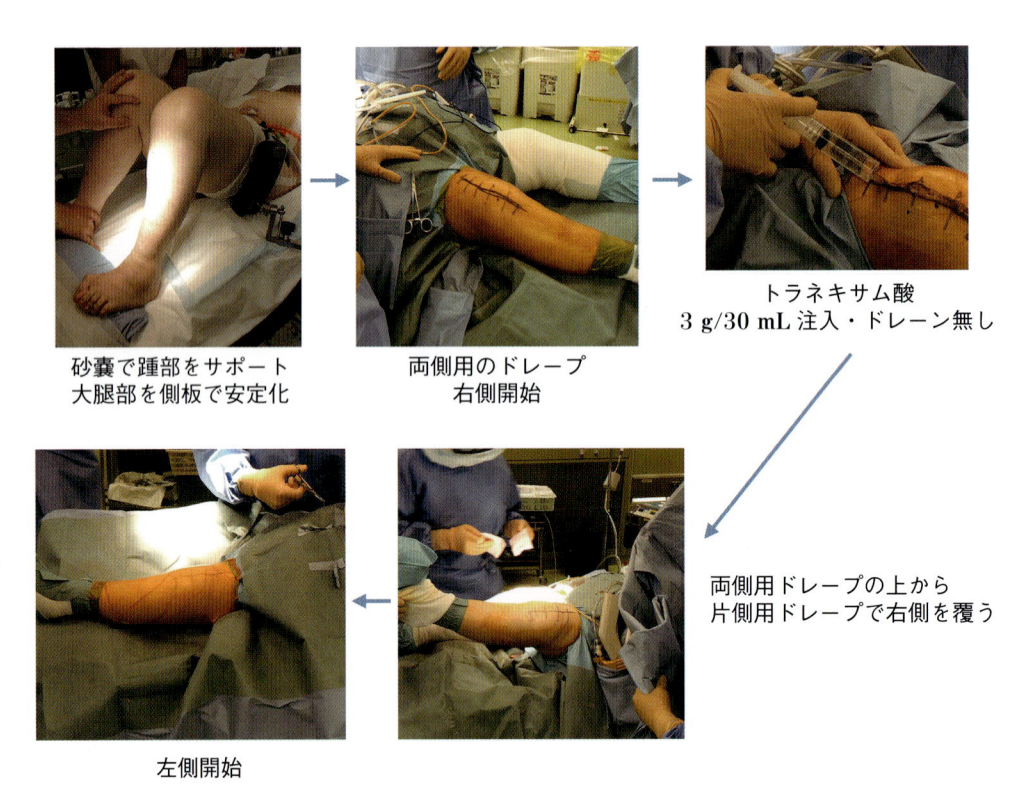

砂嚢で踵部をサポート
大腿部を側板で安定化

両側用のドレープ
右側開始

トラネキサム酸
3 g/30 mL 注入・ドレーン無し

両側用ドレープの上から
片側用ドレープで右側を覆う

左側開始

図 1　直列法の両側 TKA のドレーピングの流れ
膝屈曲 90° 程度となるように踵部を砂嚢で固定する．また，大腿中枢部のタニケット部位に側板をあて安定化させる．片側の皮膚に長めのマーキングを行い，この一部を用いて切開を行う．インプラント挿入前に局所カクテル注射を膝窩部，大腿顆部後面を中心に行う．最終の皮下縫合部位を閉じる前に同部位から18 ゲージ針を用いて，トランサミン 3 g/30 mL を関節内に注入する．ドレーンは留置しない．創部をドレッシングしてから，終了側を大型のドレープで覆い，反対側を開始する．

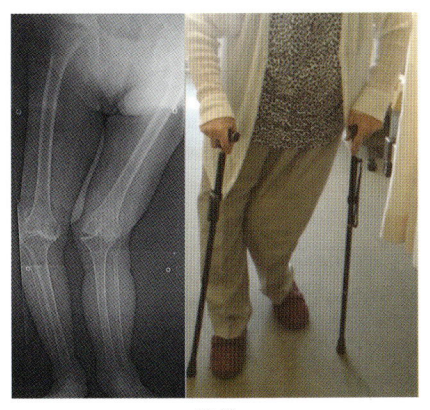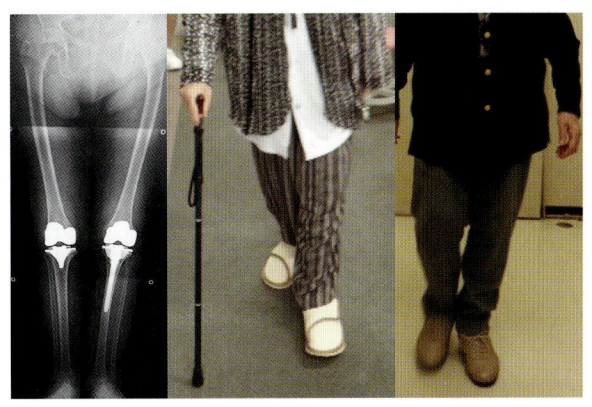

術前　　　　　　　　　　術後　　　　術後 2 週　　　術後 2 ヵ月

図 2　症例　両側膝 OA に対する両側同日 TKA

82 歳女性. 術前は両膝の疼痛と不安定性のため 3 m 以上の歩行が不能であった. 両側同日 TKA を行い, 術後 2 ヵ月で疼痛なく独歩が可能となっている.

するエビデンス論文をまとめ, 術中全身投与とは異なる抗生剤を用いて局所洗浄することにより, SSI を有意に減少させられると結論している [15]. 当科では全身投与はセファゾリンを用いているため, 局所洗浄にはクリンダマイシン 600 mg を用いている.

6　疼痛対策

両側とも手術による痛みがあることから疼痛対策は特に重要である. 関節周囲組織へのカクテル注射の有用性が報告されているが, 麻酔科医師の指示のもとオピオイド使用の経静脈的自己調節鎮痛法 (intravenous patient-controlled analgesia: IV-PCA) や大腿神経ブロックなどが行われる. 当科では関節周囲へのカクテル注射 (0.2 %塩酸ロピバカイン 3 mg/kg, ケトプロフェン 50 mg, 10 万倍希釈エピネフリン, 生理食塩水で 1 関節あたり 60 ml) と大腿神経ブロックを併用している. 特に大腿骨後顆周囲へのカクテル注射は早期の屈曲訓練でも疼痛軽減効果が強いことが知られている.

> **Point**
>
> 疼痛対策として術中関節周囲 (特に膝窩部) のカクテル注射や神経ブロックは有効である.

おわりに

高齢化に伴い, 両側 TKA の件数は年々増加している. 両膝痛および両下肢変形の強い症例に対する両側同日 TKA は推奨される (図 2). 手術室のスタッフ確保の困難やスペースなどの問題, および臨床研究の一環として, 1 チームによる直列法両側 TKA は片側 TKA になれた施設であれば導入しやすい. しかし, 十分な出血対策, 感染防止策, 疼痛対策, 早期理学療法介入を行うことが必要である.

参考文献

1) 斎藤　充, 他：1 チームによる両側同時人工膝関節置換術. Bone Joint Nerve. 2015;5:155-158.
2) 渡邊敏文, 他：2 チームによる両側同時人工膝関節全置換術. Bone Joint Nerve. 2015;5:159-163.
3) Lin AC, et al: Costs of staged versus simultaneous bilateral total knee arthroplasty: a population-based study of the Taiwanese National Health Insurance Database. J Orthop

Surg Res. 2014;9:59.

4） Poultsides LA, et al: Infection following simultaneous bilateral total knee arthroplasty. J Arthroplasty. 2013;28:92-96.

5） Gromov K, et al: Morbidity and mortality after bilateral simultaneous total knee arthroplasty in a fast-track setting. Acta Orthop. 2016;28:1-5.

6） Suleiman LI, et al: Perioperative Outcomes Following Unilateral Versus Bilateral Total Knee Arthroplasty. J Arthroplasty. 2015;30: 1927-1930.

7） Poultsides LA, et al: Perioperative morbidity and mortality of same-admission staged bilateral TKA. Clin Orthop Relat Res. 2015;473: 190-197.

8） Poultsides LA, et al: Trends in same-day bilateral total knee arthroplasty. J Arthroplasty. 2014;29:1713-1716.

9） Ryu J, et al: The postoperative drain-clamping method for hemostasis in total knee arthroplasty. Reducing postoperative bleeding in total knee arthroplasty. Bull Hosp Jt Dis. 1997;56: 251-254.

10） Wong J, et al: Topical application of tranexamic acid reduces postoperative blood loss in total knee arthroplasty: a randomized controlled trial. J Bone Joint Surg Am. 2010;92:2503-2513.

11） 大島　卓, 他：人工関節置換術後の術後出血対策. ドレーンクランプ時間の検討. 整形外科と災害外科. 1997;46:647-649.

12） Watanabe T, et al: Closed Suction Drainage Is Not Necessary for Total Knee Arthroplasty: A Prospective Study on Simultaneous Bilateral Surgeries of a Mean Follow-Up of 5.5 Years. J Arthroplasty. 2016;31:641-645.

13） 白　勝, 他：人工膝関節置換術後(TKA)の静脈血栓塞栓症(VTE)予防に対する低用量ワルファリン療法の有用性. JOSKAS. 2013;38:149.

14） van Meurs SJ, et al: Selection of an optimal antiseptic solution for intraoperative irrigation: an in vitro study. J Bone Joint Surg Am. 2014;96: 285-291.

15） Alexander JW, et al: Updated recommendations for control of surgical site infections. Ann Surg. 2011;253:1082-1093.

2 MIS TKA, MIS UKA

はじめに

人工膝関節置換術（TKA）における最小侵襲手術（minimally invasive surgery: MIS）の応用は，2000年代はじめから開始され，低侵襲による早期回復，可動域拡大が期待されてきた[1-3]．人工膝単顆置換術（UKA）の方がTKAよりも早くからMISが行われ，1990年代前半から行われている．

1 MIS TKA

1. MIS TKA のアプローチ

TKAの展開法の軟部組織の切開長を近位方向に小さくすることにより，MISに応用できる（表1，図1）．Mini-midvastusアプローチ（図1の水色線）やlimited medial para-patellarアプローチにおいて，膝蓋骨近位への切開を行わないと，quadriceps-sparing（QS）アプローチとなる．内側広筋（VMO: vastus medialis oblique）の膝蓋骨付着部が低いことが多く[4]，QSアプローチ可能例は限られている．

2. MIS の定義

MIS TKAの定義は明らかでないが，表2のようにMISテクニックとして5つの要素が挙げられている[5]．皮切長にこだわるべきではないが，従来よりも小さくなる．小型ジグはほとんどのインプラントで使用可能となっている．脛骨前方脱臼は脛骨コンポーネントを正確に設置できるよう十分に行っている（図2）．すなわち表2の1〜4の手技に従っていることになるが，近年はあえてMISと呼ばない傾向にある．

表1　MIS TKA のアプローチ

Standard	MIS
medial parapatellar	limited medial parapatellar
midvastus	mini-midvastus
subvastus	mini-subvastus

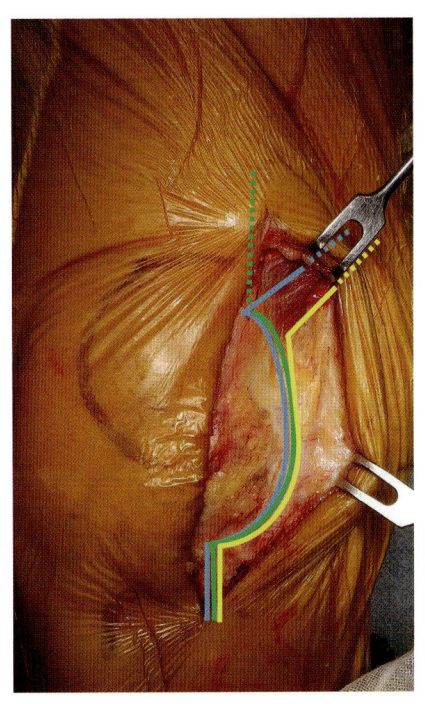

図1　MIS TKA のアプローチ
水色線：mini-midvastus アプローチ
緑色線：limited medial parapatellar アプローチ
黄色線：mini-subvastus アプローチ

表2　MIS TKA の定義[5]

1	小皮切
2	最小限の筋腱切離
3	膝蓋骨を翻転しない
4	小型ジグ使用
5	最小限の脛骨前方脱臼

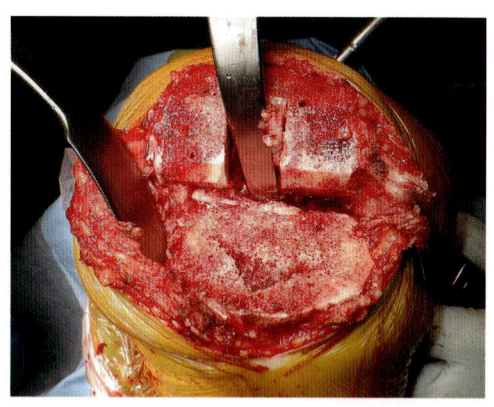

図2　MIS TKA における脛骨前方脱臼

3. MIS TKA の適応

MIS TKA の適応は，変形性膝関節症（膝OA），特発性膝関節骨壊死症はもちろん関節リウマチ（RA）も適応となる．可動域制限，肥満，また高度内反変形でも MIS は可能であるが，高度外反例は適応外としている．

4. MIS TKA における侵襲の客観的評価

血液データ：内視鏡下椎間板切除（MED）や腹腔鏡下胆嚢摘出術といった内視鏡下手術は IL-6 等の測定により低侵襲であることが客観的に証明されている[6]．しかし，TKA においては，MIS と standard の比較において，術後の CPK，ミオグロビン[7]，CRP に有意差がないとされており，血液データでは低侵襲は証明されていない．

血流：膝蓋骨血流をレーザードプラー血流計を用いて測定し，膝蓋骨を翻転しない MIS TKA の膝屈曲位における血流低下が少ないことが示されている．すなわち，MIS は術中の膝蓋骨に対する血流からみた低侵襲性が証明されている[8]．

2　Mini-midvastus アプローチによる MIS TKA の手術手技

皮切は膝蓋骨内側 1/3 で膝蓋骨上縁の少し近位から脛骨結節近位までの 10 cm 程度とする．Tria ら[3] は膝蓋骨内側で膝蓋骨上縁から関節面の 2 cm 遠位までの 10 cm としているが，大柄な男性では 10 cm 以上必要である（図1）．Midvastus アプローチの内側広筋切離を 2〜5 cm 程度に縮小した mini-midvastus アプローチを用いている．膝蓋骨は翻転しないで，展開する（図3a）脛骨外側関節面の一部を確認できるようにするため，膝蓋下脂肪体を部分切除する．大腿骨遠位または脛骨近位を骨切りする．骨棘を切除し，内反膝では内側解離を段階的に行う（図3b）．

大腿骨コンポーネントの回旋は後顆軸（posterior condylar axis: PCA）から 3〜7° 外旋で，外側上顆と内側上顆の陥凹部を結ぶ surgical epicondylar axis（SEA）および AP 軸（Whiteside line）を参照として確認している（図3c）．大腿骨骨切りにおいては，術後骨折予防のためにもノッチを作らないようにすることが重要であり，十分に確認する．屈曲を弱めると確認容易となる．すべての操作において，術野の確保のためには小切開創をmobile window として利用するため，助手はレトラクターを一方向（すなわち内側展開時は外側を牽引しない）のみに効かせることが必要である．大腿骨後方の骨棘を残すと屈曲制限の原因となるため，十分に切除する（図3d）．膝蓋骨骨切り後，膝蓋骨コンポーネントを内側設置する．各コンポーネントをセメント固定し（図4a），術後は翌日より全荷重歩行とする（図4b）．

3　MIS TKA の成績

MIS TKA の早期成績は standard TKA と比較して，疼痛，筋力回復等が優れていると

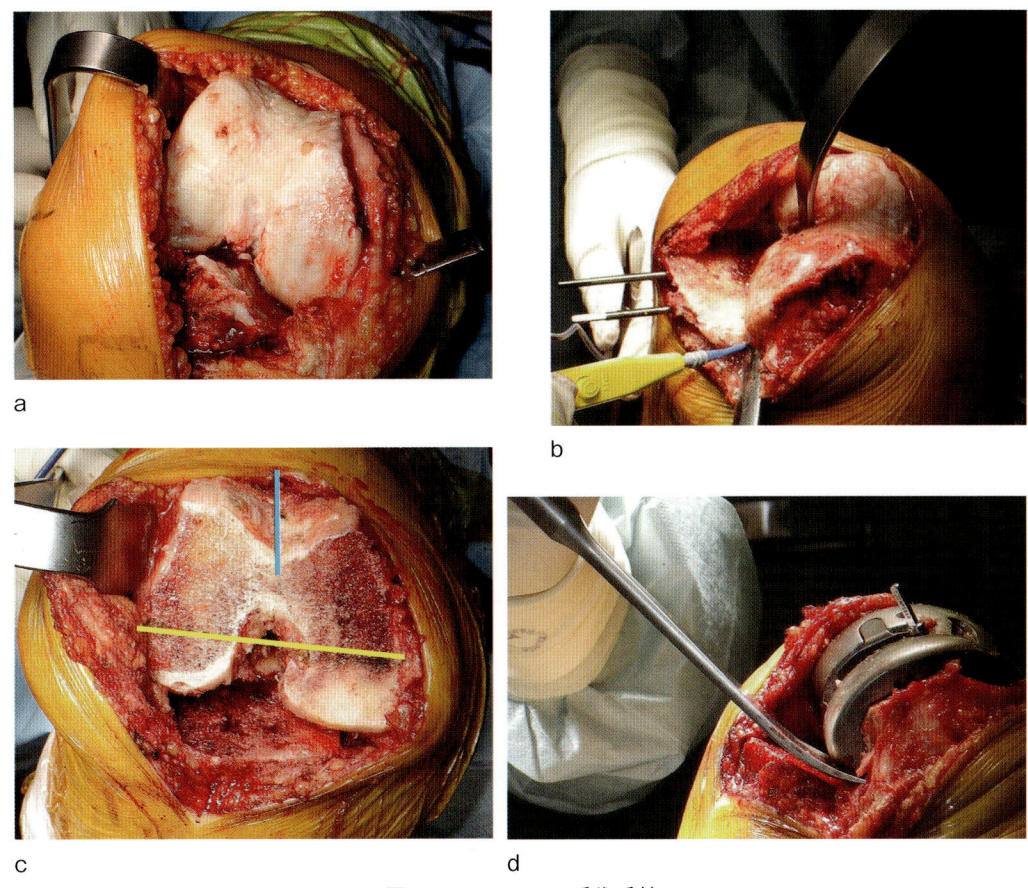

図 3　MIS TKA の手術手技

a：膝蓋骨を翻転しない mini-midvastus アプローチで展開
b：脛骨後内側の解離
c：大腿骨コンポーネントの回旋の指標，黄色線は SEA，水色線は Whiteside line
d：大腿骨後方の骨棘をノミで切除

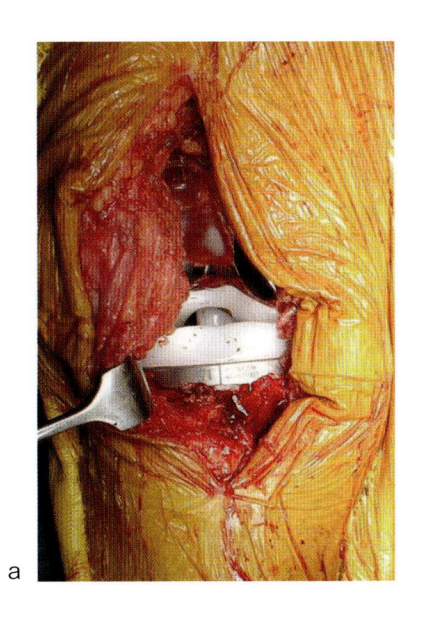

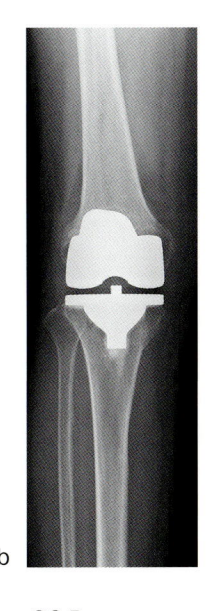

図 4　MIS TKA

a：コンポーネント設置後
b：術後単純 X 線像

いう報告が多いが，1 年までの早期において
も差がないという否定的な報告も存在する[9,10]．可動域については，術後 2 年までの比較
で，術後 2 年でも MIS が良好という報告も
あるが[1]，術後 6 週または 6 ヵ月まで MIS
が良好で，その後は差がないとされている[2]．

アプローチの差による成績比較において，
mini-midvastus と mini-subvastus アプロー
チを比較すると，術後 3 ヵ月の筋力に差は
なく，術後 2 年までの可動域，臨床スコア
も差がないとされている[11]．Mini-midvastus
アプローチと mini-medial parapatellar アプ
ローチの結果も差がないとされている[12]．
Mini-medial parapatellar アプローチと QS
アプローチの比較でも術後 2 年で，可動域，
臨床スコアに差がないとされている[13]．

MIS 用の short-keeled 脛骨コンポーネン
トの早期ゆるみが問題となっているが[14]，
ステムを併用することにより，術後 5 年以
上の良好な結果が得られている[15]．

MIS TKA の中期以降の成績の報告はあま
りないが，MIS TKA と standard TKA の術後
6 年の結果でアライメント，可動域，臨床ス
コア，合併症に差がないとの報告がある[16]．

MIS TKA 導入の是非に関しては，股関節
よりも膝の方が手術瘢痕を露出する機会が多
いため，高齢者といえども手術瘢痕はきれい
で，目立たない方が望ましい．患者の創に対
する満足度向上にも寄与する．

関節内の視野が不良であるため，手技の問
題による合併症も報告されている．Dalury
ら[17] は MIS の 4 関節（13%）で脛骨コン
ポーネントの 4° 以上の内反位設置があった
と述べたが，meta-analysis では設置位置不
良に MIS TKA と standard TKA で有意差は
みられていない[18,19]．合併症に関しては，
MIS TKA と standard TKA の meta-analysis
において，皮膚壊死，創治癒不全等皮膚の問
題が多いことが指摘されているが[18,20]，別
の meta-analysis においては差がみられてい
ない[21]．

4 MIS UKA

UKA は TKA よりも再置換率が高いと報告
されているが[22]，骨切除量が少なく，軟部
組織に対しても低侵襲である．前十字靭帯
（ACL）の温存により TKA より正常なキネマ
ティクスが得られ，可動域が良好である[23]（第
2 章 10 も参照）．

1. MIS UKA の適応

外側コンパートメントが温存されている内
側型膝 OA または特発性膝関節骨壊死症で，
ACL が MRI で確認でき，機能している例が
適応となる．年齢は 65 歳以上を適応とする
ものが多い．変形は外反ストレスで矯正可能
であることとしている．高度変形例や高度拘
縮例は TKA の適応としている．RA は適応
外である．偽痛風は発作のない例では慎重に
適応を検討することもある．膝蓋大腿関節
（PF）の OA を合併している例でも PF の症状
がない例は UKA 単独で行うが，PF の症状が
あれば patellofemoral arthroplasty を同時
に行う．

2. Mini-midvastus アプローチによる
　MIS UKA の手術手技

関節の展開は MIS TKA と同じで，皮切長
は約 8 cm で十分可能である．内側の剥離は
基本的には行わないが，骨棘がとれる最小限
度行うこともある．脛骨近位を髄外ガイドを
用いて骨切りする．後傾は術前の単純 X 線
像で計測した角度とするが 7° 以上のことが
多い．Unicompartmental High Flex Knee
（Lima 社）を用いるときには，髄内ガイド，
スペーサーブロック手技，髄外ガイドを利用
できるが，筆者はスペーサーブロック手技を
行っている（図 5）．脛骨骨切り部に伸展位
でスペーサーブロックを挿入し，アライメン
トを確認後，骨切りガイドを装着し，大腿骨
遠位を骨切りする（図 5a）．大腿骨後顆は

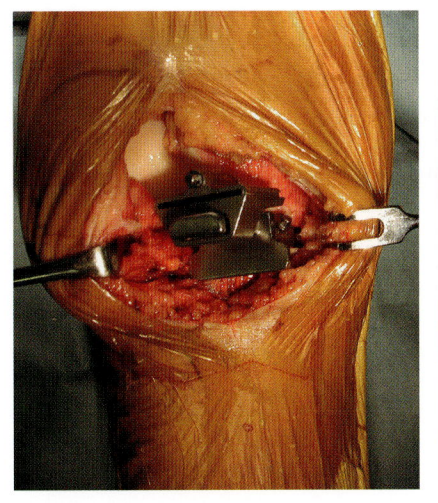

a

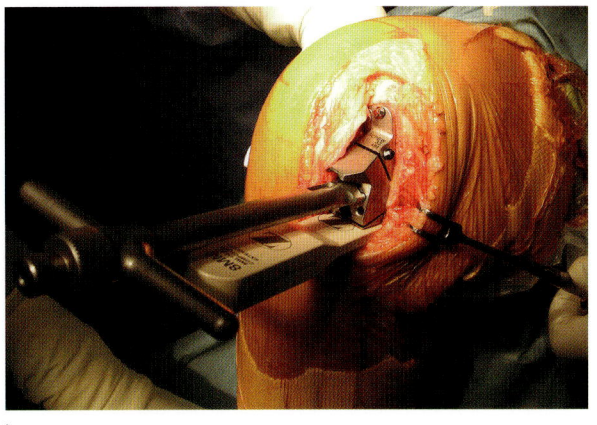

b

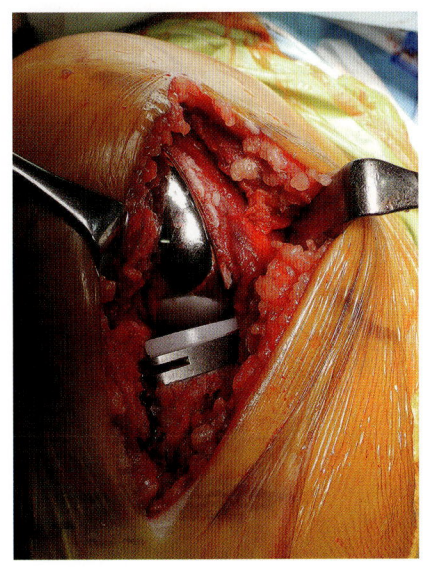

c

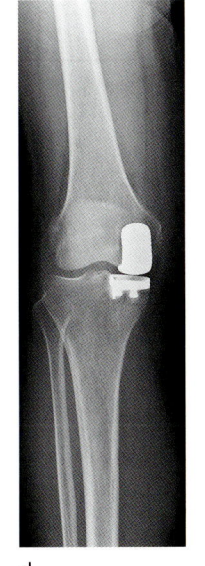

d

図5　MIS UKA の骨切りジグ設置

a：大腿骨遠位骨切り
b：大腿骨後顆骨切り
c：UKA のコンポーネント設置後
d：MIS UKA 術後の単純 X 線像

90°屈曲位でフレクション/エクステンショ
ンギャップスペーサーを入れて，脛骨骨切り
面に平行に骨切りジグを設置する（図5b）.
脛骨，大腿骨の順にコンポーネントをセメン
ト固定する（図5c）. セメントリムーバル
ツールを用いて，余分なセメントを取り除く.
インサートトライアルを装着し，伸展位，
90°屈曲位ともに 2 mm のテンションゲージ
が入るが，3 mm のテンションゲージは入ら
ない厚みのポリエチレンインサートが適正な
厚さである. ポリエチレンインサートの厚さ
によって，術後の膝（下肢）アライメントが

決定される（図5d）.

3. MIS UKA の成績

　中期以降の成績の報告は限られている.
Repicci を用いた MIS UKA の報告において，
8 年生存率は 96% と良好であったが[24]，
Repicci II を用いた MIS UKA の報告におい
て，9 年生存率は 78% であった[25]. 再置換
の原因は外側コンパートメントや PF 関節の
OA 変化，脛骨コンポーネントの沈下等であ
る. モバイルベアリングの Oxford unicom-
partmental arthroplasty を用いた MIS UKA

1,000例の報告において，10年生存率は94％，15年生存率は91％と非常に良好であり，再置換の原因は外側コンパートメントのOA変化，ベアリングの脱臼等である[26]．やはり，外側コンパートメントのOA変化の進行について注意深い経過観察が必要である．

おわりに

　膝蓋骨を翻転しないmini-midvastusアプローチによるMIS TKA，MIS UKAは比較的容易で安全な手技である．皮切長にこだわる必要はないが，筋腱切離が少なく，良好な中期以降の成績が期待される．

参考文献

1）Haas SB, et al: Minimally invasive total knee replacement through a mini midvastus approach: a comparative study. Clin Orthop Relat Res. 2004;428:68-73.

2）Laskin RS, et al: Minimally invasive total knee replacement through a mini-midvastus incision: an outcome study. Clin Orthop Relat Res. 2004; 428:74-81.

3）Tria AJ, Scuderi GR: Minimally invasive knee arthroplasty: An overview. World J Orthop. 2015;6:804-811.

4）Watanabe N, et al: Anatomical assessment of the vastus medialis oblique muscle in patients with osteoarthritis of the knee. J Arthroplasty. 2008;23:287-292.

5）Mont MA, et al: Scientific evidence for minimally invasive total knee arthroplasty. Instr Course Lect. 2010;59:73-82.

6）Huang TJ, et al: Less systemic cytokine response in patients following microendoscopic versus open lumbar discectomy. J Orthop Res. 2005;23:406-411.

7）Niki Y, et al: Is minimally invasive surgery in total knee arthroplasty really minimally invasive surgery? J Arthroplasty. 2009;24:499-504.

8）Hasegawa M, et al: Changes to patellar blood flow after minimally invasive total knee arthroplasty. Knee Surg Sports Traumatol Arthrosc. 2009;17:1195-1198.

9）Dalury DF, et al: Early recovery after total knee arthroplasty performed with and without patellar eversion and tibial translation. A prospective randomized study. J Bone Joint Surg Am. 2009;91:1339-1343.

10）Jenkins D, et al: A randomized, controlled, prospective study evaluating the effect of patellar eversion on functional outcomes in primary total knee arthroplasty. J Bone Joint Surg Am. 2014;96:851-858.

11）Bonutti PM, et al: A comparison of subvastus and midvastus approaches in minimally invasive total knee arthroplasty. J Bone Joint Surg Am. 2010;92:575-582.

12）Heekin RD, Fokin AA: Mini-midvastus versus mini-medial parapatellar approach for minimally invasive total knee arthroplasty: outcomes pendulum is at equilibrium. J Arthroplasty. 2014; 29:339-342.

13）Lin SY, et al: Comparison of the clinical and radiological outcomes of three minimally invasive techniques for total knee replacement at two years. Bone Joint J. 2013;95-B:906-910.

14）Foran JR, et al: Early aseptic loosening with a precoated low-profile tibial component: a case series. J Arthroplasty. 2011;26:1445-1450.

15）Yoo JH, et al: Minimum 5-year Follow-up Results of Minimally Invasive Total Knee Arthroplasty Using Mini-Keel Modular Tibial Implant. Knee Surg Relat Res. 2014;26:149-154.

16）Unnanuntana A, et al: Minimally invasive and standard total knee arthroplasty result in similar clinical outcomes at a minimum of five-year follow-up. J Med Assoc Thai. 2012;95 Suppl 9:S29-35.

17）Dalury DF, Dennis DA: Mini-incision total knee arthroplasty can increase risk of component malalignment. Clin Orthop Relat Res. 2005; 440:77-81.

18）Gandhi R, et al: Complications after minimally invasive total knee arthroplasty as compared with traditional incision techniques: a meta-analysis. J Arthroplasty. 2011;26:29-35.

19）Cheng T, et al: Does minimally invasive surgery improve short-term recovery in total knee arthroplasty? Clin Orthop Relat Res. 2010;468: 1635-1648.

20）Li C, et al: A meta-analysis of minimally invasive and conventional medial parapatella approaches for primary total knee arthroplasty. Knee Surg Sports Traumatol Arthrosc. 2015;23: 1971-1985.

21）Smith TO, et al: A meta-analysis of randomised controlled trials comparing the clinical and radiological outcomes following minimally invasive to conventional exposure for total knee arthroplasty. Knee. 2012;19:1-7.

22) Liddle AD, et al: Adverse outcomes after total and unicompartmental knee replacement in 101,330 matched patients: a study of data from the National Joint Registry for England and Wales. Lancet. 2014;384:1437-1445.

23) O'Rourke MR, et al: The John Insall Award: unicompartmental knee replacement: a minimum twenty-one-year followup, end-result study. Clin Orthop Relat Res. 2005;440:27-37.

24) Romanowski MR, Repicci JA: Minimally invasive unicondylar arthroplasty: eight-year follow-up. J Knee Surg. 2002;15:17-22.

25) O'Donnell T, Neil MJ: The Repicci II® unicondylar knee arthroplasty: 9-year survivorship and function. Clin Orthop Relat Res. 2010;468: 3094-102.

26) Pandit H, et al: The clinical outcome of minimally invasive Phase 3 Oxford unicompartmental knee arthroplasty: a 15-year follow-up of 1000 UKAs. Bone Joint J. 2015;97-B:1493-1500.

3 コンピュータ支援手術

はじめに

人工膝関節置換術（TKA）において，コンピュータ支援手術（computer-assisted navigation surgery: CAS）の歴史は浅く，Picardが1997年に開始した．CAS TKAは正確なアライメントを術中に獲得できるよう用いられ，CT-basedナビゲーション，fluoroscopy-basedナビゲーション，イメージフリーナビゲーションの大きく3つに分けられる．CT-basedナビゲーションは術前にCTを撮影して，術前計画を立てる．Fluoroscopy-basedナビゲーションは術中にX線透視撮影装置を使用する．イメージフリーナビゲーションは術前CT，術中透視も不要である．欧米では被爆の問題が重要視されていることもあり，イメージフリーナビゲーションが主流であり，過去の報告もほとんどがイメージフリーナビゲーションを用いたものである．本邦でも2007年から使用可能となり，イメージフリーナビゲーションの利用が主流である．

1 ナビゲーションの有用性と問題点

TKAの良好な長期成績を得るためには，正確なコンポーネント設置が必要である．冠状面のアライメントが下肢機能軸から3°以内が理想的であり，これを超えるとゆるみの危険因子となる[1-3]．Meta-analysisにおいてMasonら[4]は，冠状面のアライメントが下肢機能軸から3°以内であったものはナビゲーション併用で91%であり，併用無しの68%より有意に優れていたと報告した．Brinら[5]のmeta-analysisにおいてもナビゲーションの有用性が実証されている．冠状面のアライメントが下肢機能軸から3°以内であったものはナビゲーション併用で96%であり，併用無しでは81%であった．Chengら[6]のrandomized controlled trialsのmeta-analysisにおいても，冠状面のアライメントが下肢機能軸から3°以内であったものはナビゲーション併用で88%であり，併用無しの72%より優れていた．

> **Point**
>
> ナビゲーションを用いたTKAの約90%に冠状面のアライメントが下肢機能軸から3°以内となることが期待できる．

ノルウェーレジストリデータにおいて，Kaplan-Meier生存率は再置換をend pointとして，2年でナビゲーションは96%，ナビゲーションなしで98%であった．これは特定の機種（LCS complete, DePuy）において，ナビゲーションの成績が悪かったためであり，他の機種における生存率は差がなかった[7]．最近のオーストラリアのレジストリデータでは，65歳以下において，CAS TKAの方が再置換率，ゆるみの発生頻度が少ないと報告されている[8]．

出血量に関しては，ナビゲーション併用TKAは髄内ガイドを用いないことにより出血量が減少したという報告がある[9, 10]．

血管内の塞栓物質の検討において，経食道心エコーを用いて検出される塞栓物質はナビゲーション併用例は髄内ガイドを用いないこ

とにより減少していた[11].

ナビゲーション併用による問題点・合併症としては,骨折,手術時間延長,コストがあげられる.骨折に関しては,大腿骨,脛骨のトラッカーピン刺入部での発生例が報告され,まれな合併症ではあるが,十分注意する必要がある.トラッカーピンの固定性が弱くても再刺入は避けるべきであると考えている.手術時間に関しては導入初期には15分から25分延長するが,手技に慣れると延長時間は短縮される.

2 イメージフリーナビゲーションを用いた TKA の手術手技

OrthoPilot(B/Braun Aesculap 社,**図1a**)の手術手技の実際を述べる.本邦で最初に承認された光学式のイメージフリーナビゲーションであり,運動学的データ(kinematic data)の入力および解剖学的ランドマーク(anatomical landmark)の入力により,術前の画像を入力しなくても,下肢機能軸が確認できる.術前プランニングとして,単純X線像における大腿骨遠位の内外反角度の測定は必須であり,術中のナビゲーションデータとのずれを確認する.術前の CT は必須ではないが大腿骨の回旋に関して,surgical epicondylar axis(SEA)と posterior condylar axis(PCA)のなす角を測定している.

赤外線 CCD カメラは術野から約 2 m 離して,健側やや頭側に置く.径 4.5 mm のトラッカーピン(反射ボール)を大腿骨遠位,脛骨近位に固定する(**図1b, c**).最小侵襲手術(minimally invasive surgery: MIS)手技においては別皮切となるが,MIS でないときは大腿骨は術野の中から挿入する.骨が脆弱でトラッカーピンの固定性が不良であるときには,使用できないこともある.ゆるんだトラッカーピンのままで手術を進めることは正しい角度が表示されないため,マニュアル手技に変更する必要がある.なお,反射

ボールに血液が付着すると,視認性が悪くなるため,血液が付かないよう注意する.

ポインター先端で大腿骨顆間窩中心を登録してから,下肢を持ち上げ,股関節を回して,大腿骨頭中心を決定する.このとき骨盤が動かないように注意する.大腿骨遠位にプレートを当てて,大腿骨遠位の内外反角度を測定する(**図1d**).この値が術前の X 線計測と大きく異なるときには,骨頭中心を再度入力する必要がある.ただし,X 線撮影の条件や軟骨の厚みにより,必ずしも一致しない.その後,足関節底背屈,下腿内外旋,膝関節屈伸を行い,運動学的データを入力する.解剖学的ランドマークの入力として,内反膝においては,脛骨内側欠損部の最下点(**図1e**),外側正常部を入力する.次に脛骨顆間隆起中点を入力する.大腿骨内側と外側の後顆,前方皮質を正確に入力する.内側上顆,外側上顆も入力する.その後,足関節内果,外果,足関節中心前方を入力する(**図1f**).足関節中心は脛骨骨軸上で前脛骨筋腱が参考となる.

以上の入力完了後に下肢アライメントが表示される(**図1g**).伸展位だけでなく,あらゆる角度におけるアライメントが確認でき,さらに内外反ストレスをかけることにより,内外反不安定性(laxity)が確認できる.

脛骨骨切りガイドを固定する(**図2a**)骨切り後も骨切り角度が正しいかどうか確認できる(**図2b**).オリエンテーションブロックを大腿骨内/外側遠位部および大腿骨内/外側後顆の 4 点に接触させ,再び,大腿骨遠位の内外反角度を測定する.

軟部組織バランスを調整後,テンションメーターで伸展 0° と屈曲 90° のギャップを測定する.膝蓋骨を整復して測定できるテンションメーターが望ましい(**図2c, d**).この測定値に基づき,大腿骨遠位の骨切り量,大腿骨コンポーネントのサイズを決める(**図2e**).大腿骨の外旋角度は,術前の画像も参考として決定するが,最大でも 7° としている.伸展,屈曲とも,内側の軽度過緊張を許

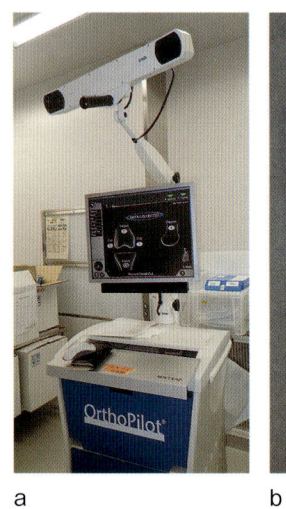
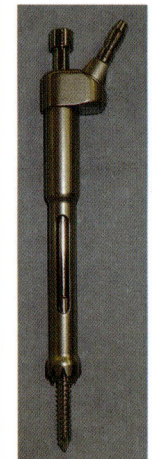
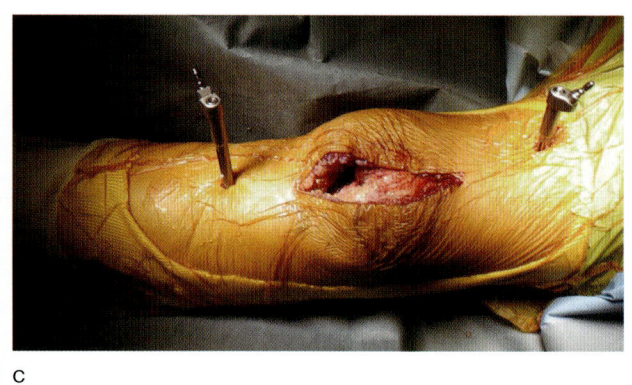

a　b　c

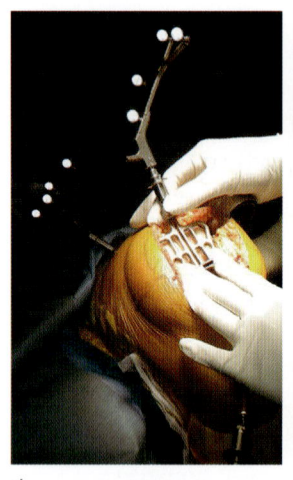
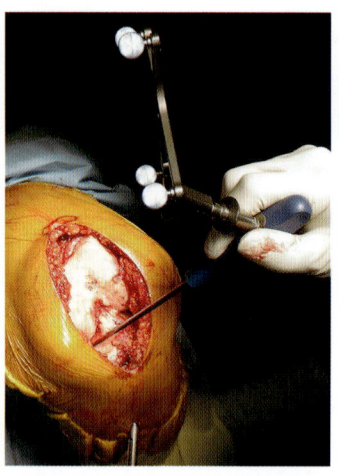
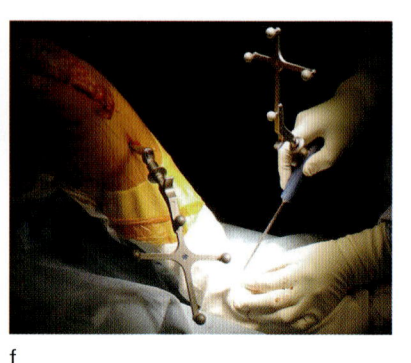

d　e　f

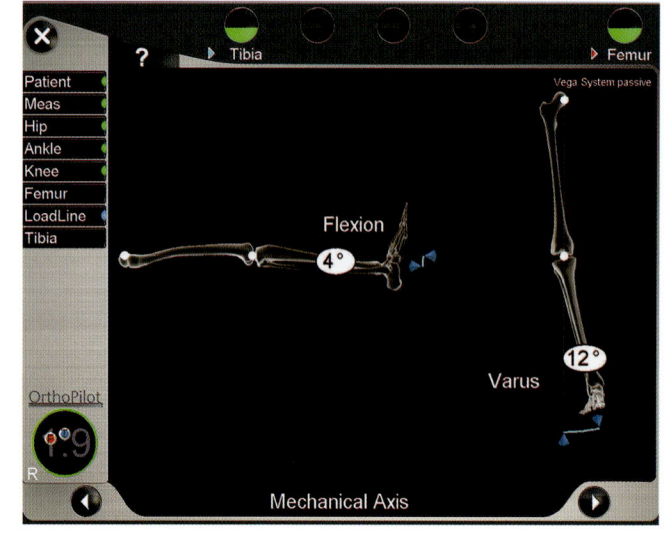

g

図1　ナビゲーションを用いた TKA における術中レジストレーション

a：イメージフリーナビゲーション（OrthoPilot, B/Braun Aesculap 社）

b：4.5 mm 径バイコーティカルスクリュー

c：大腿骨遠位，脛骨近位の前内側にトラッカーピンを挿入

d：大腿骨遠位の内外反角度計測

e：内反膝において，内側関節面の最下点をレジストレーション

f：足関節中心のレジストレーション

g：骨切り前の下肢アライメント屈曲拘縮 4°，内反 12° と示されている

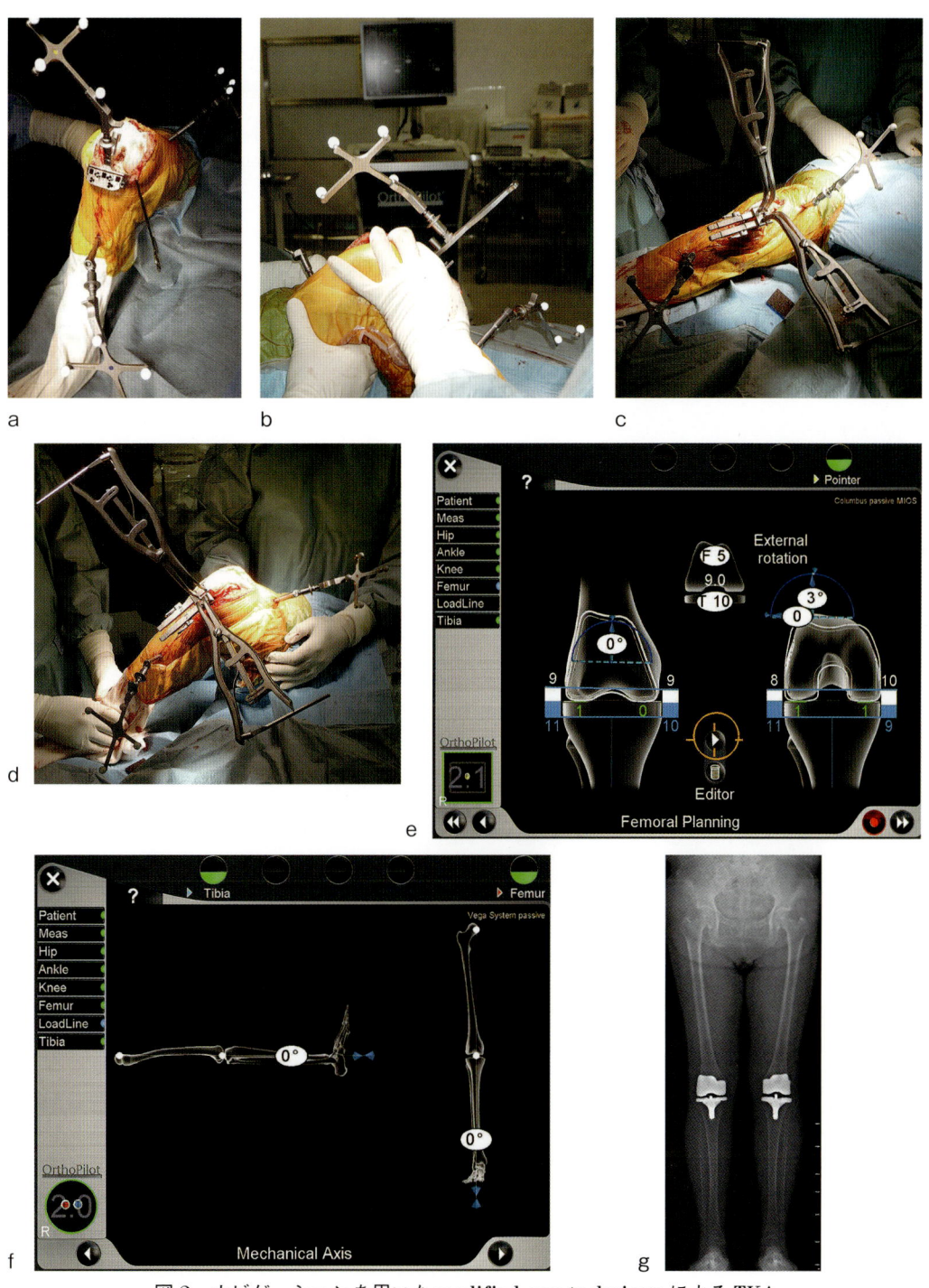

図2　ナビゲーションを用いた modified gap technique による TKA

a：脛骨骨切りガイドを装着，b：脛骨近位骨切り後，骨切り面の角度を確認する．
c：膝蓋骨整復位にてテンションメーターを用いて伸展位でギャップ計測　d：90°屈曲位でギャップ計測
e：大腿骨骨切り計画画面，大腿骨遠位を内外側とも 9 mm 骨切りすると，伸展位で外側 1 mm，内側 1 mm の laxity があり，外旋 3°とすると屈曲位で内側外側とも 1 mm の laxity があることを示している．
f：コンポーネント設置後の下肢アライメント，伸展 0°で，内外反 0°と理想的である．
g：術後単純 X 線像，下肢機能軸は膝関節中央を通っている．

容することが多い．計画角度に合わせて大腿骨遠位骨切りガイドを装着する．大腿骨骨切り後にも，正確に骨切りできたかどうかナビゲーションで確認する．トライアルを挿入し，下肢アライメントを確認する．術中に下肢アライメントを確認できることがナビゲーション使用の利点の一つであるが，最近利用可能となった加速度センサーを有するポータブルナビゲーションでは確認できない．軟部組織バランスも内外反ストレスをかけて評価可能である．脛骨コンポーネントを骨セメントを用いて固定するが，設置時にもアライメントの変化が生じることはあり，ナビゲーションで内外反角度，後傾角度を確認できる[12]．次に膝蓋骨を内側設置し，最後に大腿骨コンポーネントを骨セメントを用いて固定するが，脛骨同様に内外反角度を確認する．最後に下肢アライメントが良好であることを確認する（図2g, h）．術後は翌日より全荷重歩行を許可する．

3　CAS TKA の成績と応用

ナビゲーションありとなしで臨床スコアに差がないという報告が多い．術後5年以上経過例のナビゲーション併用 TKA の中期成績を表1に示す[13-20]．CAS TKA の方が臨床スコアが優れるという報告も存在する[13, 15]．

1. MIS とナビゲーション

ナビゲーションを用いた MIS TKA とナビゲーションを用いない TKA との比較において，冠状面のアライメントが下肢機能軸から3°以内であったものは，前者は92〜100%で，後者は68〜93%と報告されている[21-26]（表2）．MIS TKA において，ナビゲーション併用の有無による比較を行った研究で，下肢機能軸から3°以内であったものは，Confalonieri ら[24] はナビゲーション併用で100%，併用なしで84%であり，ナビゲーション併用が有意に良好であった．筆者らの

表1　ナビゲーションを用いた TKA 後5年以上経過例の臨床評価

著者	経過期間（年）	mecanical axis	KSS	WOMAC
Ishida et al. [13]	5	CAS が良好	CAS が良好	
Harvie et al. [14]	5		差なし	差なし
Hoffart et al. [15]	5	差なし	CAS が良好	
Hoppe et al. [16]	5		差なし	
Lützer et al. [17]	5	CAS が良好	差なし	
Cip et al. [18]	5	CAS が良好		差なし
Hernández-Vaquero et al. [19]	8	差なし	差なし	
Kim et al. [20]	10	差なし	差なし	差なし

CAS: Computer-assisted navigation surgery, KSS: Knee Society Score
WOMAC: Western Ontario and McMaster Universities Osteoarthritis Index

表2　ナビゲーション併用 MIS TKA の冠状面アライメント（3°以内）

著者	ナビゲーション併用（%）	ナビゲーションなし（%）	P
Bäthis et al. [21]	96	78*	<0.01
Seon et al. [22]	95	81*	0.04
Dutton et al. [23]	92	68*	<0.01
Confalonieri et al. [24]	100	84	0.03
Bonutti et al. [25]	94	98	n.s.
Hasegawa et al. [26]	94	78	0.04

* 従来法

検討ではナビゲーション併用で94％，併用なしで78％であり，ナビゲーション併用が有意に良好であった[26]．一方，Bonutti ら[25]の報告では有意差はなかった．回旋アライメントに関しては，ナビゲーション併用による改善は明らかでない．

2．ナビゲーションの応用

　骨切りジグを正確に設置できても，骨切りおよびコンポーネント設置時にエラーが生じる可能性がある[12]．展開が不十分となる可能性がある MIS TKA ではなおさらである．エラーの原因として，骨切り時にはボーンソーのたわみ，骨切りガイドの固定性不良が考えられ，インプラント設置時にはセメント

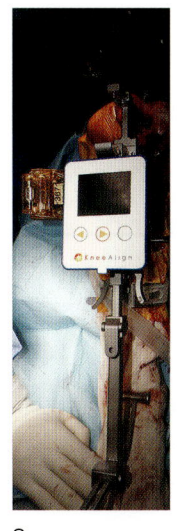

a

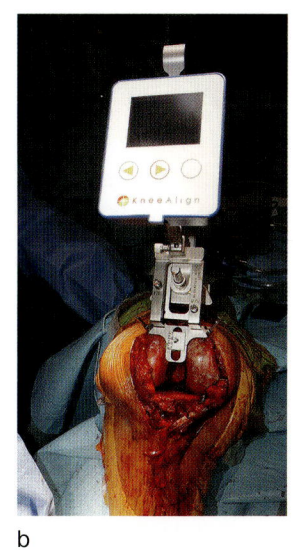

b

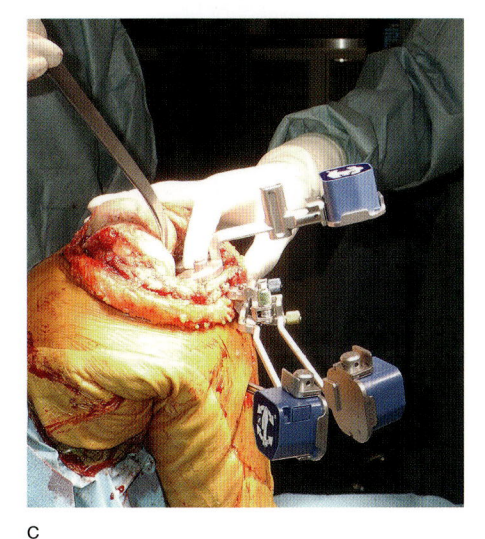

c

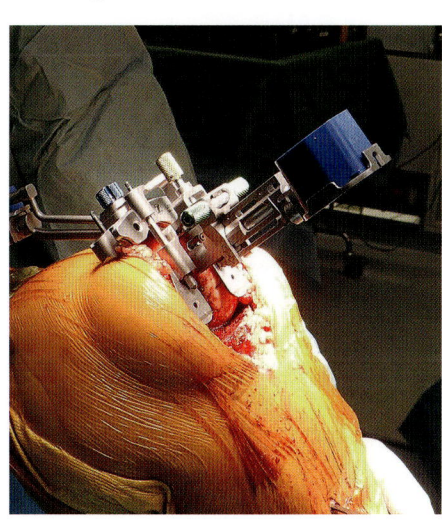

d

図3　ポータブルナビゲーション
a：KneeAlign2（OrthAlign 社）を用いた脛骨骨切り
b：大腿骨骨切り
c：iASSIST（Zimmer Biomet 社）を用いて脛骨骨切り後，骨切り面の確認
d：大腿骨骨切り

固定による影響がある．ナビゲーションは術中の骨切り角度を決めて，骨切り後に確認するだけでなく，コンポーネントをセメント固定した後の設置角度も確認することができる．X線像では術中は非荷重だが，X線像は荷重であり，また，三次元のナビゲーションと二次元のX線像の差が考えられる．

3. ポータブルナビゲーション

近年加速度計とジャイロセンサーによりアライメントを表示するハンディ（hand-held）ナビゲーション（ポータブルナビゲーション）も利用可能となった（図3）．KneeAlign2（OrthAlign社，図3a, b）は骨切り前のみのナビゲーションであるが，iASSIST（Zimmer Biomet社，図3c, d）は骨切り後も図3cのように角度を計測できる．しかし，両者とも下肢アライメントをナビゲーションで確認できないことに注意する必要がある．カメラを使用しないので，トラッカーピンを大腿骨，脛骨に挿入する必要がなく，高額なナビゲーションシステムを購入しなくても比較的手軽に利用できる．しかし，従来の光学式ナビゲーション同等の精度が得られるかどうかは今後の検証が待たれている．

まとめ

コンピュータ支援ナビゲーション併用TKAにより，冠状面のアライメントが下肢機能軸から3°以内である例が有意に多くなる．冠状面，矢状面でのばらつきが少ない傾向があり，より正確なコンポーネント設置が可能である．

参考文献

1) Rand JA, Coventry MB: Ten-year evaluation of geometric total knee arthroplasty. Clin Orthop Relat Res. 1988;232:168-173.
2) Jeffery RS, et al: Coronal alignment after total knee replacement. J Bone Joint Surg Br. 1991;73:709-714.
3) Berend ME, et al: Tibial component failure mechanisms in total knee arthroplasty. Clin Orthop Relat Res. 2004;428:26-34.
4) Mason JB, et al: Meta-analysis of alignment outcomes in computer-assisted total knee arthroplasty surgery. J Arthroplasty. 2007;22: 1097-1106.
5) Brin YS, et al: Imageless computer assisted versus conventional total knee replacement. A Bayesian meta-analysis of 23 comparative studies. Int Orthop. 2011;35:331-339.
6) Cheng T, et al: Does computer-assisted surgery improve postoperative leg alignment and implant positioning following total knee arthroplasty? A meta-analysis of randomized controlled trials? Knee Surg Sports Traumatol Arthrosc. 2012;20: 1307-1322.
7) Gøthesen O, et al: Short-term outcome of 1,465 computer-navigated primary total knee replacements 2005-2008. Acta Orthop. 2011;82:293-300.
8) de Steiger RN, et al: Computer Navigation for Total Knee Arthroplasty Reduces Revision Rate for Patients Less Than Sixty-five Years of Age. J Bone Joint Surg Am. 2015;97:635-642.
9) Chauhan SK, et al: Computer-assisted knee arthroplasty versus a conventional jig-based technique. A randomised, prospective trial. J Bone Joint Surg Br. 2004 86:372-377.
10) Kalairajah Y, et al: Blood loss after total knee replacement: effects of computer-assisted surgery. J Bone Joint Surg Br. 2005;87:1480-1482.
11) Church JS, et al: Embolic phenomena during computer-assisted and conventional total knee replacement. J Bone Joint Surg Br. 2007;89: 481-485.
12) Hasegawa M, et al: Cutting and implanting errors in minimally invasive total knee arthroplasty using a navigation system. Int Orthop. 2013;37: 27-30.
13) Ishida K, et al: Mid-term outcomes of computer-assisted total knee arthroplasty. Knee Surg Sports Traumatol Arthrosc. 2011;19:1107-1112.
14) Harvie P, et al: Computer navigation vs conventional total knee arthroplasty: five-year functional results of a prospective randomized trial. J Arthroplasty. 2012;27:667-672.
15) Hoffart HE, et al: A prospective study comparing the functional outcome of computer-assisted and conventional total knee replacement. J Bone Joint Surg Br. 2012;94:194-199.
16) Hoppe S, et al: More accurate component alignment in navigated total knee arthroplasty has no clinical benefit at 5-year follow-up. Acta

Orthop. 2012;83:629-633.

17) Lützner J, et al: No difference between computer-assisted and conventional total knee arthroplasty: five-year results of a prospective randomised study. Knee Surg Sports Traumatol Arthrosc. 2013;21: 2241-2247.

18) Cip J, et al: Conventional versus computer-assisted technique for total knee arthroplasty: a minimum of 5-year follow-up of 200 patients in a prospective randomized comparative trial. J Arthroplasty. 2014;29:1795-1802.

19) Hernández-Vaquero D, et al: Can computer assistance improve the clinical and functional scores in total knee arthroplasty? Clin Orthop Relat Res. 2011;469:3436-3442.

20) Kim YH, et al: Computer-navigated versus conventional total knee arthroplasty a prospective randomized trial. J Bone Joint Surg Am. 2012;94: 2017-2024.

21) Bäthis H, et al: Alignment in total knee arthroplasty. A comparison of computer-assisted surgery with the conventional technique. J Bone Joint Surg Br 2004;86-B:682-687.

22) Seon JK, et al: Comparison of functional results with navigation-assisted minimally invasive and conventional techniques in bilateral total knee arthroplasty. Comput Aided Surg. 2007;12: 189-193.

23) Dutton AQ, et al: Computer-assisted minimally invasive total knee arthroplasty compared with standard total knee arthroplasty. A prospective, randomized study. J Bone Joint Surg Am. 2008;90-A:2-9.

24) Confalonieri N, et al: Mini-incision versus mini-incision and computer-assisted surgery in total knee replacement: a radiological prospective randomised study. Knee. 2007;14:443-447.

25) Bonutti PM, et al: Navigation did not improve the precision of minimally invasive knee arthroplasty. Clin Orthop Relat Res. 2008;466:2730-2735.

26) Hasegawa M, et al: Minimally invasive total knee arthroplasty: comparison of jig-based technique versus computer navigation for clinical and alignment outcome. Knee Surg Sports Traumatol Arthrosc. 2011;19:904-910.

4 Patient Specific Instrument (PSI)

はじめに

Patient specific instrument（PSI）は手術予定患者の膝関節と同じ篏合面を有し，三次元術前計画に基づく骨切り位置で骨切りが可能な手術器械である．手術予定患者個々の術前 X 線像や CT，MRI を基に作製される骨切り用カスタムメイドガイドであり，日本では 2012 年以降に臨床使用が可能となった．2016 年現在，5 社 6 種類の PSI が本邦で使用可能である（**表 1**）．PSI を用いた人工膝関節置換術（TKA）は簡便で術前計画に基づく正確な骨切りが期待され，普及しつつある．

1 PSI の作製と TKA の手技

1. PSI の作製

本項では MRI をベースとした PSI である Signature システム（Zimmer Biomet 社）について手順を紹介する．手術予定日の原則 6 週前までに Signature MRI プロトコルに従って，股関節から膝関節を含み足関節までの MRI を撮像する．撮像データを DICOM ファイルとしてインターネットを介して Signature online management system

（Materialize 社）にアップロードする．約 2 週後に軟骨を含む膝関節モデルと TKA における大腿骨骨切り計画，脛骨骨切り計画，術後予定アライメントがオンラインシステムを介して確認できる（**図 1**）．術者は任意に骨切り計画を修正することが可能で，必要に応じて修正する．修正可能項目は大腿骨遠位骨切りの内外反角度，屈曲角度，骨切り量，大腿骨後顆骨切り量，回旋角度，インプラントサイズ，脛骨近位骨切りの内外反角度，後傾角度，骨切り量，回旋角度，インプラントサイズであり，確認後に計画を承認する．その後，設定した骨切りが可能となるような膝関節面適合ガイドが作製され，手術の 1 週前までに膝関節モデルとともに術者に届く（**図 2**）．

> **Point**
>
> 術前に骨切り計画の確認と修正を行うことが重要である．

2. PSI を用いた TKA の手技

膝関節モデルと膝関節面適合ガイドはオートクレーブ滅菌する．膝関節モデルと実際の膝関節面を照らし合わせながらガイドを膝関節表面に設置する（**図 3**）．ガイドの孔を介

表 1　本邦で臨床使用が可能な PSI

商品名	メーカー	必要な画像
VISIONAIRE	Smith and Nephew	X 線と MRI
Signature	Zimmer Biomet	CT もしくは MRI
Patient Specific Instruments	Zimmer Biomet	MRI
MyKnee	Medacta	CT もしくは MRI
Prophecy	MicroPort	CT
患者適合型カッティングガイド	帝人ナカシマメディカル	CT

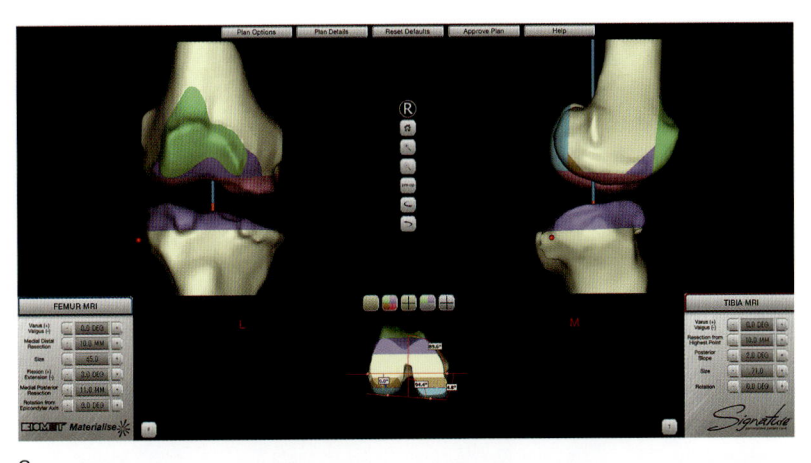

a

b

図1　オンラインシステムにおける骨切り計画（a）とインプラント設置シミュレーション（b）

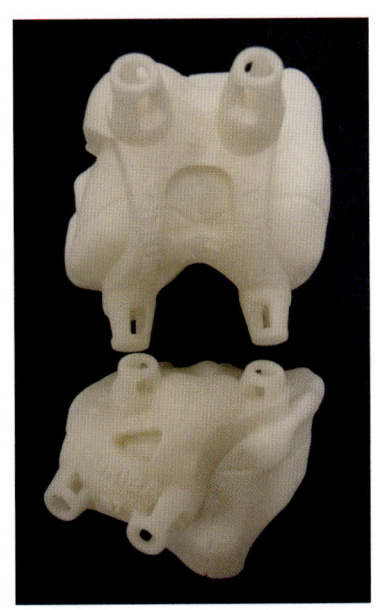

図2　膝関節モデルと膝関節面適合ガイド

し固定ピンを設置する．大腿骨，脛骨とも前面のピンを用いてTKA骨切りブロックを設置し，大腿骨遠位と脛骨近位の骨切りを行う．大腿骨遠位と脛骨近位に設置されたピンはそれぞれ回旋の指標となる．その後は通常のTKA手技に従う．

> **Point**
>
> 膝関節モデルと実際の膝関節面を照らし合わすことでガイド設置時のエラーが少なくなる．

2 PSIの利点と欠点

PSIの最大の利点は簡便で三次元術前計画

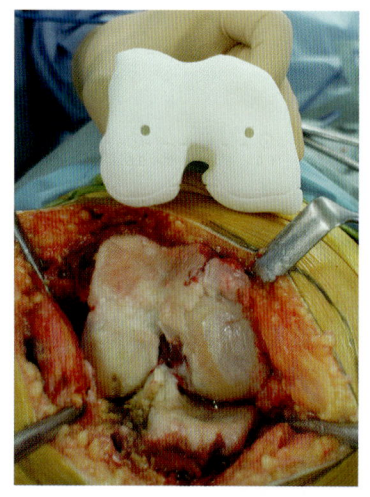
a

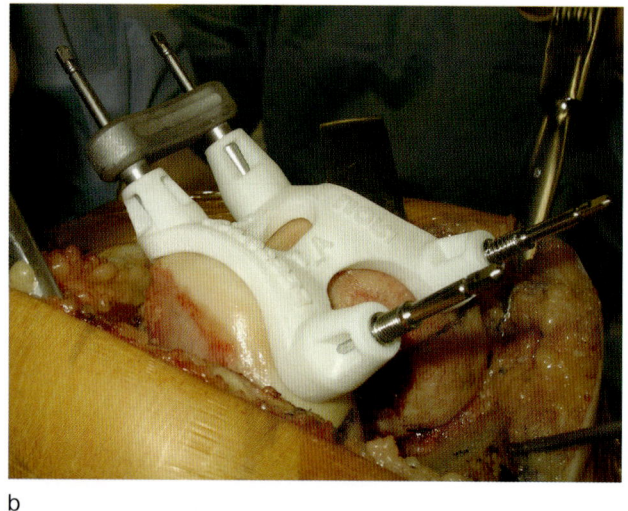
b

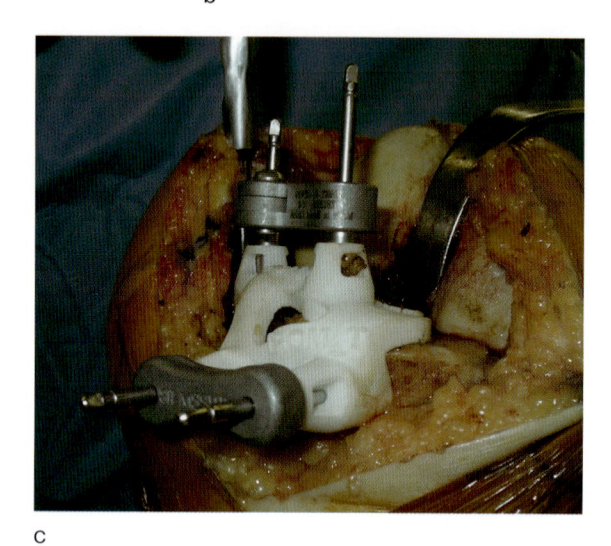
c

図3　ガイドの設置から骨切りまでの手順

a：膝関節モデルと実際の膝関節面を照らし合わせる．
b, c：ガイドを膝関節表面に設置し，孔を介して固定ピンを挿入する．このピンを用いて骨切りブロックを設置
　　し，骨切りを行う．

に基づく精度の高い正確な骨切りが可能なことである[1]．PSIは膝関節表面にガイドを設置するだけで骨切りが可能なため最小侵襲手術（MIS）に有利と考えられている．しかし，ガイドの正確な設置と確実な骨切りのために従来のTKAと同様な展開のもとに行うことが安全である．ガイドの設置に問題がなければ骨切りまでの手技が少ないステップで進むため，手術時間の短縮が期待できる．手術時間が有意に短縮した報告はないが，従来法と比較して短い傾向にある[2]．また，準備すべき手術器械が少ないため，器械トレイ数が従来法の7.5個に対してPSIは2.5個と有意に減少した報告があり，滅菌コストの削減につながることが期待される[3]．さらに，髄内ロッドを用いないことによる術中，術後出血量の減少効果と輸血率の低下傾向も報告されている[4]．

　オンラインシステムを用いた術前プランニングは，手術における骨切り量とインプラン

トサイズの把握が可能なため，手術中のエ
ラー減少につながると期待される．また，各
軸の設定と骨切り，インプラント設置までの
シミュレーションが可能なことから，教育
ツールとしての役割も大きい[5].

欠点としては，術前にMRIやCTの撮像
が必要なこと，画像のアップロードからガイ
ドの作製までに時間を要すること，モデルと
ガイドを作製するコストが必要なことなどが
挙げられる．また，従来法のTKAと比較し
て骨切りの正確性は高まらないといった報告
もみられる[6].

まとめ

PSIを用いたTKAは比較的簡便で術前計
画に基づく精度の高い骨切りが可能である．
手術時間の短縮や滅菌コストの削減，術後出
血量の減少などの利点がある．

参考文献

1) Ng VY, et al: Improved accuracy of alignment with patient-specific positioning guides compared with manual instrumentation in TKA. Clin Orthop Relat Res. 2012;470:99-107.
2) Woolson ST, et al: Component Alignment During Total Knee Arthroplasty with Use of Standard or Custom Instrumentation. J Bone Joint Surg Am. 2014;96:366-372.
3) Hamilton WG, et al: Patient-Specific Instrumentation Does Not Shorten Surgical Time: A Prospective, Randomized Trial. J Arthroplasty. 2013;28:96-100.
4) Rathod PA, et al: Reducing Blood Loss in Bilateral Total Knee Arthroplasty with Patient-Specific Instrumentation. Orthop Clin North Am. 2015;46:343-350.
5) 寺本篤史, 他：患者適合型インストゥルメントを用いた人工膝関節全置換術. 別冊整形外科 2015;67:190-194.
6) Voleti PB, et al: Current data do not support routine use of patient-specific instrumentation in total knee arthroplasty. J Arthroplasty. 2014; 29:1709-1712.

5　三次元術前計画・術中支援・術後評価

はじめに

人工膝関節置換術（TKA）において正確なインプラント設置は言うまでもなく長期耐用性，および臨床成績の観点から最も重要なファクターの一つである[1,2]．しかしながら，一般的な手技による TKA では設置位置不良例，いわゆる outlier の存在が報告されており，内外反に関しては 10〜20％，回旋角度に関しては高いもので実に 80％の頻度が報告されている[3,4]．そしてそれら設置位置不良の原因としては，術前計画，すなわち目標設定段階での不正確さと手術手技上の不正確さの二つに大別される．従来の TKA では単純 X 線による二次元的な術前計画が一般的であったが，その場合術前計画から得られる情報が限定され，かつ不正確な場合があると報告されている[5,6]．そのため，設置角度・サイズなど多くの重要な要素が術前計画ではなく術中の手術器械設置・計測・調整などで決定されており，結果として設置の正確性が術者の習熟度に依存することになっていたものと考えられる．術前計画で得られた情報は実際の手術と連携して最大限に活用されるべきであり，また，術前計画が達成されたか否かを正確に評価することも極めて重要である．筆者らは以前から三次元的な術前計画を行い，その詳細な情報を手術で活用できるように術前計画と連携した専用手術器械を用いて骨切りの三次元制御を行ってきた[7,8]．本項ではその概念と方法，そしてインプラントの設置精度を三次元的に評価する方法について実際の設置精度とともに紹介する．

1　術前計画

1. コンポーネント目標設置角度の決定

術前に患者の下肢全長 CT 撮影を行い，専用ソフトウェア（JIGEN™，レキシー社）にダウンロードし，大腿骨，下腿骨の三次元形

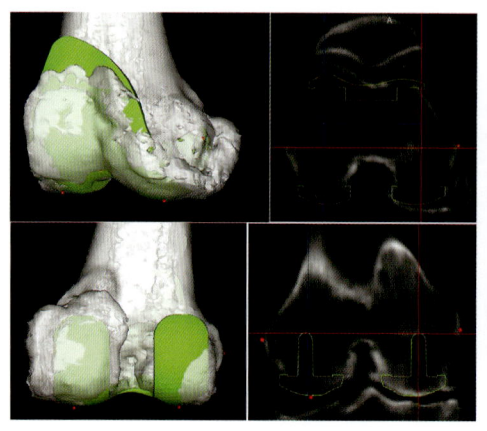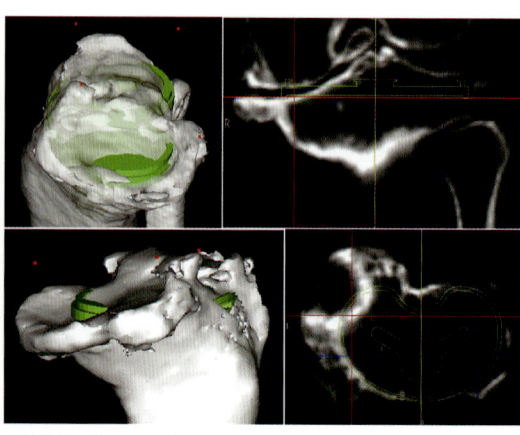

図1　インプラントの設置シミュレーション

状モデルを自動作成し，各々に解剖学的座標系を設定[9, 10]する．これによって大腿骨，脛骨の形状と姿勢が三次元的かつ定量的に評価可能となる．そこに任意の機種・サイズのインプラント形状モデルをロードし，設置位置・角度を決定するが，決定後の各部位の骨とコンポーネントの相対位置関係を三次元ビュー，スライスビューで十分確認しておく．この視覚的な認識は術者にとって術中極めて有用な情報となる（図1）．

2. 髄内アライメントロッド挿入シミュレーション

インプラント設置位置が決定すると，大腿骨および脛骨に使用する髄内アライメントロッド（IM ロッド）の挿入シミュレーションを行う．この方法は IM ロッドを大腿骨遠位から刺入すると必ず先端が前方かつ内側皮質に接触するという性質[7]を利用したものである．

①大腿骨側：刺入点のみ操作者が指定すると，自動的に IM ロッドがほぼ適切な位置に挿入された状態で表示され，その後微調整を行う（図2, 3）．回旋角度決定に際しては，専用器械（図4）を IM ロッドに装着することで計画通りの回旋設置角度が得られる．一連の操作はほとんどが自動で行われ，操作者が要する時間は慣れれば数分である．

②脛骨側：大腿骨側と同様，指定された刺入点から自動的に IM ロッドがほぼ適切な位置に挿入された状態で表示され，その後，屈曲伸展角度・深度・刺入点のみ微調整を行う（図5）．

Point

三次元術前計画ではインプラントの設置状態だけでなく，計画通りにインプラントを設置するための手術器械の設定値・設置状態も個々の骨形状に合わせて予め計画しておく．

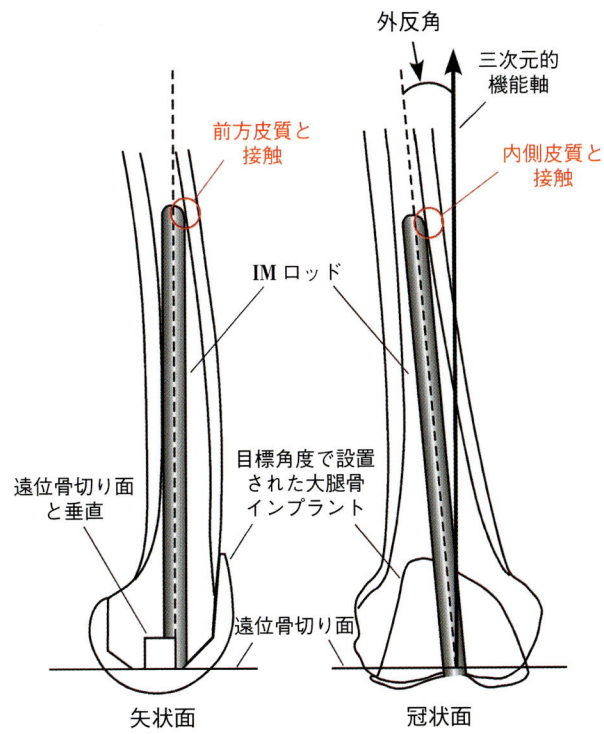

図2 大腿骨側の IM ロッド挿入シミュレーション

IM ロッドは矢状面では予定の遠位骨切り面と常に垂直となるように自動設定されており，先端が冠状面では髄腔の内側皮質と，矢状面では前方皮質と接触するように内外反角・挿入深度・刺入点をマニュアルで微調整する．

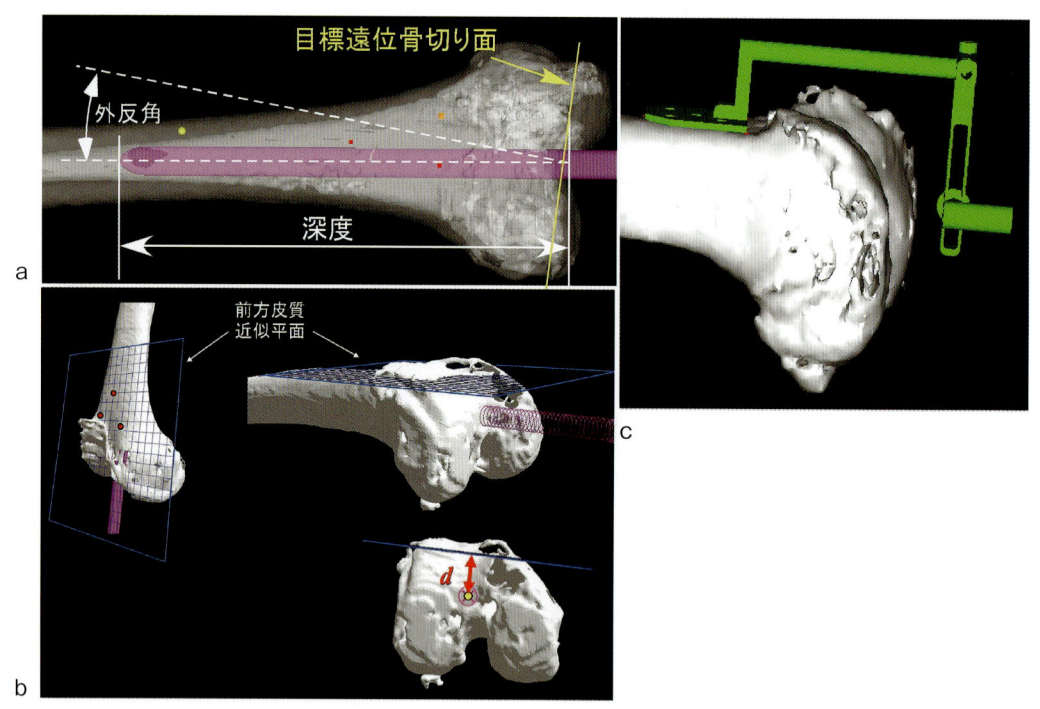

図 3　大腿骨 IM ロッド制御値の算出

IM ロッドの挿入位置・角度が決定すると，遠位骨切り面に対する外反角と挿入深度（a），が自動算出され保存される．また，IM ロッドの刺入点は内外側方向では大腿骨 sulcus の最深点上（いわゆる Whiteside line 上）とし，前後方向位置は大腿骨遠位前方皮質の近似平面からの距離で算出される（b）[7, 8]．この術前計画値通りの刺入点を実現するために術中は前方近似平面からの距離で刺入点を制御可能なターゲットデバイスを使用する（c）．

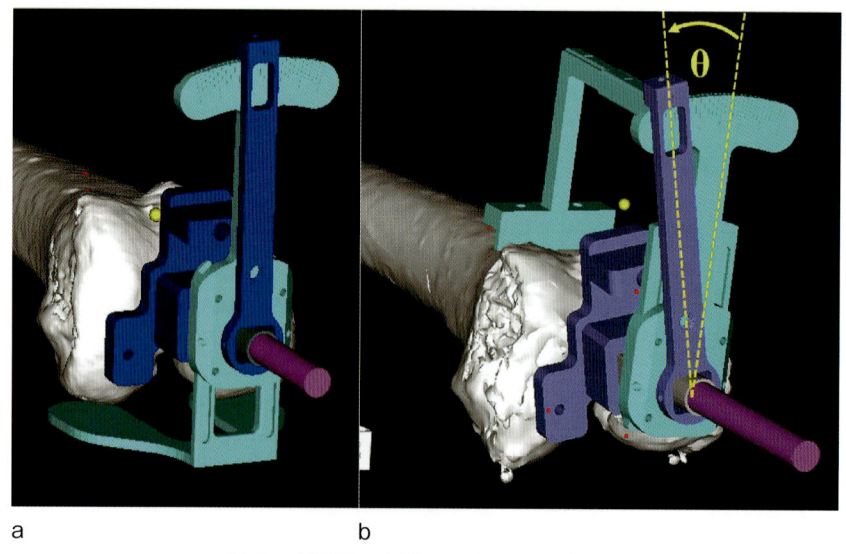

図 4　大腿骨三次元アライメントガイド

後顆軸参照ガイド（a）もしくは前方皮質軸参照ガイド（b）を用いて，各々の軸から IM ロッド周りに術前計画通りの角度（θ）回旋させることができる．なお，内外反角度も術前計画通りに IM ロッドの挿入角度と予定の遠位骨切り面とのなす角として本ガイドに設定される．

244

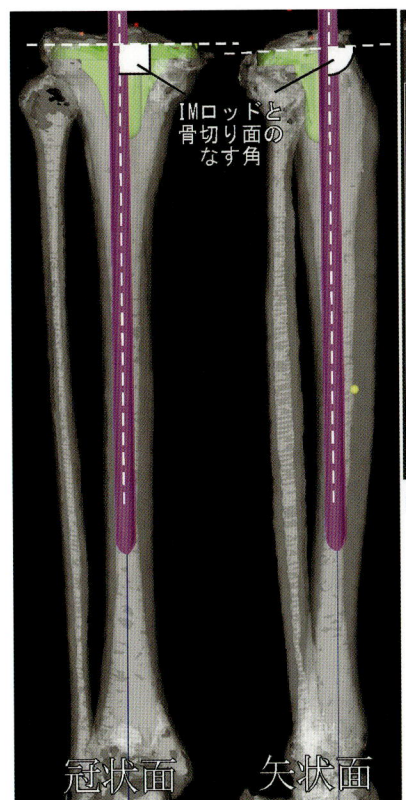

図5　脛骨 IM ロッド挿入シミュレーションと各部位の予想骨切り量

IM ロッドがロードされた初期状態から，先端が髄腔の最狭部を通過し，可及的に深く挿入できるように矢状面での角度と刺入点を微調整する（a）．IM ロッドのアライメントが決定すると，挿入深度と目標インプラント設置角度と IM ロッドとの冠状面・矢状面における相対角度（冠状面では原則的に垂直，矢状面では IM ロッドに対するインプラントの後傾角度）が表示される（b，ピンク枠）．なお，大腿骨・脛骨各部位の予測骨切り量も表示される（b，黄色枠）．

3.　骨切り量予測

　術中の参考とするために，大腿骨，脛骨の各部位の骨切除量を予測する．本ソフトでは，インプラント設置位置が決定すると，大腿骨内外側の遠位・後方，脛骨内外側における計6ヵ所の予測骨切り量が自動算出される（図5b）．

2　手　術

　上記の各算出値を術中に再現する専用器械の調整値を予め個々の術前計画通りに設定しておき，術中はそれに従って専用器械を骨に設置することで術前計画通りの骨切りが可能となる（図6）．この際，IM ロッドの刺入点と深度を術前計画通り正確に決定することが重要である．また，手術では前述の術前計画で保存したシミュレーション画像（手術器械の骨に対する設置状態など）をモニターで表示し，術野での状態と比較しながら進めることでより確実となる．

Point

IM ロッドは刺入点と深度を正確に決定することで術前計画通りのアライメントで挿入することができる．

3　術後設置位置評価

　術後設置位置評価は独自に開発した三次元下肢アライメント測定システム KneeCAS®（レキシー社）[9-11]を用いる（図7）．本評価法の特徴は術前後のインプラント設置位置と

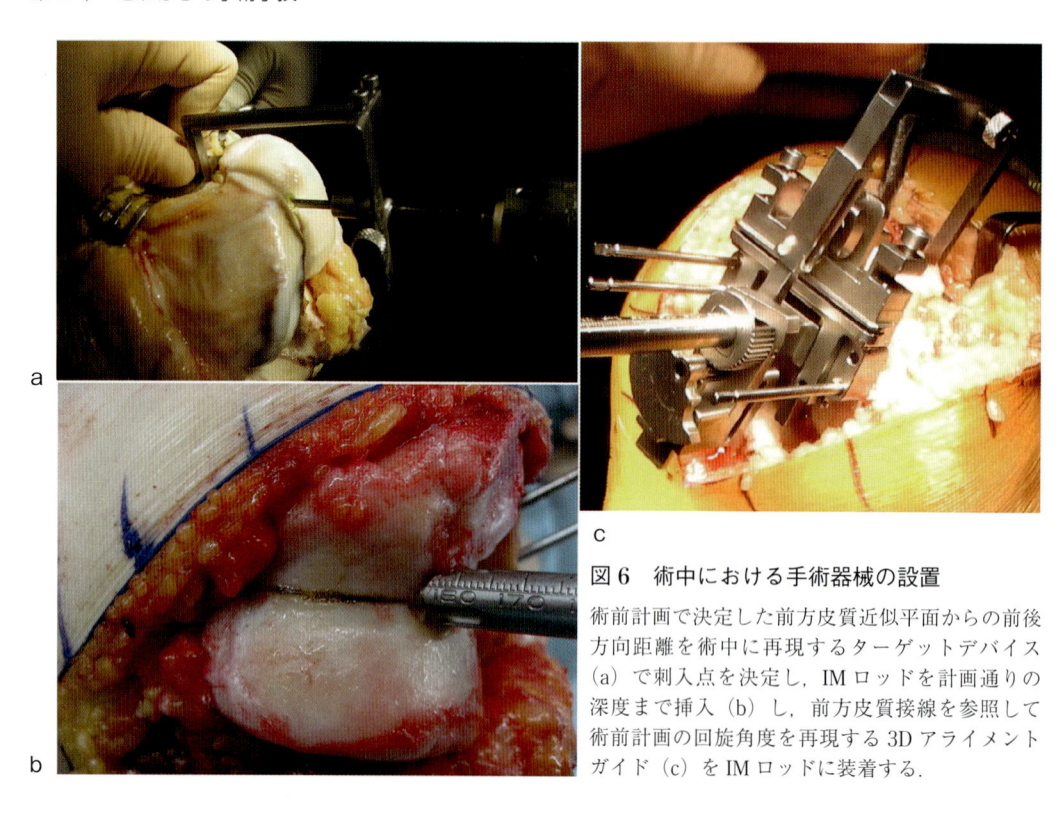

a

b

c

図 6　術中における手術器械の設置

術前計画で決定した前方皮質近似平面からの前後方向距離を術中に再現するターゲットデバイス（a）で刺入点を決定し，IM ロッドを計画通りの深度まで挿入（b）し，前方皮質接線を参照して術前計画の回旋角度を再現する 3D アライメントガイド（c）を IM ロッドに装着する．

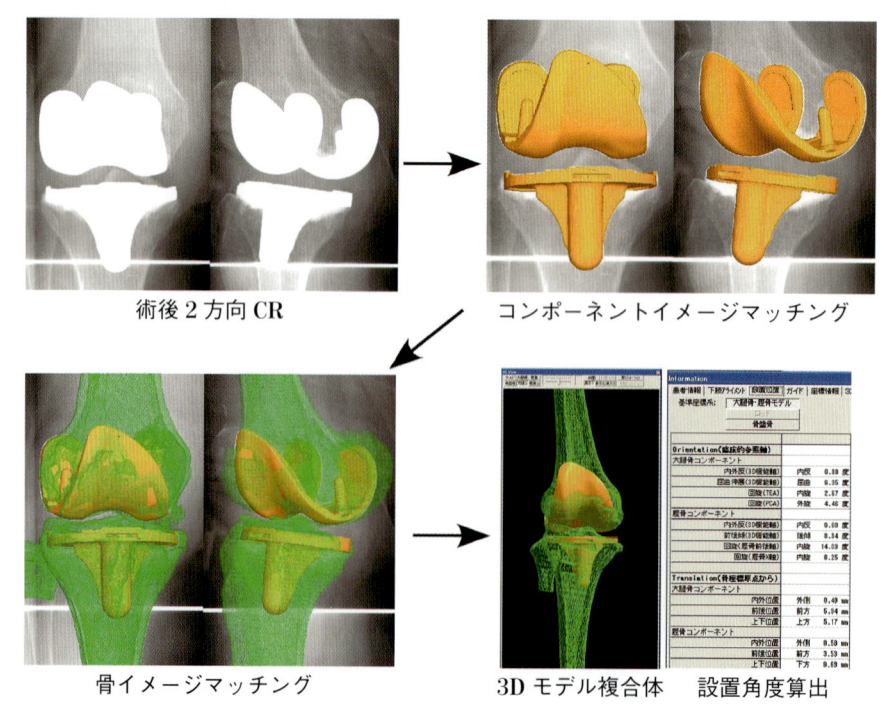

術後 2 方向 CR

コンポーネントイメージマッチング

骨イメージマッチング

3D モデル複合体　　設置角度算出

図 7　三次元下肢アライメント測定システム（KneeCAS）を用いた術後のインプラント設置位置評価

立位荷重状態での下肢全長 2 方向デジタル X 線画像（図は膝部分だけを拡大）にインプラントと骨の三次元モデルを投影し，各々の輪郭合わせによる 2D-3D イメージマッチング手法によって骨に対するインプラントの三次元相対位置・角度，および下肢アライメントを算出する．

表 1　術前計画との角度差（大腿骨側）

	本法（30 膝）		従来法（35 膝）	
	mean±SD	最大差	mean±SD	最大差
内外反　（度）	1±0.6	1.8（外反）	2±1.3	5.1（外反）
屈曲伸展　（度）	1.6±1.1	3.4（屈曲）	3±3.1	8.7（屈曲）
回旋　（度）	1.3±0.8	3.4（外旋）	3.8±4.1	15.2（内旋）

表 2　術前計画との角度差（脛骨側）

	本法（髄内法：15 膝）		従来法（髄外法：35 膝）	
	mean±SD	最大差	mean±SD	最大差
内外反　（度）	0.8±0.2	1.8（内反）	1.9±1.1	4.2（内反）
前後傾　（度）	1.8±0.8	2.2（後傾）	4.2±3.1	9.2（後傾）
回旋　（度）	3.2±1.5	6.2（内旋）	5.8±4.1	17（内旋）

下肢アライメントを全く同一の基準で評価することが可能であるために，術前計画の術後における再現性のみならず，それに伴う下肢アライメントの変化を正確かつ三次元的に評価できることである．

本法で評価した術後設置角度を術前計画での目標設置角度と比較した．また，手術時期や目標設置角度が異なる為，あくまで参考値であるが，従来の通常の器具と手法を用いて TKA を施行した 35 膝（従来法群）と比較検討した．

1．対象症例

本法を用いて TKA を行った症例は大腿骨側に対して 32 例 50 膝，脛骨側に対して 10 例 15 膝であり，診断は全例変形性膝関節症（膝 OA）で平均年齢は大腿骨側 71 歳，脛骨側 72 歳であった．なお，参考値として呈示する従来法で手術を行った症例は 29 例 35 膝であり，診断は全例膝 OA で平均年齢は 76 歳であった．

2．使用したシステム

全膝に対して Advance® Medial Pivot Knee（Wright Medical Technology 社）を用い，一連の専用手術器械も同社の協力を得て作製した．

3．結　果

本法で行った TKA の術後における大腿骨・脛骨インプラント設置角度と目標設置角度との角度差（絶対値）の平均値，最大値を表 1, 2 に示す．本法では従来法に比していずれのインプラントにおいても角度誤差の平均値，最大値ともに全てのパラメータで大きく減少していた．

まとめ

TKA における術前計画・術中支援・術後評価はいずれも三次元的に行われるべきであり，かつ各々のプロセスが互いに連携する必要がある．それにより，周到な術前準備が術中に活かされることになり安全で正確な手術を行うことが可能になる．また，術前計画から術後評価までを一定の基準で三次元的に行うことは，これまでの二次元的評価では解明できなかった多くの問題点の解明につながる可能性があり，科学的側面においても大きな価値があると考えている．

近年，TKA に対する様々なコンピュータ支援技術が開発されており，それらは各々の特徴と性質を理解した上で目的に応じて使用されるべきであるが，術前計画・術中支援・術後評価の全てが連携し，かつ三次元的に行われる方法は本法以外渉猟し得ない．本項で紹介した具体的な手法や器具などはそれを実

現するための一手法であり，今後も技術の発展に伴い変化していくであろうし，さらに良い手法も開発されるものと思われる．最も重要なことは一連のプロセスを一貫した手法と三次元的評価基準で行うコンセプトであると考えている．

参考文献

1) Jeffery RS, et al: Coronal alignment after total knee replacement. J Bone Joint Surg Br. 1991;73: 709-714.

2) Oswald MH, et al: Radiological analysis of normal axial alignment of femur and tibia in view of total knee arthroplasty. J Arthroplasty. 1993; 8:419-426.

3) Bolognesi M, Hofmann A: Computer navigation versus standard instrumentation for TKA. Clin Orthop Relat Res. 2005;440:162-169.

4) Siston RA, et al: The high variability of tibial rotational alignment in total knee arthroplasty. Clin Orthop Relat Res. 2006;452:65-69.

5) Arora N, et al: The role of pre-operative templating in primary total knee replacement. Knee Surg Sports Traumatol Arthrosc. 2005;13: 187-189.

6) Aslam N, et al: Reliability of preoperative templating in total knee arthroplasty. Acta Orthop Belg. 2004;70:560-564.

7) 解　晨, 他：人工膝関節置換術における大腿骨髄内アライメントロッドの術前シミュレーションと術中制御による計画的挿入法の精度検定. 日本臨床バイオメカニクス学会誌. 2008;29:285-291.

8) 佐藤　卓, 他：人工膝関節置換術における大腿骨髄内アライメントロッドの計画的挿入による3次元骨切り制御システムの精度検定. 日本人工関節学会誌. 2008;38:34-35.

9) Sato T, et al: Three-dimensional lower extremity alignment assessment system. Application to evaluation of component position after total knee arthroplasty. J Arthroplasty. 2004;19: 620-628.

10) Sato T, et al: Quantitative 3-dimensional analysis of preoperative and postoperative joint line in total knee arthroplasty. J Arthroplasty. 2007; 22:560-568.

11) Kobayashi K, et al: Automated image registration for assessing three-dimensional alignment of entire lower extremity and implant position using bi-plane radiography. J Biomech. 2009;42: 2818-2822.

日本語索引

外国語索引

パーフェクト　人工膝関節置換術

2016 年 7 月 25 日　　第 1 版第 1 刷 ©

編　集	石橋恭之	ISHIBASHI, Yasuyuki
	新井祐志	ARAI, Yuji
	久保俊一	KUBO, Toshikazu
発行者	宇山閑文	
発行所	株式会社金芳堂	
	〒 606-8425 京都市左京区鹿ヶ谷西寺ノ前町 34 番地	
	振替　01030-1-15605	
	電話　075-751-1111（代）	
	http://www.kinpodo-pub.co.jp/	
組　版	堀　美紀	
印　刷	株式会社サンエムカラー	
製　本	藤原製本株式会社	

落丁・乱丁本は直接小社へお送りください. お取替え致します.

Printed in Japan
ISBN978-4-7653-1681-1